우리아기
홈 닥터

우리 아기 홈닥터

초판 1쇄 인쇄 2009년 12월 10일
초판 1쇄 발행 2009년 12월 15일

지은이 가베 가즈히코, 사사키 사토코
편저자 NHK 출판
옮긴이 윤나영

펴낸이 장석윤
펴낸곳 베이비북스
출판등록 2000년 2월 16일(제406-2004-000032)
주소 경기도 파주시 교하읍 문발리 출판정보단지 535-7번지 202호
전화 031-955-0356~7
팩스 031-955-0358
이메일 babybooks1@yahoo.co.kr

ISBN 978-89-89518-37-2 13510

※값은 표지에 있습니다.
※잘못된 책은 구입한 곳에서 바꿔드립니다.

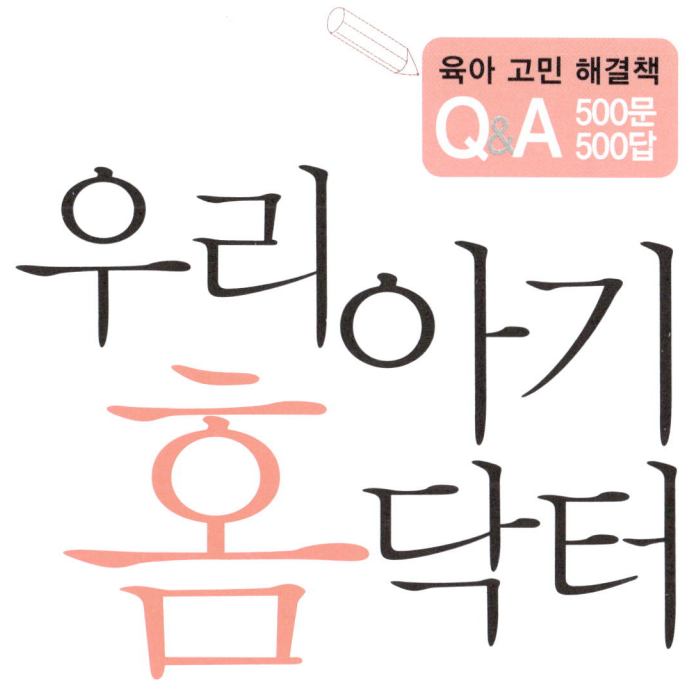

육아 고민 해결책
Q&A 500문 500답

우리아기 홈닥터

가베 가즈히코, 사사키 사토코 지음 | NHK 출판 편저 | 윤나영 옮김

베이비북스
BABYBOOKS

우리 아이의 개성을 눈여겨보세요

예로부터 아이들은 가족의 구성원일 뿐만 아니라 지역 사회의 새로운 일원으로도 '받아들여져' 왔습니다. 그러나 핵가족이란 단어가 등장한 이후로, 이 새로운 일원과 지역 사회와의 접점은 점점 희박해지기 시작했습니다. 지역 사회의 연장자들에 의해 전수되던 자녀 양육 방법도 시대의 흐름과 함께 변화했지요. 이제는 인터넷이나 대중 매체 등을 통해 습득할 수 있게 되었습니다.

지금은 인터넷을 검색하면 전문가들도 잘 모르던 '지식'을 얻을 수 있습니다. 또 서점에는 다양한 육아 잡지들이 진열되어 있습니다. 그곳에서 얻는 정보가 육아 매뉴얼로 엄마 아빠에게 큰 도움이 되는 것은 부정할 수 없는 사실입니다.

그러나 현실 속 육아는 매뉴얼대로만 진행되는 것이 아닙니다. 막상 닥치면 알던 것도, 책으로는 이해했던 지식도 전혀 쓸 수 없을 때가 있습니다. 아는 것보다 모르는 것이 더 나을 때가 있다는 말이 있지요. 지금은 머리로만 많이 아는 것이 오히려 현실에 대한 불안을 더 가중시키는 시대인지도 모르겠습니다.

자녀 양육은 지금 내 눈앞에 있는 내 아이를 똑바로 마주 보는 것부터 시작해야 합니다. 어제와는 다른 오늘, 아까와는 다른 지금도 눈앞에 있는 아이의 '개성'과 똑바로 마주하세요. 그리고 틀에 박힌 자녀 양육법에서 벗어나 임기응변을 발휘하는 겁니다.

– 가베 가즈히코

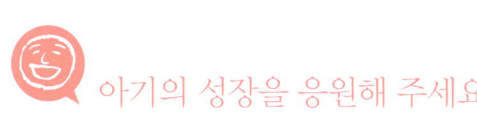 아기의 성장을 응원해 주세요

아기가 태어난 순간 힘차게 터뜨린 첫 울음소리, 엄마 아빠의 귀에는 어떻게 울려 퍼졌나요? 그 울음소리가 가슴을 얼마나 세차게 흔들었는지 아직도 기억하고 있나요? 분명 감동으로 가슴을 벅차오르게 했을 사랑스러운 울림이었을 겁니다. 그리고 바로 그 순간부터 육아는 시작되었죠.

혹시 아이는 항상 미래를 향해 한발 한발 내딛고 있다는 것을 눈치채셨나요? '여긴 어디지?', '저건 뭐지?', '이거 재미있겠는데', '저것도 해 보고 싶다', 아이는 태어난 그 순간부터 언제나 호기심을 가득 안고 미래를 향해 한발 한발 조심스레 내딛고 있답니다.

아직 미숙한 몸과 머리 탓에 생각대로 되는 일이 없는 것투성이지만, 언제나 반짝반짝 빛나고 있는 작은 생명. 그런 아기들을 보고 있자면 응원하고픈 마음이 절로 들죠. 그래요, 이제부터 긴 시간을 함께 해야 할 육아의 키워드는 바로 '응원'입니다. 무슨 일이 있어도 혼자 머리를 싸매고 고민하거나 무리하지 말고 아이를 응원하며 함께 해 주세요.

순간순간 진행되는 아기의 성장과 발달 상황을 즐거운 마음으로 지켜보세요. 그리고 아가에게, 그리고 때로는 엄마 스스로에게 "아자, 아자!" 하고 크게 외쳐 주세요. 그렇게 서로에게 힘이 되어가는 거예요.

— 사사키 사토코

C O N T E N T S

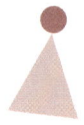

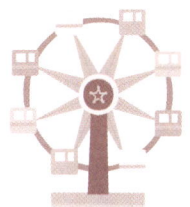

PART 3 ❓

한 살의 고민 해결

PART 4 ❓

두 살에서 세 살까지의 고민 해결

질문의 키워드를 찾아 볼 수 있습니다. 월령이 다른 항목도 꼭 읽고 참고하세요.

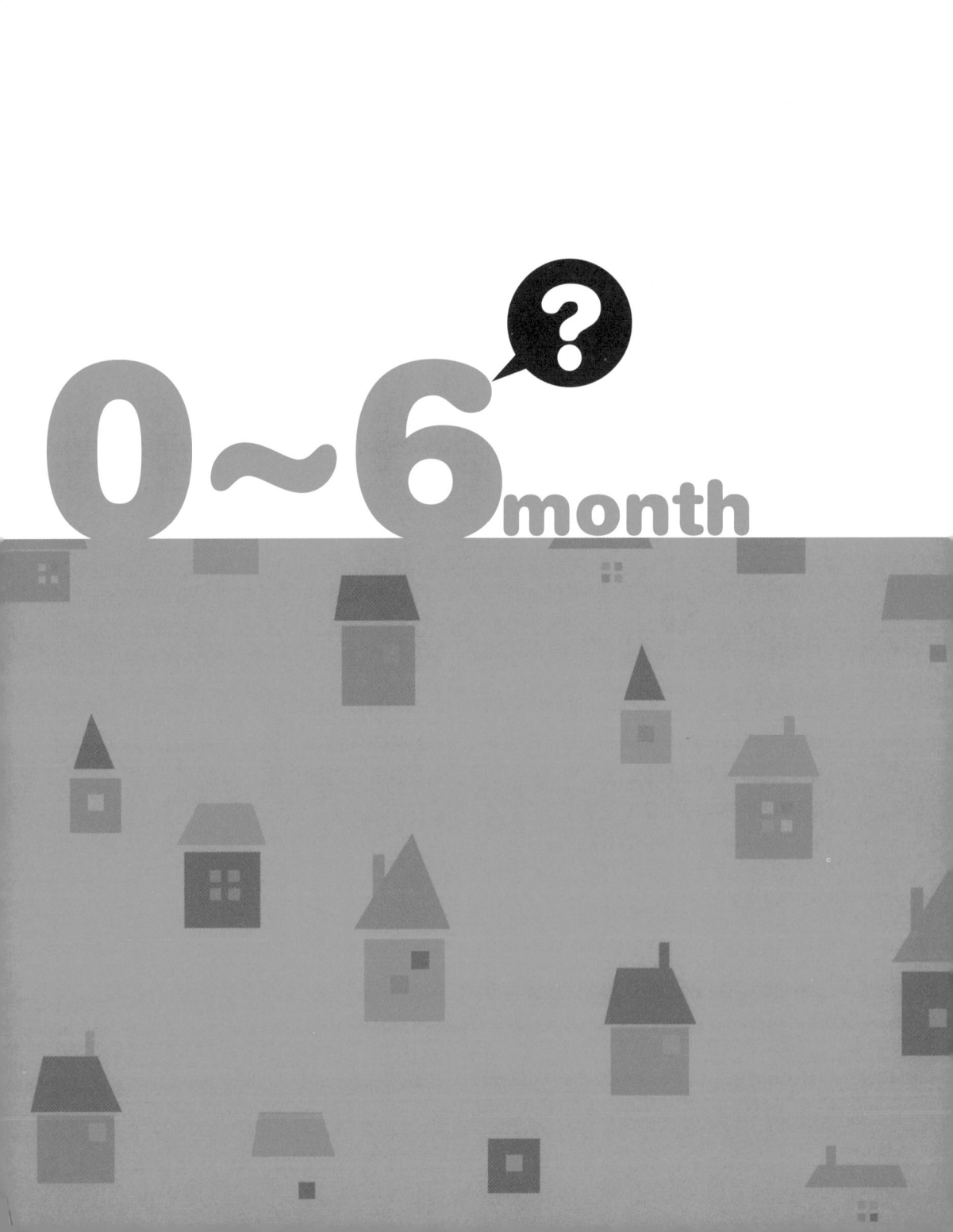

태어나서
생후 6개월까지의
고민 해결

PART 1

CHAPTER 1
생후 0개월 아기의 성장 발달

잠자고 젖 먹고, 다시 잠드는 반복.
새로운 세상에 적응하기 위해 열심입니다.

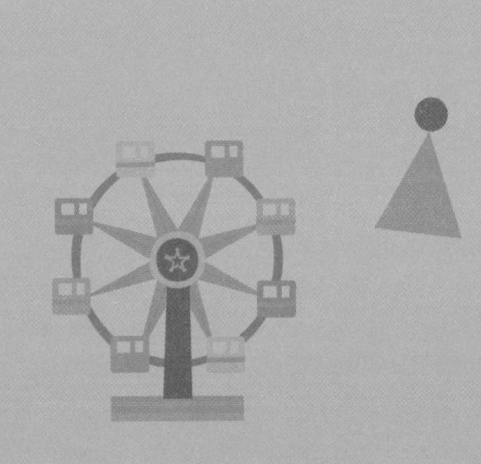

아기의 하루는 잠, 젖, 잠의 반복입니다

➔ 태어나서 생후 한 달이 될 때까지 아기의 주된 일과는 자는 것과 젖을 먹는 것입니다. 두세 시간마다 일어나 울면서 젖을 찾고, 배가 부르면 만족스럽게 잠을 잡니다. 거의 모든 일상이 이러한 반복이다 보니 반나절 가까이 잠만 자는 아기도 있습니다.

물론 아기에 따라 개인차가 있으므로 정확히 몇 시간을 자는 것이 정답이랄 것은 없습니다. 평소 엄마 젖도 잘 먹고 건강한 상태라면 수면 시간 때문에 걱정할 필요는 전혀 없습니다.

태어났을 때보다도 체중이 줄어드는 시기가 있습니다.

➔ 태어난 지 얼마 안 된 신생아들은 엄마 젖을 잘 빨지 못해 젖을 먹는 양이 적으므로 생후 일주일 동안은 출생 당시보다도 오히려 체중이 줄어들기도 합니다. 이런 현상을 '생리적 체중 감소' 라고 하는데, 모든 신생아들이 겪는 일입니다. 이렇게 감소한 체중은 일반적으로 생후 일주일에서 열흘 사이에 다시 늘기 시작합니다.

덧붙여 신생아의 체중은 매일 정해진 양만큼 늘어나는 것이 아닙니다. 아기가 건강하고 엄마 젖도 잘 먹고 있다면, 체중은 일주일에 한 번만 재도 충분합니다.

황달 증세가 오래가는 경우도 있지만, 대부분은 걱정할 필요 없습니다.

➔ 황달은 적혈구가 파괴되어 발생하는 '빌리루빈(Bilirubin)' 이란 물질이 혈액 속에 증가하여 발생합니다. 빌리루빈을 분해하는 것은 간의 효소인데, 아기들은 아직 이 효소의 활동이 불완전합니다.

또 신생아의 뱃속에 있는 태변 속에도 빌리루빈이 들어 있습니다. 엄마 젖을 먹기 시작하면 위와 장이 활동을 시작해 태변과 그 속의 빌리루빈도 체외로 배출됩니다. 그런데 위와 장의 활동이 좋지 않아 태변의 배출이 늦어질 경우, 태변 속 빌리루빈이 장에 재흡수되어 황달이 심해지기도 합니다. 이러한 '생리적 황달' 증세는 보통 2~3주가 지나면 사라집니다. 모유를 먹는 아기들에게는 '모유성 황달' 증세가 오랫동안 나타나기도 하는데, 이것 또한 걱정할 필요는 없습니다. 대부분의 황달은 대략 생후 3일을 전후해 그 증상이 나타나기 시작하며, 생후 일주일경에 정점에 달했다가 점차 사라집니다.

아기들의 신기한 반사 운동은 생명력의 원점입니다

➡ 신생아들에게만 나타나는 신기한 행동들이 있습니다. 예를 들어 갑자기 큰소리가 나거나 주변에 있는 사람이 자세를 바꾸면 반사적으로 양손을 벌려 무언가에 찰싹 달라붙는 듯한 행동을 취합니다. 이것을 '모로 반사'라고 합니다. 위험에서 벗어나기 위해 엄마에게 달라붙듯, 그야말로 '반사적으로' 달라붙거나 매달리는 반사 행동입니다.

반사 중에는 엄마 젖이 있는 곳을 찾아 젖을 먹기 위한 '루팅 반사'와 '흡인 반사(빨기 반사)'도 있습니다. 입 주변에 무언가가 스치면, 그것을 향해 얼굴을 돌려(루팅 반사) 입술에 닿은 것을 빨려고(흡인 반사) 합니다. 입 안에 젖이 가득 차면 꿀꺽 삼키는 '연하 반사(삼키기 반사)'도 반사 운동 중 한 가지입니다.

갓 태어난 신생아에게 보이는 반사는 아기의 중추신경이 척수에서 대뇌에 이르기까지 차근차근 발달해가고 있다는 것을 알려 주는 신호입니다. 일부 반사는 특히 '원시 반사'로 불리며, 시간이 흐름에 따라 사라지므로 이것이 곧 발달의 이정표 역할을 하기도 합니다.

젖 먹는 횟수와 배변 횟수, 모두 잦은 시기입니다

➡ 생후 0개월 신생아들은 아직 젖을 먹는 것에 익숙하지 않습니다. 한 번에 먹을 수 있는 양이 적어 시시때때로 배고픔을 호소합니다. 또 소변과 대변을 보는 횟수가 많은 것도 특징입니다. 젖을 한 번 먹을 때마다 배변을 하는 경우도 있으니, 기저귀가 젖으면 바로바로 갈아 주세요. 생후 일주일간은 '태변'이란 녹색 대변을 보며, 시일이 지나면 대변의 색과 형태가 모두 변합니다. 아기가 건강하고 젖도 문제없이 잘 먹는다면 별 걱정이 필요 없는 시기입니다.

아기에게 쾌적한 실내 환경을 갖추어 주세요

➡ 생후 0개월의 신생아들은 아직 신체 기능이 미숙해 체온 조절이 어렵습니다. 실온이 높아질 경우 몸속에 열이 가득 차 체온이 상승하기도 하므로 주의해야 합니다.

아기에게 쾌적한 환경은 실온은 섭씨 25~26도, 습도는 50~60퍼센트 정도입니다. 그러나 같은 온도, 습도라도 여름철과 겨울철에는 체감에 차이가 생깁니다. 외부와 실내의 온도차를 섭씨 5도 이내로 조절하는 것이 중요합니다.

또한 실온은 어른 키에 맞춘 높이가 아닌 아기가 있는 위치에서 체크해야 합니다.

신진대사가 활발한 아기들, 목욕으로 몸의 청결을 지켜 주세요

➡ 아기는 신진대사가 활발합니다. 하루에 한 번씩 목욕으로 몸의 청결을 유지해 주세요. 지루성 습진이 생기기 쉬운 머리는 손바닥에 비누 거품을 묻혀 정수리에 말랑말랑한 부분(대천문)을 중심으로 부드

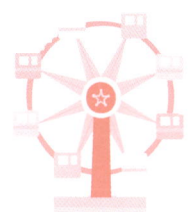

럽게 씻겨 주세요. 목욕 후 물기가 남기 쉬운 배꼽은 면봉으로 가볍게 물기를 제거해 주고, 기저귀가 배꼽을 덮지 않도록 주의하세요. 손톱은 유아 전용 손톱깎이로 아기가 잘 때나 얌전히 있을 때 잘라 주세요. 손가락 끝이 아래로 향하게 하면 자르기 쉽습니다.

눈곱은 깨끗한 거즈 수건으로 눈꼬리에서 눈구석 방향으로 닦아 주듯 가볍게 떼어내는 것이 포인트입니다. 귀와 코 청소는 면봉을 짧게 잡고, 입구 쪽에 넣어 원을 그리듯이 가볍게 때를 닦아내는 것으로 충분합니다.

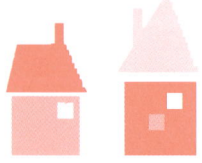

생후 0개월 아기의 성장 발달 Q&A

Q **얼굴에 생긴 붉은 습진, 원인과 올바른 관리법은?**

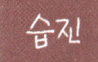

생후 15일째부터 얼굴에 붉은 습진이 잔뜩 생겼습니다. 발생 원인과 관리 방법을 알려 주세요.

신생아에게 흔한 습진. 피지를 적당히 제거해 주어야

붉은 습진은 대개 '지루성 습진'일 가능성이 높습니다. 신생 아의 피부는 어른의 피부보다 훨씬 얇은 것이 특징이며, 얇은 피부를 보호하기 위해 피지의 분비가 활발합니다. 지루성 습진, 또는 '유아 습진'으로 불리는 발진이 생기는 이유도 이 때문입니다.

신생아의 얇은 피부는 피지가 많이 분비되어 지켜집니다. 즉 피지량 이 지나치게 줄어들면 피부가 거칠어집니다. 그러므로 피부에 피지 가 적당량만 남도록 닦아내는 것이 중요한데, 이 '적당량'이 어려운 것이죠. 매일 비누로 싹싹 닦아내면 적당량보다 모자라게 되니, 비누 는 이틀에 한 번꼴로 사용하세요. 지루성 습진은 피부가 성숙해지면 자연히 가라앉지만, 습진 때문에 아기가 많이 가려워하거나 피부에 서 진물이 나기도 한다면 소아과를 찾아 주세요.

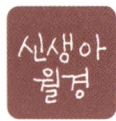
신생아 월경

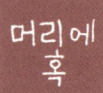
Q 아이에게서 생리혈 같은 것이. 병원에 안 가도 될까요?

아기에게서 생리혈 같은 것이 나옵니다. 처음 나올 때는 피가 조금 섞여 있었는데 지금은 하얗습니다.

목욕을 시킬 때 평소보다 부드럽게 닦아 주세요

출혈의 원인은 '신생아 월경'으로 추정되며, 여자 아기들에게 가끔 나타납니다. 이것은 엄마가 가진 여성 호르몬의 영향을 받아 발생한 것이죠.

임신 중 엄마의 몸은 태아를 키우기 위해 다량의 여성 호르몬을 분비합니다. 이 호르몬이 자궁 안에 있는 아기에게 옮겨가면 여성 호르몬 작용에 의해 아기의 자궁 내막이 비대해집니다. 아기가 엄마 뱃속에서 세상으로 나오면 더 이상 엄마의 여성 호르몬의 영향을 받지 않으며, 얼마 후 비대해진 자궁 내막에서 출혈이 일어나는 것으로 알려져 있습니다. 이것을 신생아 월경이라고 합니다.

생후 3~5일쯤에 출혈이 시작되고, 대략 2주 내에 생리혈과 같은 분비물은 나오지 않습니다. 만약 그 이상 출혈이 지속된다면 소아과 의사의 정확한 진단이 필요합니다.

머리에 혹

Q 머리에 혹이 있어요

정수리 부분에 혹이 있는 것 같은데 괜찮은가요?

두혈종은 시간이 지나면 저절로 사라집니다

정수리에 있는 혹과 비슷한 것은 '두혈종'이 아닐까 싶네요. 두혈종은 아기가 산도를 거쳐 나올 때의 압력 때문에 머리 앞쪽이 강하게 눌려서 생기는 것입니다. '피가 섞인 물집'과 비슷하고, 피부와

뼈 사이에 생깁니다. 예전에는 혈종 안의 혈액을 뽑아내는 처치가 이루어졌으나, 요즘은 혈액이 자연히 흡수되어 혹이 작아지기를 기다립니다.

말랑말랑한 혹은 중심부가 움푹 들어가며 점점 작아져 결국 눈에 띄지 않게 사라집니다. 크기가 큰 두혈종의 경우에는 안의 혈액이 흡수되어가는 과정에서 황달 증세가 나타나기도 하지만, 통상 2~3개월이면 작아집니다.

Q 돌출된 배꼽 그대로 두어도 괜찮을까요?

배꼽이 떨어진 뒤 배를 확인해 보니 배꼽 모양이 조금 돌출되어 있어요. 이대로 놔두어도 괜찮은 건가요?

배꼽
돌출

복근이 붙기 시작하면 쏙 들어갑니다

생후 0개월 아기의 배꼽 돌출은 걱정할 필요가 전혀 없습니다. 신생아는 아직 복근이 발달하지 않아 큰소리로 울거나 배변을 위해 배에 힘을 주면 배꼽이 볼록 나올 때가 있습니다. 이런 돌출 배꼽은 복근이 강해지는 생후 6개월경에는 거의 눈에 띄지 않게 됩니다.

생후 0개월에는 배꼽의 청결에 유의해야 합니다. 배꼽에 수분이 남아 있거나 축축한 상태는 세균 감염에 취약하므로 생후 1개월경까지 부지런히 소독을 해 주세요.

Q 황달 증세가 계속 되는 것은 모유 때문?

황달 증상이 심해서 얼마 동안 광선 치료를 받았습니다. 모유만 먹이는데, 아직 황달 증세가 다 낫지 않은 것 같아 걱정이 됩니다. 모유를 먹이면 황달이 오랫동안 계속 된다고 하던데요.

황달

😊 **눈동자 흰자위의 누런빛이 사라졌다면 괜찮습니다**

황달은 빌리루빈이라는 물질로 인해 생깁니다. 이 물질은 최종적으로 간을 거쳐 배출되는데, 출생 직후에 일시적으로 늘어나며 이런 현상을 '생리적 황달'이라고 합니다. 생리적 황달은 보통 치료가 필요 없고 특별히 걱정할 필요도 없지만, 황달 증상이 기준치보다 높을 경우에는 광선 치료 등을 실시합니다.

황달인지의 여부는 피부와 눈동자의 흰 부분(안구 망막)을 보면 알 수 있고, 일반적으로 눈의 흰자위 색을 통해 쉽게 확인할 수 있습니다. 생후 2~3주경에 피부의 노란빛이 조금 남아 있더라도 눈의 흰자위에 누런빛이 모두 사라졌다면 괜찮습니다.

다만 모유를 먹는 아이에게 황달이 오래 지속되는 경향이 있습니다. 생후 한 달을 기준점으로 잡아 생후 한 달이 넘도록 황달 증세가 계속된다면 소아과를 찾아 진료를 받도록 하세요.

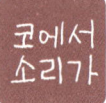

Q 젖을 먹을 때 콧바람 소리를 내는 아이

코가 막히지도 않았는데 코에서 바람 빠지는 소리를 내면서 젖을 먹습니다. 주로 열심히 젖을 빨 때 그런 소리를 내요.

😊 **아직은 코로만 숨을 쉬는 시기입니다**

생후 0개월에는 주로 코가 호흡을 맡고 아직 입으로는 숨을 쉬지 못합니다. 다만 이 시기는 코의 점막이 부어 있어 코로 하는 호흡도 원활하지 못합니다. 그 때문에 코에서 바람이 새는 듯한 소리를 내며 젖을 먹는 것입니다.

코가 막힌 것 같아 걱정이 되지만, 막힌 것이 아니라 호흡이 원활하지 못한 것입니다. 생후 3~4개월이 지나면 입으로도 호흡할 수 있게 되므로 숨을 쉴 때 콧소리를 내는 일은 점점 사라집니다. 그때까지는 아기가 젖을 먹다가 쌕쌕거리는 등 호흡이 힘들어 보인다면, 일단 젖을 떼고 호흡을 가다듬게 해 주세요.

Q 젖 먹은 것을 자주 토하고 가끔 구토물이 코에서 나오기도 해요

구토

젖 먹은 것을 자주 토하고 가끔은 구토물이 코에서 나오기도 해서 걱정입니다. 또 대변을 볼 때도 힘이 많이 들어가는지 배에 힘을 주다가 먹은 것을 토하기도 해요. 괜찮을까요?

위 구조가 갖추어지면 잦아들게 됩니다

젖을 먹은 뒤에 토하는 것을 '일유'라고 합니다. 일유는 위의 구조가 아직 다 갖추어지지 않아 작은 자극에도 먹었던 모유를 토해내는 것을 말합니다. 트림을 하거나, 배에 힘을 주다가 일유를 하는 것은 신생아들에게는 흔한 일입니다. 일유는 위의 구조가 완성되면서 서서히 잦아듭니다.

목과 코는 서로 연결이 되어 있어서, 구토물이 코에서 나올 수도 있습니다. 그것이 코의 건강이나 성장에 안 좋은 영향을 끼치지는 않습니다. 토하는 횟수가 너무 많아 걱정이라면, 우선 수유 시간을 줄이고 횟수를 늘려 보세요. 또 아기가 배에 힘을 줄 때 부드럽게 배를 마사지해 주거나 면봉으로 항문을 자극해 변이 나오기 쉽게 유도해 주는 것도 좋습니다.

Q 가끔은 일부러라도 울려야 할까요?

울음

아기가 먼저 울기 전에 젖을 챙겨 주거나 기저귀를 갈고 안아 주려고 합니다. '우는 것도 운동'이라는 말을 들어서 가끔씩 일부러라도 울려야 할지 고민 중입니다.

😊 **우는 이유를 찾아 해소시켜 주세요**

아기에게 '울음'은 기분이 좋고 나쁨을 전달하는 수단입니다. '배고파', '기저귀가 축축해', '졸린데 잠이 안 들어'와 같은 의사를 전달해 주는 말이지요. 운동을 위해 우는 것은 아닙니다.

또 아기가 우는 것을 너무 오래 방치하면 아기가 과호흡 상태에 빠질 수도 있고, 큰소리로 울다가 '분노 경련(호흡성 격정 경련)'을 일으키는 아이도 있습니다. 생후 1개월 전에는 특히 더 신경 써서, 아기가 울면서 알리는 '불쾌감의 원인'을 신속하게 해소해 주어야 합니다. 질문처럼 타이밍을 짐작해서 미리 아기를 챙기는 것은 아주 바람직한 방법입니다.

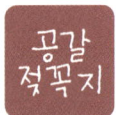

Q **재울 때는 항상 공갈 젖꼭지가 필요한가요?**

입에 젖꼭지를 물려 주지 않으면 잠을 못 자겠는지 자기 손이라도 빨려고 합니다. 공갈 젖꼭지를 물려 재워야 할까요?

😄 **아기를 잘 관찰해 잠을 못 드는 이유를 찾아 보세요**

해외에는 꽤 이른 월령부터 공갈 젖꼭지를 쓰게 하는 곳도 있지만, 생후 0개월 신생아는 아직 공갈 젖꼭지를 스스로 찾는 시기가 아닙니다.

공갈 젖꼭지를 물려 줬을 때 금세 잠이 든다면 물려 주는 것도 나쁘지 않아요. 하지만 물려 주어도 잘 잠들지 못한다면, 무언가 다른 이유가 있기 때문입니다. 아이의 평소 상태를 잘 살펴보고 그 이유가 무엇인지를 우선 찾아내야 합니다.

Q **딸꾹질을 자주 하는데, 오래 하기도 해 걱정입니다**

젖을 잘 먹는 편인데 하루에도 몇 번씩 딸꾹질을 합니다. 길 때는 5분 이상 계속되기도 해서 걱정입니다.

딸꾹질

자연히 멈출 때까지 아기를 안아 주세요

딸꾹질은 횡격막이 경련할 때 발생하는 것으로, 경련에 의해 기관 속에 갑자기 유입된 공기가 성대근의 수축으로 좁아진 성대를 지날 때 딸꾹하는 소리를 내게 됩니다. 생후 0개월 신생아들은 딸꾹질을 자주 합니다. 딸꾹질이 길어지면 보는 사람은 걱정돼도 정작 아기는 대수롭지 않게 여기므로 걱정하지 마세요.

딸꾹질을 멈추는 방법으로는 여러 가지 민간요법들이 있습니다. 하지만 신생아의 딸꾹질을 멈추기 위한 민간요법은 흔치 않고, 그 효과도 보장할 수 없는 것들입니다. 딸꾹질은 자연스럽게 멈추는 것이니 크게 신경 쓰지 마세요. 딸꾹질을 시작하면 아기를 안고 등을 어루만져 주며 저절로 멈추기를 기다리세요.

Q **한번 울면 잘 그치지 않는 아기, 좋은 방법을 알려 주세요**

요즘 부쩍 자주 보채고 한번 울면 잘 그치지도 않습니다. 드라이어나 청소기 소리를 녹음해서 들려 주거나 공갈 젖꼭지를 물려 주어도 아무런 효과가 없었어요.

보채기

아기가 울어도 너무 안절부절하지 마세요

생후 0개월 신생아는 배가 고프거나 기저귀가 젖었을 때, 또는 잠을 자기 불편할 때 등 무언가 불쾌감을 느낄 때 울면서 의사를 표시합니다. 우선 위의 세 가지 사항을 점검해 보세요. 물론 특별한 이유 없이 울 때도 있으니 그럴 때는 자는 자세를 좀 더 편하게, 혹은 분위기를 바꿔 보면 아기가 울음을 그치기도 합니다.

또 신생아들 중에도 특히 예민한 아기와 대범한 아기가 있어서 특히 예민한 성격의 아기들이 대범한 성격의 아기들보다 보채는 횟수가 많을 수도 있습니다. 하지만 아기가 칭얼댈 때마다 엄마가 너무 과민하게 반응하는 것도 마이너스가 될 수 있으니 주의가 필요합니다. 아기가 점점 더 예민하게 굴 수도 있어요. 젖을 물리거나 기저귀를 갈아 주는 등 할 수 있는 것을 다 했다면, 그다음에는 그냥 상태를 지켜보는 것만으로 충분합니다. 아기가 운다고 안절부절하기보다 '씩씩하게 잘 우는구나' 하며 여유롭게 받아들이는 자세도 때로는 필요한 법입니다.

외출

Q 감기에 걸렸습니다. 외출을 너무 많이 해서일까요?

큰아이의 등굣길과 하굣길에 항상 동행하느라 외출이 잦은 편입니다. 아기가 감기에 걸린 것 같은데 생후 1개월 미만에 외출을 너무 많이 해서일까요?

감기는 아니지만 외출 시에는 몇 가지 주의를

생후 0개월 신생아들은 코 점막이 굉장히 민감합니다. 별 것 아닌 공기의 흐름이나 온도차에 의한 자극에도 쉽게 반응해 콧물을 흘리기도 하지요. 그런 상태가 엄마에게는 감기와 같은 증상으로 비추어지고요. 바이러스에 감염된 감기와는 다르지만, 바깥 공기가 아기에게 자극이 다소 강하다는 것에는 변함이 없으므로 되도록이면 외출하는 시간을 최소한으로 잡도록 하세요.

큰아이의 전송과 마중이라면 필요한 범위 내에 포함되겠네요. 외출

시에는 점막에 가능한 자극을 주지 않도록 신경을 써 주세요. 밖에 나갈 때 인형 등을 이용해 아기 얼굴에 직접 바람이 닿는 것을 막아 주면 자극은 비교적 줄어듭니다.

Q **큰아이 목소리에 잠에서 깨는 아기. 방을 따로 쓰게 해야 할까요?**
낮에는 큰아이가 노는 방에서 낮잠을 재웁니다. 큰아이가 소리를 지르거나 큰소리로 울면 아기가 곧잘 깨는데 아무래도 방을 따로 쓰게 해야 할까요?

큰소리나 울음 소리를 내지 않게 해 주세요
생활 속에서 발생하는 자연스러운 소리나 인기척이 아기의 수면을 방해하지는 않습니다. 오히려 자면서도 한낮의 분위기를 느낄 수 있어 아기가 하루의 생활 리듬을 인식할 수 있게 됩니다.
다만 큰아이가 내지르는 '큰소리'나 '울음소리'는 생활 속의 자연스러운 소리가 아니니 다소 주의가 필요합니다. "아기가 깜짝 놀라니까 소리는 지르지 않기다", "동생이 자다 깨면 불쌍하니까 그렇게 큰소리로 울지 말자" 등 말로 큰아이를 타일러 소음을 방지해 주세요. 물론 노래나 즐거운 웃음소리는 아무런 문제가 되지 않습니다.
하지만 그래도 아기가 깨서 보챈다면, 정해진 시간 동안 조용한 방에서 혼자 자게 해 주는 것이 좋겠지요. 그리고 그동안 큰아이와 함께 시간을 보낸다면, 아기가 있는 곳에서 갑작스럽게 괴성이나 큰 울음소리가 날 걱정은 할 필요가 없을 것 같습니다.

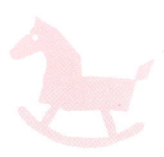

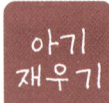

아기 재우기

Q 안기지 않으면 자지 않는 아기

밤에 엄마가 안아 주지 않으면 잠을 자지 않아요. 태어난 지 얼마 안 된 아기라서 크게 걱정 되는 건 아니지만, 엄마의 수면 부족이 심각해서 깜박 졸다가 아기를 떨어뜨리지나 않을지 불안해요.

안아 주는 것은 잠시 동안만, 아이가 울어도 대범하게

이 시기 아기들은 하루 대부분을 졸면서 보냅니다. 배가 고프거나 기저귀가 젖으면 바로 울고, 만족하면 또 잠이 드는 생활을 반복하지요. 밤에 잠들지 않고 우는 원인도 엄마 젖을 찾는 것이거나 기저귀가 젖어서일지 모릅니다. 우선은 그 부분을 점검해 봅시다. 누운 자세가 어딘가 잘못되었거나 손발이 뜨겁거나 차갑거나 등등 잠이 드는데 방해가 되는 점이 있을 수 있으니 그런 부분도 빠짐없이 살펴보세요.

그래도 특별한 원인이 없어 보인다면 잠시 아기를 안아 주고, 아기가 울음을 그치면 조용히 이불에 눕혀 잠시 상태를 지켜보세요.

다시 울기 시작하더라도 아마 오래 계속하지 않고 금세 잠이 들 거예요. 잠시 동안 혼자 울게 내버려두는 대범한 대응도 필요합니다. 또 낮 시간에는 아기와 함께 잠을 자며 수면 부족을 해소해 보세요.

수분 보충

Q 목욕 후 수분 보충은 모유만으로 충분할까요?

모유는 잘 먹지만 젖병을 잘 빨지 못해 힘들게 먹는 것 같습니다. 목욕 후에 끓인 물을 식혀 젖병에 담아 먹이는데, 그냥 엄마 젖 먹여도 될까요?

모유면 충분합니다. 억지로 먹이지는 마세요

일반적으로 목욕 후에는 끓인 물을 식혀 주는 경우가 많은데, 아기에게 필요한 수분은 사실 모유 섭취만으로도 충분합니다. 젖병을 잘 빨지 못해도 아기가 싫어하지만 않는다면 계속 써도 상관은 없습니다. 만약 아기가 싫어한다면 당분간 젖병을 중단했다가 시간이 지나면 다시 주는 것이 좋겠지요.

지금은 젖병의 고무젖꼭지 그 자체를 싫어하지 않게 하는 것도 중요합니다.

Q 큰아이에게 맞춘 생활 리듬, 이대로 좋을까요?

생활
리듬

큰아이의 생활 리듬에 맞추느라 매일 차나 유모차에 있는 시간이 길고, 수유나 수면도 도중에 끊기는 일이 왕왕 있습니다. 아기에게 맞는 페이스로 느긋하게 맞춰 줄 여유가 없어 마음에 걸려요.

생활시간의 재검토로 여유 있는 시간의 발견을

큰아이의 페이스에 맞춘 생활 패턴을 따르는 것은 어쩔 수가 없지요. 그러나 아기는 뱃속에 있을 때부터 이런 바쁜 분위기를 이미 느끼고 있었을 테니, 바쁜 하루하루에 의외로 익숙해할 거예요.

다만 바쁘게 형제를 키우는 엄마의 생활이 쉽지 않겠네요.

엄마와 아기를 위해 바쁜 와중에도 느긋하게 보낼 수 있는 시간을 만들어 보세요. 그리고 하루의 생활 흐름을 한번 체크해 보는 것을 추천합니다. 외출이 있는 날과 쉬는 날의 시간을 각각 어떤 식으로 쓰고 있는지를 떠올려 메모해 보면, 분명히 쓸 수 있는 자투리 시간을 발견할 거예요. 그 시간은 아기의 페이스에 맞추어 느긋하게 보내 보세요.

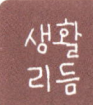

Q 아무리 해도 그치지 않는 울음, 어떻게 하면 좋을까요?

오전 중에 젖을 물리고 기저귀를 갈아 주어도 계속 울음을 그치지 않는 날이 많아졌어요. 밤에는 3~4시간마다 일어나는 리듬인데, 오전 중에도 어느 정도 리듬이 갖출 수 있는 효과적인 방법이 있을까요?

안아서 달랜다음 상태를 살펴 보세요

신생아는 주로 배가 고플 때, 기저귀가 젖었을 때, 몸 어딘가가 아플 때, 더울 때, 추울 때 등 생리적인 불쾌감을 느낄 때 울어서 엄마에게 알립니다. 하지만 간혹 특별한 이유가 없이 울 때도 있습니다. 젖을 주거나 기저귀를 갈아 주는 등 생리적인 불쾌감을 제거해도 계속 울 경우에는 특별한 이유 없이 우는 것일 가능성도 있어요.

그럴 경우 아기를 잠시 안아 진정을 시키고, 아기가 진정이 되면 침대에 눕혀서 잠시 동안 아기의 상태를 지켜봅니다. 울기 시작하면 '울 수도 있지' 하는 심정으로 대범하게 대처하세요. 엄마의 심리로는 아기가 우는 동안이 꽤 긴 시간으로 느껴지지만, 실제로는 울지 않고 씩씩하게 있는 시간도 꽤 길답니다.

Q 야간에 벌어지는 수유 간격, 어떻게 하죠?

병원에서 배운 대로 3~4시간에 한 번씩 아이에게 젖을 물리고 있습니다. 그런데 한밤중에는 알람 소리에도 일어나지 못할 만큼 피곤해 아이에게 시간에 맞춰 젖을 주지 못하고 있어요. 수유 간격은 심야에도 꼭 맞춰야 하나요?

생활리듬

수유리듬

😄 **밤에 깨지 않는 것은 만족감의 표시, 억지로 깨우지 마세요**

한밤중에 3~4시간마다 일어나 수유를 하는 것은 보통 일이 아닙니다. 피곤에 잔뜩 지쳐 있을 시간에 알람 소리 하나로 벌떡 일어나는 것은 쉬운 일이 아니죠. 밤중에 아기가 고이 잘 자고 있다면 일부러 깨워 젖을 먹일 필요가 없습니다. 아기들은 배가 고프면 스스로 일어나 엄마를 찾으니까요. 밤에 깨지 않고 잘 잔다는 것은 곧 낮 시간 동안 젖을 충분히 먹어 공복감을 느끼지 않는다는 의미이기도 합니다. 체중이 잘 늘고 있다면 수유 간격에 대해 크게 걱정할 필요 없어요.

아기가 생후 2~3개월이 되면 점점 한밤중에 깨어 젖을 찾는 횟수가 줄어듭니다. 벌써부터 아기가 밤에 깨지 않고 푹 자는 것은 오히려 바람직한 일이에요. 수유 간격에 대해 무조건적인 정석을 따르기보다는 아기의 개성에 맞추어 조절하는 것이 좋지 않을까요? 수유 간격은 그때그때 아기의 요구에 맞추어 주세요.

Q 아기가 울면 젖을 주는 게 맞나요?

소아과에서는 아기가 젖을 너무 많이 먹어 배가 부풀어 올랐다며 수유는 2~3시간에 한 번꼴로 하라고 하고, 산부인과에서는 시간과 상관없이 아기가 울면 바로 젖을 주라고 합니다. 어떻게 해야 하죠?

😄 **배고픈 것 외의 우는 이유도 찾아 보세요**

신생아가 섭취하는 엄마 젖의 양을 정확히 알 수는 없습니다. 우선 아기가 엄마 젖을 빠는 것에 익숙치 않고, 엄마의 모유 역시 나오는 양이 아직 일정하지 않기 때문입니다. 그러니 아기가 크게 불

수유리듬

편해하지 않는 이상 아기가 먹는 모유의 양을 너무 예민하게 걱정할 필요는 없어요.

또 아기가 울면 반드시 '젖을 물리는 것' 만이 정답은 아닙니다. 아기는 배가 고플 때 외에 기분이 좋지 않거나 아픈 곳이 있을 때처럼 생리적인 불쾌감이 있을 때도 울음으로 엄마에게 자기 기분을 표현합니다. 너무 덥거나 추울 때도 물론이고요.

그러므로 아기가 갑자기 울기 시작하면 일단 불편한 곳이 없는지부터 살펴보고, 부드럽게 말을 걸며 등을 쓰다듬거나 아기를 안고 가볍게 달래 주세요. 그래도 울음을 그치지 않는다면, 그때는 배고프다는 신호로 받아들여 젖을 물리는 것이 좋겠죠.

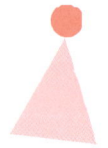

Q **아기가 젖을 잘 빨지 못해 수유 시간이 길어집니다**

수유에 시간이 많이 걸립니다. 젖이 잘 안 나오는지 아기가 잘 빨지 못하는 것인지, 어떨 때는 젖이 계속 나오는데도 아기가 먹지 않고 젖을 피해서 수유를 도중에 끝내기도 합니다. 젖꼭지가 아기가 빨기 힘든 모양이라 그런 것은 아닌지 걱정이 되네요.

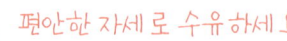

편안한 자세로 수유하세요

아기와 엄마 모두 수유에 익숙하지 못한 시기에 자주 벌어지는 일입니다. 엄마가 생각하는 '이 정도는 먹을 거야' 하는 양을 아기가 다 먹지 못한다고 전전긍긍할 필요는 없습니다. 아기도 금세 젖을 빠는 것에 익숙해져서 더 많은 양을 먹을 수 있게 되니까요.

아기에게 젖을 물릴 때는 소파나 벽에 등을 기대고 편안한 자세를 취하세요. 아기는 머리부터 등까지를 똑바로 펴면 젖을 먹기 쉬우므로, 아기의 상체를 일으키고 등을 받쳐 주세요. 또는 아기와 엄마의 무릎 사이에 쿠션이나 수건 등을 끼워두면 훨씬 안정적이겠지요.

젖꼭지 모양이 걱정된다면 시간을 내서 보건사나 조산사와 상담을 해 보세요.

Q 혼합 수유는 몇 대 몇 비율로?

혼합수유

모유와 분유는 몇 대 몇 비율로 먹어야 할까요? 모유는 적게 나오는 편입니다.

아기의 상태를 살펴가며 되도록이면 모유만으로

모유는 아기에게 필요한 모든 영양을 함유하고 있으며, 무균에 아기가 먹기 적당한 온도까지 모두 갖춘 이상적인 식품입니다. 모유의 양이 적은 편이라면 우선 아기의 상태를 살펴보세요. 적은 양이어도 모유를 다 먹고 아기가 만족스럽게 잠이 든다면 아직 모유만으로도 충분합니다.

모유를 다 먹고 난 뒤에도 보채거나 건강 검진에서 체중이 충분히 늘어나지 않았다는 지적을 듣는다면, 그 단계에서 혼합 수유를 실시해도 늦지 않습니다.

Q 애완견과의 생활, 주의할 점은?

애완동물

출산 전부터 실내에서 대형견을 키우고 있습니다. 지금은 거의 접촉이 없지만 곧 아기가 기어다니기 시작하면 강아지와의 접촉이 늘어날 텐데 어떤 점을 주의해야 할까요?

청결 유지와 강아지 훈련에 신경쓰세요

실내견은 산책 외에는 집 밖에 나갈 일이 거의 없으므로 감염균 등을 옮겨올 확률은 적은 편입니다. 그러나 평소에 부지런히 목욕을 시켜 청결을 유지하는 데 유념하세요. 필요한 예방접종을 빠짐없이 맞힐 것은 물론이며, 개가 행동하는 공간에는 털이 떨어지게 마련이니 집안 청소에도 신경을 쓰도록 합니다.

애완견의 훈련도 중요합니다. 화장실 훈련부터 실내에서 가족과 생활하기 위한 훈련은 모두 마쳤나요? 애완견에게 많은 사랑을 주면서도 개가 스트레스를 적게 받게 하려면, 우선 개가 가족들에게 복종하도록 훈련시켜야 합니다. 복종 훈련이 되어 있다면, 아기가 있는 침대 위에 멋대로 올라가거나 장난을 치는 일도 없겠지요.

그리고 아기가 개와 함께 있을 때는 항상 눈을 떼지 말고 지켜봐야 합니다.

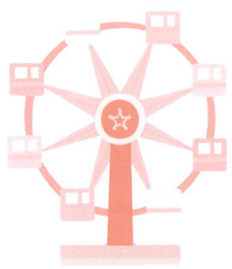

CHAPTER 2
생후 1개월 아기의 성장 발달

**조금씩 체격이 잡히기 시작하고
엄마 얼굴도 어렴풋이 알아보기 시작합니다.**

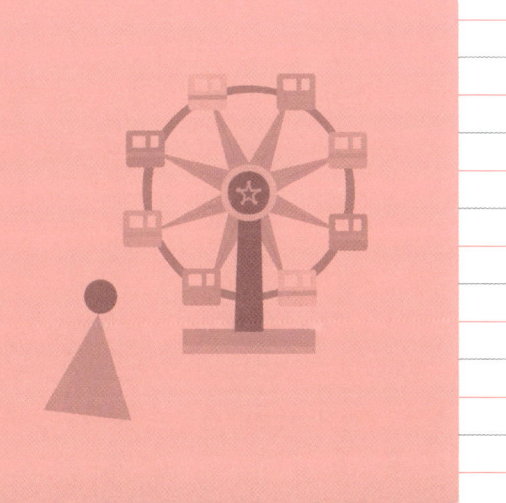

태어나 한 달이 지나면 체중도 1킬로그램 가량 늘어납니다

➡ 생후 1개월이 될 즈음에는 키가 자라면서, 동시에 생리적 체중 감소로 줄어든 체중도 다시 늘어나서 출생 때보다 1킬로그램가량 늘게 됩니다. 지방이 붙기 시작하므로 몸도 조금 포동포동해져서 아기다운 체형이 됩니다.

다만 키나 몸무게가 느는 데는 개인차가 있어서 평균보다 조금 큰아이, 조금 작은 아이, 다들 제각각입니다. 평균치와 단순히 비교하기보다는 우리 아기가 전과 비교해 얼마나 더 컸는지를 따져 보세요.

보고 듣는 기능은 얼마나 발달했을까?

➡ 아기가 보고 듣고 느끼는 각 기능의 발달에는 차이가 있습니다.

청각과 후각은 발달이 빨라 갓 태어난 신생아들도 소리와 냄새를 감지하는 능력을 갖추고 있습니다. 현재는 '신생아 청각 스크리닝 검사'가 일반화되어 청각에 문제가 있는지를 태어나자마자 검사할 수 있습니다.

시각의 발달은 더디어서 생후 1개월경에는 붉은 색과 푸른 색의 대비가 분명한 공을 눈앞에서 천천히 움직여도 잠시 동안 주시할 수 있는 정도입니다. 정면에 있는 엄마의 얼굴 윤곽도 어렴풋이 알아볼 수 있게 됩니다.

코 막힘은 호흡이 능숙해질 때까지 계속됩니다

➡ 코 막힘은 이 시기의 아기를 둔 엄마들의 걱정거리 중 하나입니다. 아기는 태어나서 3~4개월이 될 때까지 입으로 숨을 잘 쉬지 못합니다. 생후 1개월 아기의 호흡은 코가 전담하는데, 코 안쪽은 특히 좁아 호흡이 아직 완전하지 못합니다. 또 코의 점막은 항상 촉촉한

상태이므로, 아기가 우는 등의 작은 자극에도 쉽게 부어 코의 호흡이 원활하지 못하고 항상 막힌 듯한 상태가 유지됩니다.

그러나 시간이 흘러 점차 입으로도 숨을 쉴 수 있고, 코의 기능이 정돈되기 시작하면 코 막힘은 개선되니 너무 걱정 마세요. 습기를 쐬면 코의 호흡이 좋아지므로 가습기 등을 이용해 코로 하는 호흡이 되도록이면 원활하게 이루어질 수 있도록 도와주세요.

생후 1개월 정기 검진은 반드시 받아야 해요

➡ 태어나 한 달이 지나면 생후 1개월 정기 검진을 반드시 받도록 합니다. 정기 검진은 아기의 발육과 발달 상황을 점검할 수 있는 중요한 기회이므로 빠짐없이 받도록 하세요.

생후 1개월 정기 검진은 일반적으로 산부인과에서 엄마의 회복 상태와 함께 점검받는 경우가 많습니다. 만약 소아과의 주치의나 주치의 후보를 물색해두었다면, 그곳에서 검사를 받는 것도 좋겠지요.

생후 1개월 정기 검진은 체중의 증감과 모유 수유 상황을 중심으로 진행됩니다. 출생 때 황달이 있던 경우는 황달의 예후도 살펴보고요. 배꼽에 아직까지 진물이 있거나 출혈이 보일 경우에는 처치가 필요합니다.

수유 리듬이 점점 안정됩니다

➡ 아기가 젖을 먹는 것에 능숙해지고, 그에 따라 엄마의 모유 분비도 점점 활발해지는 시기입니다. 그로 인해 조금씩 수유 리듬도 일정해집니다. 다만 개인차도 있으므로 아직 엄마에게는 만만치 않은 시기입니다. 가능한 한 아기와 함께 휴식을 취할 수 있는 기회를 만들어 보세요.

소변의 횟수는 변함없이 잦지만, 대변은 조금씩 배에 모을 수 있게 되면서 횟수가 줄어들기도 합니다. 변비도 걱정되기 시작하지만, 아기가 씩씩하게 지내며 젖도 잘 먹는다면 크게 걱정할 필요 없습니다.

아기 울음의 구별법은?

➡ 아기는 울면서 여러 가지 감정들을 전하는데, 울음소리만 듣고 그 요구를 파악하는 것은 쉬운 일이 아닙니다. 아기가 울기 전에 어떤 상태, 상황이었는지, 또 안색이나 목소리, 현재 상태와 상황 등을 종합해서 추측해야 합니다.

'방금 일어나서 젖을 먹을 시간이 되었고, 우는 소리도 힘이 넘치고, 배가 고파서 우나?' 하는 결론이 들었다면 젖을 물려 보세요. 아이가 젖을 잔뜩 먹고 울음을 그친다면 정말로 배가 고팠다는 것을 알 수 있습니다. 그런 반복 속에서 점점 아기의 요구에 따른 울음소리의 특징도 알아차릴 수 있습니다.

아기를 다정하게 바라보는 엄마의 애정 어린 관찰과 경험의 축적. 울음소리을 간파하는 데 그것 이상의 요령은 없습니다.

바깥 공기에 천천히 익숙해지게 도와주세요

➡ 생후 1개월을 넘어서면, 창문을 열어 아기가 있는 방안에 바깥 공기를 통하게 하면서 조금씩 아기가 바깥 공기에 익숙해지게 해 주세요. 단 아기는 아직 체온 조절이 미숙하니 보온에도 충분히 신경을 써야 합니다. 우선은 아기를 안고 창가에서 서서 바깥 공기를 맞으며 아기의 상태를 관찰해 보세요. 아기가 기분 좋게 바깥 공기를 느끼는 것 같다면, 어느 정도 적응이 되었다는 뜻입니다. 또 기저귀를 갈거나 목욕 후 옷을 입히기 전에 환기 중인 실내 공기에 노출시키면 피

부가 튼튼해지는 데 도움이 됩니다.

이제 외출을 하기에도 알맞은 월령이 되었습니다. 처음에는 바람이 거의 불지 않고 따뜻한 시간대에 짧게 나갔다 오세요. 환경에 적응하는 능력은 한발 한발 조금씩 자라나니까요. 요즘은 자외선이 끼치는 영향도 문제가 되니 직사광선은 피해 주세요.

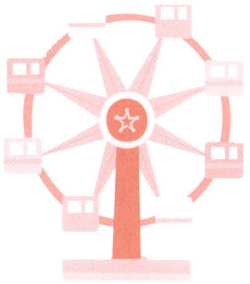

음낭 수종

Q 고환의 부기, 아프지 않을까요?

한쪽 고환이 조금 부었습니다. 생후 1개월 때 받은 정기 검진에서는 체액이 조금 축적되어 있지만 저절로 체내에 흡수될 거라고 하시던데, 아프지는 않을까요?

통증은 없습니다. 경과를 지켜 보세요

아기의 고환은 엄마 뱃속에서 음낭 속으로 자리 잡습니다. 음낭은 고환을 감싸고 온도 조절을 하는 역할을 합니다. 보통은 고환이 음낭에 내려온 시점에서 덮개가 덮인 듯한 상태가 되지만, 그 덮개가 완전히 닫히지 않고 고환에 연결된 혈관 등의 주위에 체액이 배어들어 고환의 주위에 축적되면 결과적으로 음낭이 부어 보입니다. 이 상태를 음낭 수종이라고 하는데, 보통 생후 2년 안에 저절로 낫습니다.

예전에는 체액을 빼내는 치료를 했지만, 최근에는 저절로 덮개가 덮여 체액이 몸에 흡수되기를 기다립니다. 통증은 전혀 없습니다. 경과를 지켜보고 정기 검진 때마다 마무리 단계에서 의사에게 진찰을 받아 보세요.

Q 입을 벌리고 자요

입을 자주 벌리고 잡니다. 눈에 띌 때마다 손가락으로 자극해 다물게 하지만, 병에 걸리지 않을지 걱정이 됩니다. 어떻게 하면 코로 숨을 쉬게 할 수 있을까요?

코로 숨을 쉬는 것이 보통인 시기, 병에 걸릴 걱정은 없어요

생후 2개월경까지 아기는 '강제적 코호흡'이라고 해서 주로 코로 호흡을 합니다. 입은 젖을 빠는 역할을 하고, 호흡은 코가 담당하는 대단히 '합리적인' 역할 분담이지요. 호흡수는 1분간 40회 정도이며, 복식 호흡을 합니다.

자주 입을 벌리고 자도 호흡은 코로 합니다. 이 월령에서 입으로 호흡하는 일은 거의 없습니다.

다만 코가 막히면 입으로 숨을 쉴 수도 있습니다. 일반적으로 입 호흡을 시작하는 것은 생후 3~4개월부터이고, 입을 벌리고 잔다고 병에 걸릴 염려는 없으므로 걱정 마세요.

Q 몸에 힘이 잔뜩 들어갈 때가 있는데 괴로워 보여요

자면서 힘껏 힘을 모아 온몸을 쭉 피거나 움츠러듭니다. 가끔 신음 소리를 내기도 하고 괴로워 보여요.

불쾌감이 있을지도 모르지만, 특별한 염려는 없습니다.

이 시기의 아기들은 갑자기 큰소리로 울거나 신음 소리를 내기도 하는데요, 이를 영아산통(Infantile Colic)이라고 합니다. 자는 동안 장이 움직여서 통증이 느끼거나 대변이 나오지 않아서 등 원인은 다양합니다. 배를 동그라미를 그리듯이 문지르며 마사지해 주고, 대변을 보지 못했을 때는 면봉으로 항문을 자극해 보세요.

영아산통은 병이 아니라 어떤 불쾌감 때문에 일어나는 현상이므로 특별한 염려는 없습니다. 다만 평소와는 상태가 전혀 다르고 지나치게 괴로워 보일 때, 또는 증상이 오랫동안 지속될 때는 다른 병이 원인일지도 모르니 신속히 소아과에서 진찰을 받아 보세요.

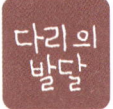

 손발이 차가워요

손발이 찰 때가 많아 걱정됩니다. 아기들에게도 저체온증이 있나요?

 말초 순환이 좋아지면 차가움도 완화됩니다

저체온인 아이들이 점점 늘어나는 것에 대해서 수면 리듬이나 식사 경향이 영향을 준다는 지적이 있지만, 아직 확실하게 밝혀진 이유는 없습니다. 그러나 만약 그런 이유로 저체온 경향이 나타난다고 해도 그건 좀 더 자란 다음 일입니다. 지금 단계의 수족 냉증은 미발달된 말초 순환으로 인해 발생합니다.

사람의 몸에는 혈관이 그물망처럼 퍼져서 돌고 있는데, 아기는 아직 이 그물망이 완성되지 못하고 크기도 훨씬 작은 상태입니다. 즉 혈액이 손발의 끝부분까지 충분히 도달하지 못한다는 뜻입니다.

또 아기는 만세를 하는 자세로 잠을 자는데, 이불 밖으로 손이 나오면 외부 기온에 영향을 받기 쉽지요. 특히 겨울에는 더 차가워지기 쉬우니 장갑을 끼우거나 손으로 따뜻하게 문질러 주세요.

다리를 세게 차요

다리 힘이 굉장히 세서 안아 주려고 하면 다리에 힘을 주고 일어서려고 합니다. 고관절 탈구 등 발육에 영향은 없나요?

반사적인 움직임이 많은 시기입니다

갓 태어난 신생아는 누가 가르쳐 준 것도 아닌데 젖에 닿으면 달라붙어 있는 힘껏 젖을 빨지요. 아기의 손바닥에 손가락을 얹으면 손가락을 꼭 쥐기도 하고요. 이러한 행동은 아기가 원래부터 갖고 있는 '원시 반사'라는 것입니다. 그 외에도 팔과 다리가 자유롭게 움직이지 않아서 나타나는 특징적인 움직임들이 있습니다. 질문처럼 '다리에 힘을 주고 혼자 일어서려고' 하는 움직임도 그중 하나입니다. 다리를 뻗어 발돋움하는 모습이 혼자 일어서려는 모습으로 보이는 것입니다.

이러한 행동은 자라면서 점점 사라집니다. 생후 반년이 되면 어색했던 움직임들도 자연스럽게 변해갑니다. 발육에 끼치는 영향이나 고관절 탈구 등을 걱정할 필요는 없습니다. 하지만 공중에 차서 뻗은 다리를 바닥에 팽개치거나, 엄마 무릎 위에서 아기를 일으켜 세우는 일은 되도록 하지 않는 것이 좋습니다.

Q 머리의 좌우 대칭이 맞지 않아요

눕는 방향

항상 베개를 베고 자는 방향이 같다 보니 머리의 좌우 대칭이 맞지 않는 것 같아요. 또 귀도 좀 찌그러진 것 같은데 두상이 비뚤어지지 않을까 걱정이에요.

점점 나아집니다. 한 살까지 두고 보세요

머리와 귀의 모양은 검진 때 엄마들이 많이 묻는 질문 중에 하나입니다. 이 시기에 아기는 하루의 대부분을 자면서 보내고, 언제나 한 방향으로 자는 탓에 머리 모양이 비뚤어지기 일쑤입니다. 목을 가누지 못하는 이 시기부터 혼자 앉거나 뒤집기가 시작되는 시기까지가 특히 엄마들의 걱정이 많을 시기예요. 저는 이런 질문을 받을 때마다 항상 한 살 아기들을 보면 두상이나 귀 모양이 찌그러진 것이 눈에 띄는 경우가 그렇게 많은지 되묻곤 합니다. 실제로 한 살이 지나면서부터 엄마들의 질문은 줄어듭니다. 즉 이러한 걱정은 언젠가 저절로 해소되니 너무 걱정하지 마세요.

단 귀가 눌려서 진물이 날 경우에는 귀 쪽에 폭신한 수건 등을 대 주세요.

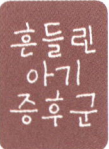

흔들린 아기 증후군

Q 자갈길에서 유모차, 괜찮을까요?

외출할 때는 유모차에 태우는데, 집 주변에 자갈길이 많아 유모차가 자주 덜컹거립니다. 아기의 뇌나 목에 악영향이 있을까 고민입니다.

아기의 위치에서 생각해 볼 것

'흔들린 아기 증후군'을 걱정하시는군요. 이 증후군의 원어는 '셰이큰 베이비 신드롬(Shaken Baby Syndrome)'입니다. 하지만 '셰이크'는 일부러 '흔든다'는 뜻이니 자연히 '흔들리는' 것과는 그 의미가 다르지요. 아기를 눕혀 재울 수 있는 유모차에 태워 짧은 시간 동안 외출하는 것이라면 크게 걱정할 필요는 없습니다.

다만 덜컹거리며 흔들리는 것을 아기가 조금 불쾌하게 느낄 수는 있겠네요. 자갈길을 지날 때는 자갈길이 끝날 때까지 아기를 안고 지나가거나, 가까운 곳에 갈 때는 유모차에 태우지 않고 안고 나가는 것도 괜찮겠지요.

Q **대변 횟수가 이틀에 한 번**

변비

대변을 보는 횟수가 이틀에 한 번이라 너무 적은 것이 아닌지 걱정입니다. 한번에 보는 대변의 양은 많은 편이지만, 보통 이 시기 아기들은 기저귀를 갈 때마다 대변을 본다고 하던데요?

변의 횟수 보다 상태를 보고 판단하세요

대변을 보는 횟수는 아기에 따라 개인차가 있고, 또 모유를 먹는지 분유를 먹는지에 따라서도 차이가 발생합니다. 그러므로 횟수보다는 변의 상태에 주의를 기울여야 합니다. 부드럽고 눌렀을 때 잘 부서지는 대변이 '좋은 변'이라고 할 수 있습니다.

배가 부었거나 아기가 힘을 주어도 변이 잘 안 나오는 것 같다면, 면봉에 오일을 발라 항문을 자극해 주는 것이 좋습니다.

Q **외출은 아직 너무 이른가요?**

외출

생후 1개월이 된 후로 하루에 30분에서 1시간 정도 장도 볼 겸 아기를 데리고 나가 산책을 하는데, 혹시 외출은 아직 너무 이른가요?

아기를 데리고 나갈 때는 단시간에 용무를 마쳐야 합니다

생후 1개월 아기를 둔 가정에서 아기를 혼자 두고 장을 보러 갈 수는 없겠죠. 추운 계절이 아니라면 아기를 데리고 나가 장을 보는 것도 나쁘지 않습니다. 다만 주의해야 할 것은 용무를 단시간에 끝낼 것. 한번에 사야 할 것이 많을 때는 아빠나 다른 어른이 아기를 봐 줄 수 있는 휴일에 장을 보고, 매일 보는 장은 필요한 것만 사서 되도록 빠른 시간 안에 마치세요.

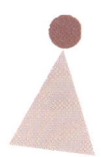

햇살이 강할 때는 자외선 차단에도 신경을 써야 하며, 직사광선을 막는 방법도 미리 생각해두어야 합니다. 또 이 시기의 아기는 목을 잘 가누지 못하므로 포대기나 아기 끈 등을 이용해 아기가 엄마에게 편안히 기대어 잘 수 있는 상태로 외출을 하는 것도 중요합니다. 짐에 신경 쓰느라 아기를 어딘가에 부딪치거나 떨어뜨리지 않도록 항상 아기에게서 신경을 늦추지 마세요.

Q 외출 때 꼭 자외선 차단제를 발라 주어야 하나요?
외출할 때 아기에게 자외선 차단 크림을 발라 주는 것이 좋을까요?

바르는 것만으로는 충분하지 않아요
외출 시의 자외선 차단 방법은 이제 전 세계적인 상식입니다. 가장 기본적인 자외선 차단법은 장시간 직사광선에 노출되지 않는 것입니다. 외출할 때는 되도록이면 자외선 양이 비교적 적은 아침이나 저녁 시간을 택하고, 밖에 나갈 때는 모자를 쓰거나 긴 소매 옷을 걸쳐 입는 등 가능한 모든 부분에서 노출량을 줄여 주세요.
아기용 자외선 차단 크림을 적절히 이용하는 것도 좋은 방법입니다. 하지만 땀을 흘리면 크림이 씻겨 내려갈 수도 있으니, 크림을 발랐다고 해서 다른 준비를 소홀히 하면 안 됩니다. 자외선 차단 크림을 바르는 것 외의 방법도 같이 이용하세요.

Q 여름 피부 대책을 알려 주세요
유아 습진이 생겨서 약을 발라 주고 있는데, 잘 낫지 않아요. 혹시 피부가 약한 게 아닐까요? 더운 계절이 다가오니 더 걱정이 됩니다. 여름에는 어떤 점을 신경 써야 할까요?

부지런히 땀을 닦아 피부를 쾌적하게

'피부가 약해 보이는' 아기들. 실제로도 아기들의 피부는 연약합니다. 피부도 얇고 피지선도 미성숙해 당분간은 습진이 재발할 가능성이 있습니다.

여름철에 주의해야 할 점은 아기의 피부가 습해지지 않도록 하는 것입니다. 땀을 흘리면 바로 닦아 주고, 되도록이면 물기 없는 건조한 상태를 유지시켜 주세요. 그렇다고 냉방을 너무 심하게 해서도 안 됩니다. 땀을 흘리는 것은 몸의 신진대사에 굉장히 중요한 역할을 하기 때문이죠. 땀을 흘리게 하면서 동시에 쾌적한 환경을 만들어 준다는 것이 처음에는 쉽지 않을 수 있지만, 아기를 위해 '부지런한 피부 관리'에 힘써 주세요. 땀을 흘리면 샤워를 시켜 주고, 자는 동안은 등에 뽀송뽀송한 수건을 대 주세요. 또 아기의 머리는 신체의 '라디에이터' 역할을 합니다. 온몸의 체온 조절을 위해 머리를 시원하게 해 주세요.

Q 목욕을 끝내도 바로 잠들지 않아요

잠투정

목욕을 마치고 잠이 들 때까지 언제나 2~3시간이 넘게 걸립니다. 어떻게 하면 목욕 후 곧바로 잠이 들까요?

잠들기 좋은 환경을 조성해 주세요

어른들은 목욕이 가장 좋은 '수면제'라고 생각하지만, 태어난 지 얼마 안 되는 아기들에게 목욕은 수면과 딱히 연결되지 않는 별개의 행위입니다. 이 점을 꼭 기억하세요.

아기들에게 목욕은 엄마 아빠와 스킨십을 하며 즐겁게 보내는 시간입니다. 몸도 깨끗해지고 기분도 상쾌해져서 머리가 맑아지고 잠이 깨기도 합니다.

그러니 엄마의 기대처럼 목욕 후에 바로 잠에 드는 것은 불가능합니다. 시간이 걸리는 것이 당연해요. 목욕 후 아기를 재우려면, 조용한 방에서 조명을 줄이는 등 잠이 오는 환경을 조성해 주고, 아기가 잠들 때까지 곁에서 함께 시간을 보내 주세요.

안아 주기

Q **계속 안아 주면 버릇이 되지 않을까?**

항상 주변 어른들이 잘 안아 주다 보니, 안겨 있는 것이 버릇이 되지 않을까 걱정이 됩니다. 아기가 원하는 만큼 안아 주어도 상관없을까요?

자극과 휴식을 잘 조절해 주세요

주위 사람들에게 예쁨을 받으며 여러 사람들에게 안기는 것은 아기에게 좋은 자극이 됩니다. 아기에게 말을 걸거나 스킨십을 하는 것은 이 시기 아기와의 커뮤니케이션입니다. 그러니 아기가 안기는 버릇이 생길까 봐 염려할 필요는 없습니다.

다만 애정이 가득한 자극도 너무 많으면 아기가 피곤해져서 불쾌할 수도 있습니다. 아직 목도 가누지 못하고 근력도 적은 아기의 '체력'을 배려할 필요가 있겠지요.

아기가 기분 좋게 졸고 있을 때는 조용히 졸게 놔두는 것도 중요합니다. '시도 때도 없이 안아 주기'는 잠시 미뤄두고, 자극과 휴식을 잘 조절해 주세요.

Q **밝은 곳에서 자면 눈에 영향이?**

예전에 한 살 전 아기를 밝은 곳에서 재우면 근시가 될 확률이 높다는 말을 들었습니다. 밤에 잘 때는 스탠드 불빛까지 다 끄는 것이 좋을까요?

밤의 자연스러운 어두움이라면 문제없습니다

아기가 생활 리듬을 만들 때 낮과 밤의 차이를 체감하는 것은 중요합니다. 낮에는 자연의 밝음과 생활 속에서 발생하는 소리들에 둘러싸여 보내고, 밤에는 고요한 시간이 흘러가는 것을 느끼는 것이 중요하지요. 즉 낮에는 커튼으로 빛을 가릴 필요가 없습니다. 직사광선을 피하고 일상생활을 할 수 있을 정도의 밝기를 유지시켜 주세요.

밤에는 아기가 있는 곳의 조명이 너무 밝지 않게 조절해 주세요. 또 어른이 쓰는 밝은 조명 밑에서 시간을 보내지 않도록 하고, 가능하면 텔레비전 등 큰소리가 나는 곳에서 멀리 떨어지게 해 주세요. 달빛이나 은은한 스탠드 불빛 정도의 밝기는 밤의 자연스러움을 해치지 않습니다.

'한 살 전 아기를 밝은 곳에서 재우면 근시가 될 확률이 높다' 라는 말은 정확한 근거가 없습니다. 필요 이상으로 밝은 곳이 아니라면 염려할 필요가 없을 것 같습니다.

Q **텔레비전을 계속 틀어놓는 것은 아기에게 좋지 않겠죠?**

아기 침대가 있는 방에 텔레비전이 있어서 큰아이가 집에 있는 날에는 온종일 텔레비전을 틀어놓습니다. 텔레비전 소리 때문에 잠을 못 자는 등의 악영향은 없을까요?

텔레비전보다 가족과 함께 하는 시간이 더 좋아요

이 시기에 아기는 배가 고프면 울고 젖을 먹으면 다시 꾸벅꾸벅 졸며 하루를 보냅니다. 그러므로 사실 텔레비전의 영향이 거의 없다고 보는 것이 맞습니다.

다만 이후에 아이들이 커가는 과정에서 종일 텔레비전을 틀고 보는 생활은 바람직하지 않겠지요. 엄마 아빠가 아이들에게 그림책을 읽어 주고, 아이들과 사소한 수다를 떨거나 스킨십을 하는 형태의 커뮤니케이션이 텔레비전을 보는 것보다 훨씬 더 소중합니다.

보고 싶은 프로그램을 정하고, 그 프로그램을 다 보면 텔레비전을 끄는 습관을 들이는 것이 중요합니다. 아기가 텔레비전보다는 큰아이나 엄마 아빠와 함께 평화로운 시간을 보낼 수 있게 해 주세요.

구토

Q 트림을 하면 젖을 토합니다

젖을 다 먹이고 트림을 시켜도 잠시 후에 토를 할 때가 많습니다. 가끔은 먹은 양의 반 가까이 토할 때도 있어요. 젖을 너무 많이 먹은 걸까요?

부지런히 트림을 시켜서 공기를 내보내 주세요

생후 1개월 아기는 아직 엄마 젖을 먹는 것에 익숙지 않아서, 젖을 먹으면서 동시에 공기도 잔뜩 들이마시게 됩니다. 들이마신 공기가 트림으로 배출되고, 그때 젖도 함께 배출되는 것이죠. 아기의 상태가 좋고 몸무게도 늘고 있다면, 토하는 젖의 양이 다소 많아도 걱정할 필요는 없습니다. 아마도 아기가 엄마 젖을 아주 좋아해서 많이 먹은 것 같네요.

월령이 늘면 젖을 잘 먹는 방법도 터득해서 트림의 횟수도 줄어듭니다. 그때까지는 들이마신 공기를 부지런히 '배기' 시켜 주세요. 왼쪽 젖을 먹인 후에 한번 트림, 또 오른쪽 젖을 먹인 후에 다시 트림. 가끔은 젖을 먹는 중간에 트림을 시키는 것도 나쁘지 않습니다.

Q 수유가 충분한지 걱정입니다

수유부족

수유가 한쪽에 10분, 또는 양쪽에 10분으로 끝납니다. 아이가 배고파지게 하려고 4시간 동안 수유 간격을 두어도 마찬가지입니다. 밤에는 간격이 5시간 정도 벌어지기도 합니다. 이걸로 충분한지 걱정이에요.

😄 아기가 원하는 만큼 먹이고 있다면 괜찮아요

수유 시간이 짧은 것은 모유가 잘 나오고 아기도 별 어려움 없이 젖을 잘 먹기 때문입니다. 모유는 소화 흡수를 하기 좋아서 아기는 보통 수유 뒤 후 시간 반에서 세 시간 정도 지나면 허기를 느낍니다. 만약 4시간 동안 간격을 두는 사이에 아기가 젖을 찾는다면, 바로 젖을 주는 것이 좋습니다.

'아기가 원할 때 원하는 만큼' 주는 것이 이 시기의 수유 원칙입니다. 밤중에 아기가 젖을 찾지 않는 것은 낮에 젖을 듬뿍 먹어 배가 고프지 않기 때문입니다. 물론 아기를 일부러 깨워서 젖을 물릴 필요도 없습니다.

Q 수유에 시간이 오래 걸리는 것은 좋지 않은 현상?

수유시간

밤에 수유할 때 모유만으로는 부족한 것 같아 분유를 주기도 하는데, 조금밖에 먹지 않아요. 그래도 아기가 젖을 찾아 물리면 먹는 것 같지도 않고요. 수유에 20분 이상 걸리는 것은 좋지 않다고 들었는데요…….

😊 **천천히 먹는 것도 아기의 개성입니다**

아기의 '개성'은 젖을 먹을 때도 나타납니다. 단숨에 씩씩하게 먹는 아기도 있고, 천천히 시간을 들여 조금씩 먹는 아기도 있지요. 그러니 '반드시 20분 이내'에 수유를 끝낼 필요는 없습니다.

아기가 조금 더 자라면 엄마 젖도 더 능숙하게 먹을 수 있습니다. 그때까지는 지금 하는 대로 모유와 분유를 함께 먹이도록 하세요.

수유 리듬

Q 젖을 먹고도 한 시간 뒤에 또 젖을 찾아요

아이가 유독 젖을 잘 먹어요. 태어났을 때부터 잘 먹었는데, 요즘은 유독 젖을 먹고 한 시간 정도 지나면 또 젖을 찾아댑니다. 가능한 수유 간격을 유지하려고 젖을 주지 않고 안아 주거나 달래고 있는데, 어떻게 하죠?

😊 **분유로 보충해서 리듬을 정리해 보세요**

이 시기에 아기는 평균적으로 2~3시간 정도마다 젖을 찾습니다. 그 간격이 짧고 수유 간격이 한 시간이 채 안 될 만큼 빈번할 경우는 젖이 충분하지 않았을 가능성도 생각해 보아야 합니다.

수유 횟수가 잦아지고 간격이 짧아지면 엄마의 젖이 충분히 모이기 전에 수유를 하게 돼요. 그 결과 1회분의 수유로 아기가 만족을 느끼지 못해 금세 또 젖을 찾게 됩니다. '모유가 충분히 모이지 않음→양이 모자람→아기가 만족하지 못함→금세 또 젖을 찾음'과 같은 사이클이 반복되는 셈입니다.

이럴 때는 수유 간격 사이에 아기에게 분유를 주는 것도 한 가지 방법입니다. 분유를 모유 수유 간격 사이에 넣으면, 젖이 모이는 시간이 생깁니다. 그래서 다음 수유 때는 아기가 충분한 양의 모유를 먹고 만족할 수 있게 됩니다. 배부르게 먹으면 수유 간격도 유지할 수 있어요.

Q 떠들썩한 환경은 스트레스가 되지 않을까요?

큰아이 덕분에 낮에는 항상 떠들썩합니다. 아기를 조용한 환경에서 재울 수가 없어요. 아기가 스트레스를 받지는 않을까 걱정이 됩니다.

형제
관계

소리를 들려 주며 적응하게 하세요

가족들의 목소리나 엄마가 내는 요리 소리 등 생활 속에서 발생하는 소리를 아기에게서 차단할 필요는 없습니다. 오히려 자연스럽게 들려 주며 아기가 안심해도 되는 소리로 받아들이도록 적응시켜 가는 것이 중요해요. 아기는 일상의 소리들로 스트레스를 받지 않아요. 또한 익숙해지면 소리가 들려도 마음 놓고 잘 수 있게 됩니다. 다만 문을 '쿵!' 닫는 소리 등은 아기가 깜짝 놀라니 주의하세요.

Q 뭐든지 큰아이에게 맞추는 생활, 유용한 시간 활용법은?

하루 대부분의 시간을 큰아이에게 맞추다 보니 외출이 잦아서 아기를 여유롭고 조용하게 재우거나 젖을 물리는 등 아기에게 쏟을 수 있는 시간이 적어서 고민입니다. 온종일 집안일이 끝나지 않을 때도 있어요. 시간을 잘 활용할 수 있는 방법을 알려 주세요.

형제
관계

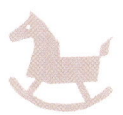

😆 시간을 잘 활용하기보다는 잘 쉬는 것이 더 중요해요

큰아이를 돌보는 것이 중심이 돼서 아기를 위한 시간이 적은 것 같다면 이렇게 생각해 보세요. 큰아이 덕분에 하루하루를 활기차게 보낼 수 있고, 아기도 그 활기찬 환경을 좋아한다고 말이지요. 이렇게 생각하면 아마 모든 것이 다르게 보이기 시작할 거예요.

큰아이의 등하교를 위해 나갈 때도 '아기가 외출하는 시간', '아기의 저녁 산책 시간'이라고 생각한다면 아기를 위한 시간을 보낼 수 있겠지요. 큰아이가 집에 없을 때는 집안일보다 아기와 함께 보내는 시간을 우선하세요.

집안일은 하다 보면 끝이 없지요. 계속해서 해야 할 일을 만들어내지 말고 어느 정도 기본적인 집안일을 마쳤다면 보람차게 마무리하세요. 아기와 함께 낮잠을 자며 피로를 푸는 것도 좋겠지요. 시간을 잘 활용하는 것보다 잘 휴식을 취하는 것이 더 중요하답니다.

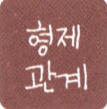
형제 관계

❓ 큰아이가 동생을 돌보는 것은 그만두게 하는 것이 좋을까?

큰아이가 동생을 예뻐하는지 아기가 자고 있어도 안아 주고 아기를 옮기려고 하기도 합니다. 그만두게 해야겠죠?

😆 엄마 아빠도 함께해서 즐거운 시간을 보내세요

아직 아기가 목을 가누지 못하는 시기이므로 아기를 안을 때는 주의가 필요합니다. 큰아이가 혼자서 동생을 돌보는 것은 조금 위험하지요. 물론 아기를 예뻐하는 큰아이의 마음은 소중한 것이니, 엄마와 함께 있을 때는 동생을 돌볼 수 있게 해 주세요.

엄마가 곁에서 "아기 손이 참 부드럽지. 자, 잡아줘", "등을 살짝살짝 쳐주면 기분 좋아한단다" 등 즐거운 대화를 나누며 함께 시간을 보낸다면, 큰아이도 분명히 만족할 겁니다. 그리고 혼자 누운 아기를 옮기거나 안지 못하도록 말로 잘 타일러 주세요. "아기가 잘 때는 푹 자게 내버려두자"라는 말도 이해할 수 있을 거예요.

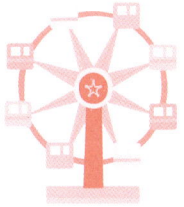

CHAPTER 3

생후 2개월 아기의 성장 발달

어르면 웃어 보이는 아기,
함께 하는 시간이 더 즐거워져요.

온몸에 지방이 붙어서 점점 더 포동포동해집니다

➜ 생후 2개월에는 온몸에 지방이 붙기 시작하며 점점 더 포동포동
한 아기 체형이 됩니다.

단 키와 몸무게가 느는 데는 아기마다 개인차가 있습니다. 모자 건강
수첩에 그려진 발육 곡선을 보면 아기의 성장 상태를 한눈에 알아볼
수 있어요. 검진 때마다 측정한 키와 몸무게를 그래프로 그려서 무럭
무럭 성장하고 있는지 확인해 보세요. 그래프가 평균치에 가깝지 않
더라도 선을 따라 늘어나고 있다면 문제없습니다.

손발의 움직임이 활발해지고, 손가락을 빨기도 합니다

➜ 지금까지는 어딘가 모르게 어색하던 움직임도 팔다리의 움직임
이 부드러워지면서 자연스러워집니다. 손을 얼굴 앞으로 가져가 보
기도 하고, 다리를 구부렸다 폈다 하면서 몸 전체의 움직임이 활발
해져요.

아기가 자기 손을 눈앞으로 가져가 빤히 바라는 행동을 '수부 응시
(Hand Regard)'라고 합니다. 수부 응시를 통해 아기는 눈앞에 있는 손
이 자기 의사대로 움직이는 몸의 일부임을 깨닫게 됩니다.

'자신'과 만난 뒤부터 아기는 보다 활발하게 손을 쓰기 시작하고, 이
때 손가락을 빠는 아기도 있습니다.

시력이 발달하면서 움직이는 것을 눈으로 쫓기도 합니다

➜ 시력이 발달하기 시작하면서, 조금 멀리 떨어진 사물이나 사람을
볼 수 있게 됩니다. 움직이는 것을 눈으로 쫓을 수도 있게 되어 눈앞
에 사람이 천천히 지나가면 그 모습을 따라서 목을 움직입니다.

또 눈에 보이는 여러 가지 사물에 관심을 보이기 시작하니 아기가 볼

수 있는 곳에 선명한 색상의 장난감을 매달거나 엄마 아빠의 얼굴을 자주 보여 주는 것도 좋습니다. 가끔은 바람도 쐴 겸 아기를 데리고 나가 바깥세상의 다양한 풍경을 보여 주세요.

지루성 습진은 깨끗이 씻어 주며 관리하세요

➡ 아기 피부는 신진 대사가 활발해서 피지선이 피지를 왕성하게 분비합니다. 이때 피지양이 너무 많으면 피부에 습진이 생기는데, 그 습진이 부스럼 딱지처럼 변하는 것을 '지루성 습진'이라고 합니다. 머리 앞부분과 미간 부분에는 지루성 습진이 특히 더 잘 생깁니다.

딱지가 앉은 부위는 따뜻한 물에 적신 수건으로 닦아내거나, 목욕을 할 때 비누나 샴푸로 깨끗이 씻어내도록 하세요. 단 너무 세게 문질러 씻으면 피부가 거칠어지고 비듬 같은 각질이 생길 수도 있으니 주의해야 합니다.

목욕 전에 베이비오일 등을 바르고 20~30분간 놔둔 다음, 딱지가 불었을 때 닦아내면 두꺼운 딱지도 쉽게 떨어집니다. 그러나 만약 피부가 붉어지고 진물이 날 정도로 습진이 심해지면 소아과를 찾아야 합니다.

깨어 있는 시간이 길어지고 밤에도 오래 자게 됩니다

➡ 아기가 낮에 깨어 있는 시간이 점점 늘어나는 시기입니다. 깨어 있을 때는 몸을 활발하게 움직이거나 엄마나 아빠에게 안겨서 시간을 보냅니다. 즉 낮에 더 오래 깨어 생활하는 만큼 밤에는 더 오래 자게 됩니다.

밤에 잠을 자는 시간이 길어지면, 아기에게 의식적으로 낮과 밤의 차이를 알려 주도록 하세요. 낮에는 생활 속 다양한 소리들이 들리는 밝은 방에서 시간을 보내게 하고 날씨가 좋을 때는 함께 외출도 하면서 아기와 많이 놀아 주세요. 반대로 밤에는 조용한 환경을 만들어 주세요.

수유 간격이 넓어지고 한 번에 많이 먹을 수 있게 됩니다

➜ 한 번에 젖을 많이 먹게 되면서, 수유 간격이 점차 벌어집니다. 개인차가 있으나 일반적으로 낮 동안 수유 횟수가 5~6번 정도로 안정되지요.

수유 리듬은 낮에 깨 있고 밤에 잠드는 생활 리듬과도 밀접한 관계가 있습니다. 아기가 밤에 오래 잘 수 있게 되면, 수유 리듬도 조금씩 안정됩니다.

모유 부족을 걱정하는 엄마들이 많아지는 시기이기도 한데, 아기가 먹는 젖의 양이 충분한지 알아보려면 수유 간격을 확인하세요. 수유가 끝나고 한 시간 뒤에 아기가 또 젖을 찾는 등 수유 간격이 짧을 때는 젖이 부족한 것일 수도 있습니다. 그럴 때는 젖이 모이기 전까지 일회성으로 분유를 주고, 젖이 다 채워지면 다시 젖을 물려서 수유 리듬을 조절하는 것이 좋습니다.

웃음을 짓고 목소리도 내고, 함께 하는 시간이 즐거워져요

➜ 시력 및 청력이 발달하며 사물에 부쩍 관심이 생기는 시기입니다. 얼러 주면 웃고, 가끔 "아~ 아~", "으부" 같은 소리를 내기도 합니다. 이런 소리를 '옹알이'라고 하는데, 이것이 점점 발전해서 말로 이어집니다. 아기가 반응을 보이기 시작하면서 엄마 아빠도 아기와 함께 보내는 시간이 점점 즐거워집니다.

아기와 시간을 보낼 때는 엄마 아빠가 먼저 즐겁고 만족스러운 기분으로 아기를 대하세요. 엄마 아빠가 웃으면서 밝게 말을 걸면서 스킨십을 하고, 또 노래를 불러 주세요. 그때 생기는 즐거움과 정서적 만족감은 아기에게도 고스란히 전해집니다. 사랑하는 엄마 아빠와 함께 기분 좋은 시간을 많이 갖는 것은 아기에게 무척 의미가 있는 일이며, 장차 인생을 적극적으로 살아가는 데도 많은 도움을 줍니다.

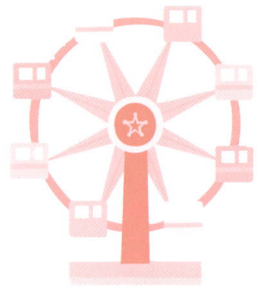

생후 2개월 아기의 성장 발달 Q&A

Q 눈으로 쫓는 행동은 눈이 보인다는 증거?

생후 2개월에는 눈이 얼마나 보이나요? 가끔 엄마 아빠를 눈으로 쫓기도 하던데요.

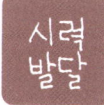
시력
발달

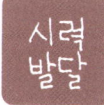 **가까이 있는 것은 희미하게 볼 수 있습니다**

이 월령 아기들은 주변 사물과 대비가 강한 색깔의 사물을 얼굴 앞 20~30센티미터 정도 거리에서 천천히 움직이면 눈으로 쫓는 듯한 모습을 보입니다. 이렇게 눈으로 쫓는 행위의 범위와 대상이 나날이 확대됩니다.

이 월령 아기들의 시력이 정확히 얼마인지를 알기란 쉽지 않지만, 생후 6개월 전 아기들의 시력은 대략 0.02~0.08쯤인 것으로 알려져 있습니다. 또 눈앞에 희미하게 보이는 것이 '엄마 얼굴'이라는 인식을 가지기에는 아직 발달이 덜 진행된 단계입니다. 엄마 아빠를 눈으로 쫓는 듯한 행동은 희미한 시야 속에서 목소리가 들리고 인기척이 느껴지는 대상을 눈으로 쫓는 것이 아닐까 싶습니다.

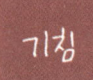

Q **자다가 가래가 섞인 기침 소리를 내요**

밤에 자다가 갑자기 큰소리로 심하게 기침합니다. 잠든 상태에서 두세 번 기침을 하는데 소리만 들으면 가래가 낀 것 같아 걱정이에요.

😊 목에 고인 침이 자극이 되어 나온 기침입니다

이 월령 아기들에게 자주 있는 일입니다. 막 잠이 들었을 때나 일어나기 직전에 목 안쪽에 괴어 있던 침이 목을 자극해서 거친 기침을 일으키는 것입니다. 병이 아니니 걱정할 필요는 없습니다.

질문의 경우처럼 2~3회 만에 기침이 멈춘다면 시작에서 멎기까지 시간이 짧으니 상관없지만, 거친 기침이 오랫동안 잘 멈추지 않는다면, 젖꼭지를 물리든가 식혀둔 끓인 물을 먹여서 호흡을 진정시켜 주세요. 어른도 기침이 멈추지 않을 때는 수분을 섭취하면 나아지지요. 아기들도 마찬가지입니다. 기침이 날 때는 수분을 섭취하는 것이 좋습니다.

침에 의한 기침은 생후 3~4개월경까지 자주 나타나는데, 시간이 갈수록 점점 사라지게 됩니다. 하지만 깨어 있을 때도 자주 거친 기침을 반복한다면, 소아과를 찾아 진찰을 받도록 하세요.

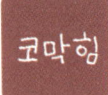

Q **코 막힘이 심한데 병원에 가야 할까요?**

아기가 잘 때 코가 막혀 힘들어 보여요. 콧물 흡입기를 써서 콧물을 빼 주기는 하는데 병원에 데려가야 할까요?

😊 **콧물에 의한 코 막힘이 아니라면 걱정할 필요 없습니다.**

이 월령에는 코로만 호흡을 합니다. 콧구멍이 좁아 호흡이 원활하지 않은 것처럼 보여 코 안쪽이 막힌 것으로 생각하기 쉽지요. 그러나 실제로는 콧물 때문에 코가 막힌 상태가 아니므로 굳이 병원을 찾아 진찰을 받을 필요는 없습니다. 하지만 아기가 너무 힘들어한다면 병원을 찾아 상담을 받아보세요.

Q **잘 짓무르는 피부, 약을 미리 발라도 될까요?**

생후 1개월 때부터 자주 기저귀에 짓무르고, 다 나은 듯하면 또 짓무르기를 반복합니다. 병원에서 처방받은 약이 남아 있는데 짓무름이 다 나은 다음에도 계속 약을 발라도 될까요?

어떤 약인지 먼저 확인하세요

기저귀 속은 항상 습기가 가득 차 있지요. 그 습기 때문에 피부가 물에 붇듯, 불어 있는 상태로 피부끼리 계속 마찰되어 쓸리는 것이 '기저귀 짓무름'의 원인입니다. 기저귀 짓무름을 방지하려면, 기저귀를 갈 때마다 피부를 잘 건조시켜 주세요. 마른 거즈 수건으로 닦아 주거나 부채질을 해 주어도 좋습니다.

소아과에서 기저귀 짓무름에 주로 처방하는 약은 '아연화 연고'입니다. 이 연고는 직접 기저귀 짓무름을 치료하는 것이 아니라 축축한 피부끼리 맞닿을 때 피부 표면을 보호하는 역할을 합니다. 기저귀를 갈 때마다 닦아내도 상관없고, 또 염증을 일으킬 걱정도 없습니다. 일단은 처방받은 약이 어떤 약인지 확인해 보세요.

Q **배꼽이 눈에 띄게 돌출되었는데, 나중에 들어갈까요?**

생후 1개월 때부터 배꼽이 눈에 띄게 튀어나왔어요. 울면 점점 더 부풀어 오르고요. 정기 검진에서는 별다른 문제가 없다고 하던데, 나중에 깔끔하게 잘 들어갈지 걱정이에요.

🙂 복근이 발달하면 점차 들어갑니다
　　신생아들의 복근은 아직 얇고 특히 배꼽 주위의 복근은 거의
발달하지 않은 상태입니다. 그 때문에 아기가 울 때 등 복압이 올라
가면, 배꼽이 볼록 튀어나오게 됩니다. 생후 4개월경까지는 배꼽이
점점 커지는 경향도 있습니다. 개중에는 배꼽이 성인의 엄지손가락
한마디 크기만큼 자라는 경우도 있습니다.

그러나 복근이 발달하면서 튀어나온 배꼽도 안으로 들어가게 되므로
생후 6개월경에는 거의가 보통 배꼽 모양으로 돌아갑니다. 시간이
지나면 자연히 나아질 일이니 배꼽 위에 동전을 붙이는 등 근거 없는
민간요법은 쓸 필요가 없습니다.

귀청소

Q 귀에 누런 얼룩이 잘 지워지지 않아요
　　귀에 누런 귀지 같은 얼룩이 있는데 면봉이나 젖은 거즈 수
건으로 닦아도 워낙 물기가 없고 단단해서 잘 떨어지지 않네요. 문지
르면 빨개지고요. 이대로 놔두었다가 귓병이 생기면 어쩌죠?

🙂 자연적인 분비물이므로 점차 적어집니다
　　냄새와 누런 색깔 때문에 신경이 쓰이시죠? 문질렀더니 빨개
졌다며 병원을 찾는 엄마들도 많아요. 이 '누런 귀지 같은 것'은 피
부에서 나오는 분비물입니다. 자연히 적어지니 너무 문질러서 염증
이 생기지 않도록 주의하세요.

이 월령 아기에게 귀 안쪽은 아직 '불가침 지역'이나 마찬가지입니
다. 너무 깊숙이까지 닦지 말고, 목욕 후에 귀 입구 언저리만 가볍게

닦아 주세요. 만약 누런 분비물이 딱딱해지면 이비인후과를 찾아 닦아달라고 하세요.

생후 3~4개월이 되면 분비물도 점차 적어지므로 지금은 너무 손대지 않는 것이 좋습니다.

Q **아기 얼굴에 긁힌 자국이 생겼어요. 예방법을 알려 주세요**

손발을 마구 버둥대다가 가끔 얼굴을 세게 만질 때가 있습니다. 얼굴에 손톱으로 긁힌 상처가 생겨서 요즘은 거즈 장갑을 끼워 주는데, 장갑을 낀 채로 또 손을 눈에 갖다 댈 때가 있어서 걱정입니다.

손톱을 부지런히 깎아 주세요

늘 잠만 자던 때와 비교해서 아기의 '움직임' 이 조금씩 활발해지는 시기입니다. 머리 옆에서 움직이던 손을 얼굴 앞으로 가져오기도 하지요. 이 움직임은 무의식적으로 이루어지는 것이어서 손이 때로는 코, 때로는 눈에 닿기도 합니다. 아기가 자기 손을 의식적으로 움직일 수 있게 되는 것은 생후 3개월이 넘어서부터입니다. 커가면서 점점 스스로 움직임을 제어할 수 있게 되면, 지금 같은 걱정도 점차 사라지게 됩니다.

그 전까지는 손톱을 부지런히 깎아 주고, 필요하다면 거즈 장갑을 끼워도 괜찮습니다. 손톱은 아기가 잘 때 깎으면 힘들지 않게 깎을 수 있어요. 또 거즈 장갑이 아기의 움직임을 방해해서 발달에 좋지 않은 영향을 미치지 않을까 하는 걱정은 하지 않아도 됩니다. 아기는 아직 자기 의사가 아닌 무의식으로 손발을 움직이고 있으니 너무 깊게 고민할 필요는 없습니다.

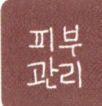

Q 피부 트러블에 대처하는 방법은?

유아 습진이나 부스럼 딱지, 까슬까슬한 피부까지 피부 상태가 전반적으로 좋지 않아요. 목욕탕에서 잘 씻기고 유액을 발라 주는데, 그 외에 집에서 할 수 있는 관리 방법은 어떤 것들이 있을까요?

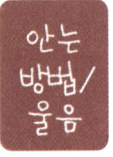 **너무 세게 닦지 말고 건조에도 신경 쓰세요**

이 월령 아기의 피부는 보습 역할을 하는 '각질' 부분이 아직 얇아서 피지를 대량 분비하여 피부를 보호합니다. '지루성 습진'이나 '유아 습진'이 생기는 것도 그 이유 때문입니다. 피부가 점점 성숙해지면 피부 트러블도 점차 가라앉게 됩니다.

습진이 생기면 '말끔하게 닦아 줘야지' 하는 생각을 하기 쉬운데, 피지는 보습제 역할도 하므로 너무 닦아내도 안 됩니다. 매일 비누로 '싹싹' 닦아내면 피지를 필요 이상으로 씻어내게 될 수도 있습니다. 비누로 씻는 것은 이틀에 한 번꼴로 충분합니다.

또 모든 아기들이 이 월령에 소위 말하는 부드러운 '아기 피부' 상태인 것은 아닙니다. 건조해지기 쉬운 계절에는 가습기 등을 사용해 보습을 해 주면서 까슬까슬한 피부를 관리해 주세요.

Q 아직 목을 가누지 못하는 아기를 세워 안아도 되나요?

저녁부터 밤에 잠이 들 때까지 아기를 세로로 똑바로 안지 않으면 보채면서 계속 큰소리로 울어댑니다. 아직 목도 가누지 못하는 아기를 똑바로 세워 안아도 되는 걸까요?

 영아산통입니다, 목을 똑바로 받쳐 주세요

엄마 젖을 먹고, 자고, 응가하고, 또 젖을 먹고, 잠이 들고……. 이렇게 신생아 시기를 거친 아기에게도 조금씩 변화가 생기기 시작합니다.

그 변화는 저녁이 되면 울기 시작하거나, 똑바로 세워 안지 않으면 울음을 그치지 않는 것이기도 합니다. 이러한 변화는 아기의 성장이 다음 단계로 진입했다는 증거라고 할 수 있습니다.

저녁이 되면 울기 시작하는 것은 아마도 영아산통인 것 같은데요. 조금씩 낮과 밤의 구별을 시작하면서 이러한 모습이 보일 때가 있는데, 성장이 다음 단계로 진행되면서 점차 사라지게 됩니다.

아기의 목에 엄마의 손을 견고하게 받쳐 주고 아기를 심하게 흔들지만 않는다면, 이 시기에 똑바로 세워 안는 것은 전혀 문제가 되지 않습니다. 오히려 엄마와 살을 맞대고 단단하게 안겨 있는 느낌이 아기를 안심시켜 주지요.

Q 손발톱은 얼마나 깎아야 하죠?

손발톱은 항상 아기가 잘 때 깎아 줍니다. 그런데 아기의 손발톱이 너무 얇고 작아서 얼마나 깎아야 할지 모르겠어요. 발톱이 다소 바깥으로 휘어져 있는데, 너무 짧게 깎지 않을까 걱정이 됩니다.

손발톱

둥글게 다듬어 주는 정도로만

아기의 손발톱은 작고 얇고 둥근 활 모양(스푼형)입니다. 처음 손톱 깎기를 쓸 때는 긴장이 됩니다. 너무 짧게 깎이지는 않을까, 얼마나 깎아야 할까 고민이 많이 되지요.

아기가 너무 어릴 때는 손톱으로 얼굴 등 연한 살결에 상처를 주지 않으려고 장갑을 끼워두는 경우가 많아요. 하지만 되도록이면 손에는 장갑을 끼우지 않고 편하게 놔두는 것이 바람직합니다. 그러니 이렇게 깎아 보세요.

손발톱에 각이 생기면 그 부분이 날카로워 상처를 내기 쉬우므로 각이 남지 않게 깎으세요. 손가락 끝 모양에 맞추어 둥글게 깎고, 깎은 뒤에 날카로운 부분이 남아 있지 않도록 다듬어 주세요. 즉 손톱을 한번에 깎지 말고 모양을 정리하면서 조금씩 다듬어 주면 너무 짧게 자를 걱정도 사라지겠지요.

아기의 손발톱은 자라는 속도가 빠르므로 부지런히 다듬어 주세요.

울음

Q **울음을 그치지 않아 하루 종일 젖을 물릴 때도 있어요.**

육아 지침서에 보면 아기가 울 때 원하는 만큼 젖을 물리라고 해서 그렇게 하고 있습니다. 그런데 어떤 날은 종일 울어대서 하루 종일 젖을 물려야 할 때도 있어요. 이렇게 온종일 젖을 물려도 괜찮은가요?

아기가 우는 이유를 다각도로 생각해 보세요

이 시기 아기가 우는 이유는 배가 고픈 것 외에도 몇 가지가 더 있습니다. 기저귀가 젖었거나 배가 아프거나, 별다른 이유 없이 안정이 안 된다거나 혹은 덥거나 추워서 등입니다.

젖을 먹고도 금세 울 때는 우선 기저귀나 이불, 실내온도 등을 점검해 보세요. 배가 당기거나 기분이 붕 떠 보일 때는 누운 자세를 바꿔 주거나 아기를 안아 주는 것이 좋습니다.

또 말을 걸거나 등을 가볍게 두드리고 팔다리를 쓰다듬는 등의 방법도 아기의 기분을 안정시켜 줍니다.

물론 배가 고픈 것 외의 이유가 딱히 없다면, 아기가 원하는 만큼 젖을 주어도 상관없습니다. 아직 젖 먹는 방식이 미숙한 탓에 젖을 먹고 얼마 지나지 않아 또 젖을 찾는 것도 이 월령대 아기들에게는 자주 있는 일입니다.

Q **음료를 먹일 때의 양과 타이밍을 알려 주세요**

이제 모유 이외의 수분(끓인 물, 엽차 등)도 필요할 것 같은데, 하루 중 어떤 타이밍에 얼마만큼의 양을 주어야 할까요?

아기가 원할 때 원하는 만큼

이 월령 아기는 모유나 분유만으로도 필요한 수분 섭취를 모두 할 수 있습니다. 단 더운 계절에는 땀을 흘리니, 아기용 보리차나 엽차 또는 끓인 물을 식혀서 주는 것도 좋습니다.

양은 젖병으로 한입이나 두입 정도 먹으면 충분하니 50밀리리터 정도를 준비한 뒤 아기가 원하는 만큼 먹이도록 하세요.

수분은 이럴 때 보충해 주는 게 좋습니다. 우선 아침에 일어났을 때, 밤새 자면서 땀을 흘려 수분이 부족해졌으므로 수분을 보충해 주세요. 또 외출하고 돌아왔을 때나 목욕 후도 수분이 부족해지기 쉬우므로 수분을 보충해 주어야 합니다.

물론 아기가 먹지 않는다면, 억지로 먹일 필요는 없습니다. 아기 몸에 수분을 필요한지 아닌지는 아기가 가장 잘 알 테니 아기에게 맡기세요. 아기에게 주는 음료는 미리 만들어두지 말고 그날그날 새로 만든 것을 주어야 합니다. 아픈 것이 아니라면 이온음료를 먹일 필요는 없습니다.

Q **알아서 일어나지 않는다면 일찍 깨우는 것이 좋을까요?**

밤 10시부터 아침 5시까지 깨지 않고 잘 자는 아기입니다.

그런데 아침에 깨우지 않으면 11시가 될 때까지 계속 잠만 자기도 해요. 알아서 일어나기 전에 일찍 깨워야 할까요?

오전의 분위기를 느끼게 해 주세요

엄마가 깨우기 전까지 안 일어나고 계속 자는 것은 젖도 충분히 먹었고 잠에서 깰 만한 불쾌감을 딱히 느끼지 않기 때문이 아닐까요? 낮에 자는 잠은 숙면이 아니고 잠깐 눈을 붙이는 정도이므로 억지로 깨울 필요는 없습니다.

단 낮과 밤을 구별하게 해 줄 필요는 있습니다. 아침이 되면 아기가 자고 있어도 커튼을 열고 밝은 빛을 받아 '오전 분위기'를 연출해 주세요. 식사 준비나 청소 등 일상생활 속 소리도 들려 줍니다. 생활 리듬이 잡히기 시작하는 과정에서는 아기가 한낮의 자연스러운 분위기를 느낄 수 있게 하는 것이 중요합니다.

아기가 눈을 뜨면 "잘 잤니? 오늘은 하늘이 새파랗단다"와 같이 아기가 일어날 수 있게 말을 걸어 주세요.

생활 리듬

Q 취침 시간이 늦어요. 규칙적인 생활을 위한 요령은?

아기가 늦게까지 잠을 잘 자지 않아요. 일찍 일어나고 일찍 자는 규칙적인 생활을 하게 하려면 어떻게 해야 할까요? 또 자기 전에 잠옷을 입히는 등 밤낮을 구별해서 생활할 수 있게 되는 것은 언제부터인가요?

조용한 환경을 만들어 밤 분위기를 연출하세요

배가 고프면 울고 젖을 먹으면 다시 잠이 드는 것이 이 시기 아기들의 생활 패턴이지요. 낮과 밤의 리듬이 잡히려면 조금 더 시간이 걸립니다. 그래도 되도록이면 지금부터 낮과 밤의 자극을 주어 보세요.

밤에는 어둡고 조용한 환경을 조성해 주는 것이 좋겠지요. 아기 방이 따로 있거나 빈 방이 하나 있다면, 밤에는 그곳에서 재우세요. 엄마 아빠와 같은 방에서 자는 경우는 칸막이 등을 이용해서 아기만의 공간을 만들어 주세요. 불빛도 되도록 가려 주거나 천장부터 커튼을 쳐서 '아기가 자는 공간'을 만들어 주세요. 텔레비전 소리나 대화 소리도 작게 해서 밤의 고요함을 연출해 보세요.

잘 때 잠옷으로 갈아입히는 등의 밤낮 구별은 아기가 한 살 이후부터 할 수 있게 됩니다. 이 시기는 깨끗하고 낙낙한 옷을 입혀 재우도록 하세요.

Q 트림이 나오지 않아도 상관없나요?
수유 후에 아기가 트림을 잘 안 해요. 트림을 시키려고 10분이 넘게 똑바로 안고 등을 쓸어 주는데, 같은 자세로 계속 안고 있자니 아기도 저도 힘이 들어 자꾸 포기하게 됩니다.

젖을 먹는 것에 익숙해진 것일 수도 있습니다
엄마 젖과 함께 들이마신 공기는 트림이나 방귀로 배출됩니다. 그러나 젖을 먹을 때마다 공기를 잔뜩 들이마시는 것은 아니에요. 10분이 넘게 똑바로 안고 있어도 트림이 나오지 않았다면, 젖을 먹을 때 트림으로 배출될 만큼의 공기를 들이마시지 않은 것일 수도 있겠지요.

모유는 젖꼭지 가운데 부분 외에도 다양한 각도에서 나오게 됩니다. 그래서 젖을 잘 빨지 못하는 아기들은 들이마시는 공기의 양에 비해

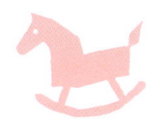

상대적으로 훨씬 적은 양의 젖을 먹게 되지요. 반대로 젖 먹기에 익숙해진 아기들은 젖꼭지 어느 부분에서 젖이 잘 나오는지를 알고 있어서, 그 부분을 빨아 여유 있게 젖을 먹습니다. 젖꼭지를 잘 빨아서 공기도 별로 들이마시지 않지요.

질문의 아기는 분명히 젖을 먹는 방법을 잘 아는 아기여서 트림을 할 만큼 공기를 들이마시지 않았을 겁니다. 그러니 트림이 나오지 않아도 크게 상관이 없겠지요.

지금까지 해온 것처럼 수유가 끝나면 아기를 세워 안아 트림을 시켜 보고, 트림을 할 것 같지 않다면 그만 시켜도 괜찮습니다. 걱정이 된다면 아기를 재울 때 옆을 눕혀 재워 주세요.

이유식 준비기

Q 생후 2개월에 이유식 시작은 너무 빠를까요?

생후 2개월 중반부터 죽을 먹이고 있어요. 분유를 먹는 둥 마는 둥하면서 엄마 아빠의 식사를 탐내길래 죽을 먹이기 시작했는데, 너무 이른 감이 있어서 괜찮을지 걱정이 됩니다.

이유식의 시작은 아기가 받아들일 준비가 되었을 때

많은 아기들이 보통 생후 5~6개월경부터 본격적으로 이유식을 먹기 시작합니다. 월령과 함께 소화 기능이 갖추어지면서 모유만으로는 섭취할 수 없는 영양소가 생기기 때문이죠. 또 엄마 아빠가 식사하는 모습을 아기가 응시하며 군침을 삼킬 때가 있는데, 이때 역시 이유식을 시작하기에 적당한 시기라고 할 수 있습니다.

이유식을 시작하려면 이렇듯 아기가 심리적으로나 신체 발달상 이유식을 받아들일 준비가 됐는지를 먼저 파악해야 합니다. 그러므로 질문의 경우, 이유식을 시작하는 시기가 '너무 이른' 것은 사실입니다.

이 시기에 아기는 자주 먹는 둥 마는 둥 분유나 모유를 먹습니다. 또 배가 고플 때만 분유를 먹습니다. 분유를 먹는 둥 마는 둥하며 더 이상 먹지 않는다면, 그 시점에서 일단 수유를 멈춰 보세요. 다음 수유 시간에 배가 고파지면 잘 먹게 될 테니까요.

Q **저녁에 수유가 잦아져요, 어떻게 대처해야하죠?**

저녁이 되면 수유 간격이 짧아집니다. 매번 달라는 만큼 주어도 될지, 또 수유 리듬은 재정비해야 할지 고민입니다.

수유 리듬

수유와 수면의 리듬을 함께 고려하세요

저녁 시간은 특히 엄마들이 바쁜 시간대입니다. 빨래도 걷어야 하고, 저녁 식사 준비에 여념이 없지요. 아기도 그런 바쁜 분위기를 읽고 안절부절하며 칭얼대기 시작합니다. 영아산통이라는 말도 있지요.

아기가 배가 고파서 우는 것이라면, 원하는 만큼 젖을 주어도 상관없습니다. 하지만 이유가 다른 데 있을 수도 있겠지요. 아기가 울면 잠시 동안 아기를 안고 진정시킨 다음 다시 침대에 눕혀 보세요. 잠이 들 수도 있습니다.

수유는 아기의 수면 및 각성과도 관계가 있습니다. 생후 3~4개월이 되면, 수면 및 각성 리듬과 더불어 수유 리듬도 점점 자리 잡히면서 수유 간격이 길어지게 될 거예요.

Q **먼저 젖을 놓을 때까지 기다려야 할까요?**

젖을 물리면 세차게 먹기 시작하고, 배가 부르면 조금 먹다가 떨어졌다를 계속 반복합니다. 마지막으로 제가 항상 젖에서 아기

수유 고민

를 떼어내고 트림을 시키는데, 젖에서 떼어낼 때 울음을 터트리기도
해요. 아기가 먼저 젖을 놓을 때까지 기다려 주어야 하나요?

🙂 아기가 만족할 만큼 먹었다면 먼저 마무리해도 괜찮아요

젖 먹는 방식은 모든 아기들이 다 다르고, 같은 아기도 수유
때마다 달라질 수가 있습니다. 이 월령에는 엄마 젖이 나오는 양이
일정하지 않아서 아기가 잘 먹지 못하는 경우도 생깁니다. 수유가 수
월해지려면 조금 더 시간이 걸린다고 보는 것이 좋아요.

이 시기 아기의 평균적인 모유 섭취 방식은 수유 전반에 전체 양의
70퍼센트를 먹은 다음, 수유 후반에 쉬엄쉬엄 나머지 30퍼센트를 먹
는 거예요. 특히 후반에 놀다가 쉬다가 젖을 먹을 때는 젖꼭지를 빨
고 싶었던 생리적 욕구가 함께 충족되며 만족감을 느끼게 됩니다.

아기가 어느 정도 만족해 보인다면, 트림을 시키며 수유를 마무리하
세요. 못내 아쉬워하면서 울어도 이미 만족감을 느끼고 있으니 괜찮
습니다.

생활
리듬

Q 밤에 3~4시간마다 일어나 하는 수유는 언제까지 계속되나
요?

요즘 아기가 낮과 밤을 구별하게 된 것 같습니다. 그런데도 밤에는
꼭 3~4시간마다 일어나서 울며 젖을 찾아요. 이제 밤에 깨지 않고
잘 시기 아닌가요? 야간 수유는 언제까지 이어질까요?

🙂 아직은 밤에도 엄마 젖이 필요한 시기입니다

몸이 계속해서 커가는 시기이므로 영양원인 모유도 더 많이
필요해집니다. 하지만 아기는 아직 엄마 젖을 한꺼번에 많이 먹지 못

하고, 또 소화 흡수 능력도 제대로 갖추지 못해서 밤중에도 젖을 찾아 울지요.

생후 3개월이 지나면 소화 흡수 능력을 갖추고, 낮에 모유를 잔뜩 먹어서 밤중에 수유할 필요가 없어집니다. 지금이 엄마에게는 분명 가장 힘든 시기이겠지만, 이제 곧 끝날 테니 조금만 더 힘내세요.

물론 개인차가 있어서 언제까지라고 확답하기는 어렵지만 반드시 끝이 납니다. 또 엄마가 야간 수유에 익숙해지면 '고생'도 조금은 줄지요. 아기가 울어도 당분간은 참고 이해해 주세요.

또 아침에 자연스러운 생활 속 소리들을 들려 주면서 '아침 분위기'를 연출하면 아기가 생활 리듬을 찾아가는 데 도움이 됩니다.

Q 언제쯤부터 자고 오는 여행이 가능한가요?

여행

큰아이가 외출을 좋아해서 작은 아이도 함께 데리고 자주 외출을 합니다. 외출을 자주 하다 보니 작은 아이도 밖에서 기분 좋게 잘 지내는 편이에요. 큰아이가 요즘 부쩍 여행을 가고 싶어 하는데, 생후 2개월 아기를 데리고 여행을 가도 괜찮을까요?

정해진 기준은 없지만 아기를 우선해서

외출하는 월령에 '생후 X개월부터'와 같이 정해진 기준이 없듯이, 여행을 가도 되는 월령에 정해진 기준은 없습니다. 친정에 와서 출산을 한 엄마가 집에 돌아가기 위해 생후 1개월 미만인 어린 아기와 함께 비행기를 타는 경우도 있지요.

단 목적이 여행이라면, 아무래도 이동 시간이 길고, 느긋하게 보낼 수 있는 시간도 집에 있을 때보다 상대적으로 적어지게 마련입니다. 환경이 바뀌면 아기는 민감해져서 자주 보챌 수도 있고요. 아기와의 외출 및 여행은 이러한 점을 고려해서 시간적 여유가 충분하고 아기가 최우선이 되는 일정을 짜야 합니다.

이동 시간은 가능한 한 짧게 잡고 차로 이동할 경우에는 유아용 시트에서 아기를 틈틈이 내려 주세요. 또 여행지에서는 숙소에서 느긋한 시간을 보내고, 평소에 외출하던 것처럼 숙소에서 가까운 공원에 나가 시간을 보내는 것도 좋습니다.

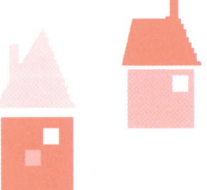

CHAPTER 4
생후 3개월 아기의 성장 발달

부쩍 자란 아기,
좋아하는 딸랑이를 흔들며 까꺄 좋아합니다.

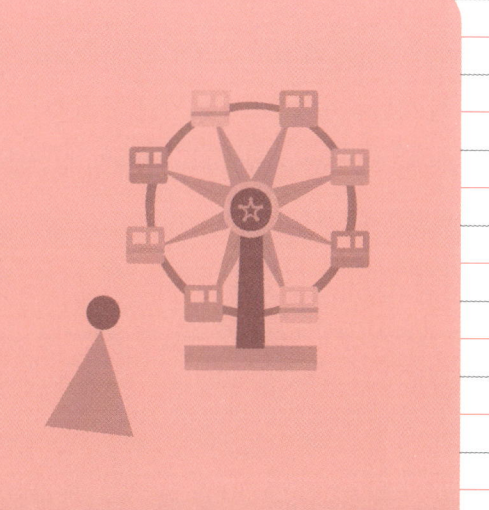

몸무게는 태어났을 때의 약 두 배가 됩니다

➡️ 생후 3개월이 되면, 아기의 몸무게가 태어났을 당시 몸무게의 약 두 배가 됩니다. 몸에 신체적 기능들도 하나둘 갖춰지면서 엄마 아빠도 이제 한숨 놓을 수 있게 되지요.

이제 몸무게는 전보다 훨씬 천천히 늘어납니다. 체형에도 개인차가 나타나기 시작하는데, 월령의 표준 체형과 조금 거리가 있더라도 아기가 자기 성장 속도에 맞추어 꾸준히 성장하고 있다면 너무 걱정할 필요 없습니다. 다른 아기들과 비교하지 말고 우리 아기의 성장을 주목해 주세요.

얼마 후면 목을 잘 가누고 배로 기다가 머리를 들어 올릴 수도 있어요

➡️ 목을 제법 잘 움직이게 되는 시기입니다. 잘 때도 쉬지 않고 열심히 목을 움직이지요. 아기를 안을 때도 목을 가볍게 받쳐 주면 안정된 자세로 안겨 있습니다. 이제 얼마 후면 혼자서도 목을 잘 가눌 수 있게 됩니다.

또 엎드려 있다가도 제법 오랫동안 머리를 들어 올릴 수 있게 됩니다. 누워 있을 때와는 또 다른 눈높이에서 보이는 풍경이 아기에게는 신선하게 느껴지겠지요.

손과 입을 동시에 쓰는 움직임이 늘어납니다

➡️ 손의 움직임이 더 활발해져서 주변에 있는 사물을 손으로 쥐려고 합니다. 손에 쥔 사물을 눈앞으로 가져가서 쳐다보거나 입으로 가져가서 핥기도 합니다. 흔들면 소리가 나는 딸랑이 장난감을 가지고 흔들면서 놀 수도 있게 됩니다.

또 손과 입을 동시에 쓰는 움직임도 가능해지는데, 대표적인 것이 손가락 빨기입니다. 이 시기에 손가락을 빠는 것은 자연스러운 발달의 한 과정이며, 아기에게는 놀이가 되니 일부러 그만두게 할 필요는 없습니다.

표정은 기분을 알리는 신호, 극적으로 반응해 주세요

→ 얼러 주면 웃어 보이고, 변을 볼 때는 힘을 주는 등 아기의 표정이 풍부해집니다. 그러한 아기의 표정 변화에는 적극적으로 반응해 주세요. 아기가 웃어 보일 때는 "예쁘기도 하지", "웃었구나" 하고 열심히 말을 걸어 주세요.

표정은 아기의 기분을 알리는 정서적인 신호입니다. 열심히 신호를 보냈는데 아무도 응답해 주지 않을 때 아기는 불안을 느끼게 됩니다. 이 월령에는 대화를 나누는 것과 상관없이 아기에게 말을 많이 걸어 주는 것이 매우 중요합니다.

영아산통에는 엄마가 시간을 내서 아기를 달래 주세요

→ 낮에는 깨어 있고 밤에는 오래 자는 생활 리듬이 생기기 시작하는 시기입니다.

해질 무렵은 낮의 교감 신경과 밤의 부교감 신경이 교차하는 시간대임과 동시에 낮의 활동으로 쌓인 피로가 몰려오는 시간대이므로 아기가 심리적으로 안정을 취하기 어렵습니다. 게다가 엄마는 저녁 식사 준비 등으로 한창 바빠서 아기가 영아산통을 터트리는 경우가 있습니다.

할머니나 할아버지와 함께 사는 아기라면, 그 시간대에 식사 준비로 바쁜 엄마를 대신해 할아버지나 할머니가 아기를 안고 산책을 나가 기분 전환을 시켜 주어도 좋습니다. 또 엄마가 식사 준비를 일찍 끝내고 해질녘쯤에는 아기를 위한 시간을 마련해두는 등의 방법도 생각해 보세요.

생활 리듬이 몸에 익으면 영아산통도 사라집니다.

3~4개월 정기 검진에서 걱정거리들을 상담해 보세요

➡ 생후 3~4개월 정기 검진은 자치 단체가 실시하는 정기 검진으로 보통 집단 검진의 형태로 이루어지는 경우가 많습니다. 키와 몸무게 등 신체 발육 상태와 목을 가누는 정도, 눈의 움직임과 소리에 대한 반응, 고관절 탈구와 사경(Torticollis, 목이 한쪽으로 기울어지는 증상)의 유무 등을 점검합니다.

육아 상담도 이루어지므로 아기가 젖을 먹는 방식이나 컨디션, 수면 리듬 등 평소에 신경 쓰였던 점들을 전문가에게 상담할 수 있는 좋은 기회입니다. 또 같은 월령 아기들을 만나고 그 엄마들과도 얼굴을 익힐 수 있는 기회이니, 정기 검진을 적극적으로 활용하세요.

첫 예방 접종, BCG를 맞히세요

➡ 생후 3~4개월 정기 검진을 전후해서 예방 접종을 해야 해요. 처음은 BCG, 즉 결핵 예방 접종으로 3~4개월 검진 때 동시에 실시되는 경우가 많습니다.

BCG를 시작으로 3살 경까지 꼭 맞혀야 하는 몇 가지 예방 접종이 있습니다. 생후 3개월 경에 BCG, 다음으로 3종 혼합(DPT) 예방주사을 맞혀요. DTP 주사는 총 3회에 걸쳐 맞히는데, 그 중간에 소아마비 예방 주사를 맞힙니다. 하지만 반드시 이 순서에 따라 맞힐 필요는 없으니 아기에게 맞추어 간격을 적당히 조절해 보세요.

예방 접종에서 가장 걱정되는 부분이 부작용인데, 최근에는 예방 접종에 대한 정보가 워낙 많으니 우선 그 정보들을 참고하세요. 단 예방 접종에는 언제나 찬반양론이 존재합니다. 거짓되거나 과장된 정보에 흔들리지 말고, 아기를 어떻게 키울 것인가에 대한 엄마 아빠의 생각을 최우선해서 결정하세요. 가까운 소아과 전문의와 사전에 상담하는 것도 좋겠지요.

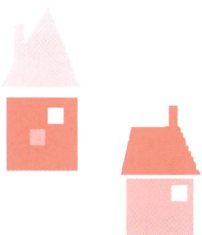

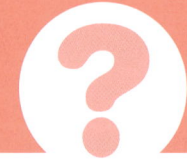

생후 3개월 아기의
성장 발달 Q&A

**목
가누기**

Q **목 가누기는 언제쯤 하나요?**

아직 목 가누기를 못해요. 눕힌 상태에서 양팔을 잡아 당겨도 목이 안 올라오고, 엎드려 있을 때도 얼굴을 옆으로 돌리기만 하고 들어 올리려고 하질 않아요.

😊 **개인차가 있으니 좀 더 기다려 보세요**

육아서 등을 보면 '목을 가누는 것은 생후 3~4개월경'이라고 많이 얘기합니다. 곧 4개월에 들어서는 시기가 되면 아직인가 싶어 조금 초조해지겠지만, 걱정할 필요 없습니다. 목 가누기에는 개인차가 있습니다. 빠른 아이가 있으면 늦은 아이도 있는 법이지요. 이 월령이라면 아직 완전히 목을 못 가눠도 문제가 되지는 않습니다. 점점 힘을 줄 수 있게 되니까요. 너무 서두르지 말고 생후 반년 정도까지는 조금 더 기다려 주세요.

아기의 성장은 정규적으로 자로 잰 듯이 되는 것이 아닙니다. '이제 곧 하겠지', '언젠가 할 거야' 하는 마음으로 여유롭게 지켜보면 육아가 훨씬 더 즐거워질 거예요.

Q 뒤집은 다음에 다시 눕지 못해요

아기가 뒤집기를 시작했어요. 바로 홀까닥 뒤집는데, 제 힘으로 다시 눕지를 못해서 질식하지 않을까 걱정입니다.

제대로 뒤집기를 할 수 있을 때까지는 유심히 지켜 보세요

이 시기에는 상반신을 비틀면 하반신이 그대로 따라오는 식으로 뒤집기를 합니다. 엎드린 상태에서 뒤집을 때도 비틀기 동작이 중심이지요. 이 동작을 하려면 목 가누기를 어느 정도 확실하게 할 수 있어야 합니다. 아직 생후 3개월이면 목도 제대로 가누기 힘들 거예요. 그러니 질문하신 '뒤집기'는 아무래도 몸을 젖힌 반동으로 우연히 된 게 아닐까 싶습니다.

아직 목을 가누지 못한다면 엎드렸을 때 얼굴을 들 수 없으니 주의할 필요가 있겠네요. 집안일을 하는 등 아기에게서 눈을 떼기 쉬운 때도 틈틈이 신경을 쓰셔서, 아기가 엎드려 있으면 원래대로 눕혀 주세요. 다리 힘이 센 아기인 것 같으니 진짜 뒤집기를 할 날도 멀지 않았겠군요.

Q 한쪽 귀가 찌그러졌어요

출산 시에 오른쪽 귀에 손을 대고 태어났어요. 그래서 그런지 오른쪽 귀 모양이 찌그러져 있습니다. 왼쪽 귀와 같은 모양이 될까요?

성장하면서 점차 눈에 띄지 않게 됩니다

귀는 변하기 쉬운 곳이라 이 시기에는 이상해 보여도 자라면서 점차 나아지는 일도 많으니 그렇게 걱정하실 것 없습니다.

또 사람은 모두 좌우가 대칭되지 않습니다. 눈, 다리, 귀 모양도 마찬가지입니다. 하지만 변형된 정도가 두드러져서 걱정되신다면, 소아과에 가서 진찰을 받아보는 것도 좋겠습니다.

반점

Q 목 뒤의 멍든 자국이 신경 쓰입니다
목 뒤쪽에 엄지손가락만 한 크기의 멍 같기도 하고 피부 염증 같기도 한 게 있습니다. 가려워하는지 어떤지는 모르겠지만 괜찮은 걸까요?

자라면서 서서히 사라지는 멍입니다
목 뒤쪽의 멍은 아마 몸 가운데 선을 따라 생기는 모반일 겁니다. 연어반(Salmon Patch)이라는 것인데, 이것은 '(아기를 물고 올 때) 황새가 문 자리'라고도 불립니다. 사라지는 데 몇 년쯤 걸리지만, 걱정하실 필요는 없습니다.
사라지지 않는 경우도 있지만, 아이가 자라면서 피부 조직이 늘어나면 색이 옅어집니다. 경과를 지켜보세요.

예방 접종

Q BCG 자국이 작게 났는데 괜찮나요?
BCG 예방접종을 받았어요. 좀 지나서 붉게 부어오른다고 들었는데, 아직도 주사 자국이 약간 보이는 게 전부입니다. 발진이 난 것도 8~9개밖에 안 보이는데 괜찮을까요?

상태를 지켜 보다가 걱정이 되면 상담을 받으세요
BCG 접종을 하면 주사를 맞은 부분에 붉게 발진이 올라오고 한번 깨끗해집니다. 그 다음 2~3주가 지나면 이번에는 질퍽하게 올라온 후 몇 주 동안 딱지가 앉고 떨어집니다. 그러므로 지금은 질 퍽하게 올라오기 전 단계일 수 있습니다. 조금 상태를 지켜보는 게 어떨지요.

BCG 접종은 주사 바늘을 상당히 깊이 꽂아야 해서 제대로 주사를 놓지 않으면 효과가 나타나지 않을 수도 있습니다. 주사 바늘 9개가 붙은 스탬프를 윗 팔뚝에 두 번 놓으므로 보통은 자국이 18개 남아요. 하지만 개수보다는 바늘을 깊숙이 찔렸는지 여부가 문제가 됩니다. 정 신경이 쓰이시면 한번 소아과에서 상담을 받아보시는 게 좋겠습니다.

Q **코를 깨끗하게 해 주고 싶은데 아이가 너무 웁니다**

코 청소를 너무 싫어해요. 면봉을 넣어서 속까지 파 주려고 하면 심하게 웁니다. 그렇다고 안 해 주면 코가 막혀서 젖을 먹을 때도 힘들어 보입니다.

코 청소는 입구만 하세요. 억지로 하면 안 됩니다

코 청소는 적극적으로 할 필요가 없습니다. 억지로 파내려고 하면 코 점막에 상처가 나서 오히려 좋지 않습니다. 안 그래도 이 월령 아기들은 코 속의 통로가 좁고 점막이 붓기 쉬운 상태입니다. 코가 막히거나 젖 먹을 때 힘들어 보이는 것은 코 속의 통로가 안 좋은 것이 원인입니다.

코 청소는 재채기 등을 통해 코 입구 쪽에 나온 것만 닦아 주는 정도로 하세요. 젖을 먹는 것이 힘들어 보이면, 일단 젖을 입에서 떼고 숨을 가다듬게 해 주세요.

코청소

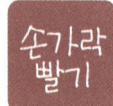

Q **손가락 끝을 심하게 빨아요**

졸리면 손가락 끝을 심하게 쭉쭉 빨아요. 젖꼭지를 물리려 해도 싫어합니다. 이대로 손가락을 빨게 해도 괜찮을까요?

자연적인 반사 행동입니다. 그냥 둬도 괜찮습니다

운동기능이 발달하면서 손을 입에 가져갈 수 있게 되면 손가락 끝이나 손가락을 빨기도 합니다. 이는 자연적인 반사행동이라고 할 수 있어요. 빠는 행동이 아기를 안심시키는 것이겠지요. 계속 지속되는 행동이 아니므로 그대로 놔두어도 괜찮습니다.

젖꼭지를 싫어한다면 억지로 물릴 필요는 없습니다.

Q **하루에 8번 대변을 봐요. 위가 약한 건가요?**

하루에 대변을 5~8번 보고, 거의 물기뿐일 때도 있어요. 위장이 약한 걸까요? 먹는 건 모유밖에 없습니다.

모유를 먹으면 반사적으로 변이 나오는 경우도 있습니다

모유 수유로 키우는 아기는 변이 무른 경우가 많고, 이 월령은 일반적으로 대변의 횟수도 많은 편입니다. 하루에 많을 경우 8번씩 변을 본다면 아마 젖을 먹을 때마다 변을 보는 것 같네요.

갓난아기는 젖을 물면 소변이나 대변이 나오는 일종의 반사 행동을 하므로, 이 반사 행동의 영향일 수도 있겠습니다. 이 반사 행동이 사라질 무렵부터 차차 변을 보는 횟수가 줄어들어요. 그러니 위장이 약한 게 아닌가 하는 걱정은 하지 않아도 됩니다.

대변에서 중요한 것은 '평소와 다른가'의 여부입니다. 색이 이상하다든가, 냄새가 심하거나, 횟수가 극단적으로 많아지는 등의 변화가 있을 경우 변을 가지고 소아과에 가서 진단을 받으세요.

대변
고민

Q **배변이 힘들어 보여요. 면봉으로 자극하면 버릇이 나빠질까요?**

이틀에 한 번꼴로 대변을 봅니다. 변을 볼 때 힘들어 보여서 면봉으로 자극을 주는데, 스스로 변을 볼 수 있도록 내버려두는 게 좋을까요? 버릇이 되거나 하지는 않나요?

변이 딱딱한지 살펴보세요. 관장도 잘 이용하세요

대변을 보는 회수는 아기마다 다릅니다. 이틀에 한 번만 보더라도 변이 딱딱하지 않다면 문제는 없습니다. 변이 딱딱해서 배변에 고통이 따르는 것 같다면, 힘을 주기 시작할 때 오일이나 크림을 면봉이나 손가락으로 항문에 발라 주세요. 매일 대변을 보는 아기가 사나흘 넘게 변을 보지 않는다면 관장도 고려해야 합니다. 변비는 습관이 되지만, 관장은 습관이 되지 않습니다.

낯가림

Q **엄마만 없으면 심하게 울어요. 남들에게 익숙해지도록 하려면 어떻게 하죠?**

친정 부모님이나 애 아빠에게 아기를 맡기고 외출하려고 하면, 제가 나가자마자 너무 심하게 울어서 좀처럼 발이 떨어지질 않습니다. 낯을 가리는 아이가 되지 않게 남들에게 익숙해지도록 하고 싶어요.

조금씩 익숙해지도록 적응시켜 주세요

엄마 외의 사람에게 안겨서 우는 것은 '차이'를 느끼기 때문일 겁니다. 안겨 있는 느낌도 다르고 늘 나던 젖 냄새도 나지 않지요.

그런데서 아기는 엄마가 아니라는 것을 느끼고 불안해집니다. 이런 경우에는 아기의 기분이 좋을 때 자연스럽게 아빠나 할머니, 할아버지에게 익숙해지도록 하는 것이 좋습니다.

예를 들어 엄마가 곁에 있을 때 아빠가 안아 주고, 기분 좋아하면 엄마가 잠깐 다른 방에 가 봅니다. 또 울더라도 기분이 나아질 때까지 아빠가 아기를 맡아 계속 함께 있게 되면, 아기는 점점 '엄마가 없어도 괜찮구나'라는 느낌을 가지게 됩니다.

외출

Q **산책은 언제 나가야 할까요?**

젖을 먹으면 바로 잠이 들어서 언제 산책을 나가야 좋을지 잘 모르겠어요. 2~3일에 한 번씩이라도 괜찮나요?

아기가 일어나면 산책을 나가세요

슬슬 낮과 밤의 리듬이 몸에 붙는 시기이므로 하루에 한 번씩은 산책을 나가 낮의 화창한 빛을 느끼게 해 주는 것이 좋아요.

젖을 먹은 다음 잠이 들어도 보통 1시간 정도면 잠이 깹니다. 그때가 산책을 할 시간입니다.

잠을 자는 사이사이에 자극(식사, 놀이, 사람과의 접촉)을 주면 낮에 깨어 있는 시간도 길어지고, 밤에도 잘 자게 됩니다.

잠잘 때의 고민

Q **이불을 걷어차요**

이불을 싫어해서 잠든 후에 덮어 줘도 발로 차요. 날이 추울 때는 특히 더 걱정이 됩니다. 좋은 방법이 없을까요?

배에 한 장, 그 위에 또 한 장을 겹쳐서 덮어 주세요

추운 계절, 추운 지방이라면 밤에 난방을 틀어 주는 방법도 생각해 보세요. 안락한 실내 온도는 17~22도를 기준으로 정하세요. 팔다리의 움직임이 활발해서 잠든 후에도 이불을 발로 찬다면 어쩔 수 없습니다. 얇은 이불을 2장 준비해서 몸을 움직일 동안에 1장은 배를 중심으로 덮어 주고, 아기가 완전히 잠들면 또 한 장을 덮어서 이불 밖으로 팔다리를 내놓지 않고 잘 수 있게 해 주세요.

이불은 가볍고 보온, 보습성이 좋아야 합니다. 이불이 무거우면 아기가 압박돼서 이불을 걷어차고 싶어할 거예요.

Q 화장실 욕조를 싫어해요

생후 3개월이 될 때까지 쭉 아기 욕조에서 씻겨왔습니다. 얼마 전부터 화장실 욕조에서 목욕을 시키고 있는데, 울며불며 싫어합니다. 쉽게 적응시킬 수 있는 방법이 있을까요?

목욕고민

즐거운 분위기를 조성해 여유 있는 목욕을

하루아침에 아기 욕조와는 전혀 다른 거대한 욕조에서 목욕을 하게 됐으니 불안을 느끼거나 무서워하는 것도 무리가 아닙니다. 일단 아기 욕조를 다시 꺼내 쓰다가 시기를 봐서 다음 기회에 다시 화장실 욕조로 옮기는 것이 좋을 것 같네요.

또는 목욕 전에 신나는 놀이로 아이를 기분 좋게 만들어 주세요. 기분 좋은 분위기를 이어가며 아이를 욕조 안으로 옮긴 뒤 "괜찮아, 아이 기분 좋아" 하며 엄마 아빠가 먼저 여유 있는 마음가짐을 가지고 웃으며 말을 계속 걸면, 아이도 안심하게 됩니다.

Q **밤 12시가 넘어서 자는 아이, 생활 리듬에 주는 영향은?**

밤에 자다 깨서 보채거나 울지 않고 6~7시간 동안 내리 잘 자는 아이입니다. 그런데 취침 시간이 보통 밤 12시를 넘긴 시간입니다. 크면서 생활 리듬에 지장을 주지나 않을지 걱정이에요.

어둡고 조용한 환경에서 낮과 밤을

밤에 자다 깨지도 않고 6~7시간을 내리 잘 자는 아이라면, 굉장히 좋은 페이스로 자라고 있는 것 같네요. 낮잠을 잘 자게 하려면 낮의 리듬을 밤의 리듬으로 바꿔 주는 것이 중요합니다. 방의 조명을 끄고 주변 소리도 낮추는 등 '어둡고 조용한' 환경을 만들어 주세요.

아이를 재울 때도 되도록이면 조용히 재우도록 합니다. 고요한 상태에서 잠들 수 있도록 아이를 안고 살살 흔들면서 등을 톡톡 쳐 주되, 말은 가능한 한 적게 하세요. 낮잠 리듬이 잘 갖추어질 수 있도록 지금부터 노력해 보세요.

Q **목욕 시간이 늦고 취침 시간은 더 늦어요**

엄마 아빠의 생활 리듬에 맞추다 보니 아기의 목욕 시간이 늦어집니다. 밤 10시 이후에 목욕을 시킬 때도 많아요. 목욕이 끝나면 되도록 곧바로 재우려고 하는데 잘 잠들지 않네요.

자투리 시간이 났을 때 일찍 목욕을 끝내세요

어른에게 목욕은 자기 전 피로와 스트레스를 풀며 하루를 마무리하는 의식이지만, 아기에게는 목욕의 의미가 조금 다릅니다. 시간과 상관없이 목욕은 낮 생활 속의 자극이지요. 따뜻한 물을 피부로 느끼고, 엄마나 아빠와 스킨십을 하는 등의 자극을 통해 신진 대사가 활발해져서 목욕 후에는 몸이 깨어나고 쌩쌩해집니다. 그 시점에 재우려고 해 봤자 잠에 잘 들지 않는 것은 당연한 일이겠지요.

또 이 월령에는 일찍 자는 생활 리듬을 정착시켜야 하므로, 취침 시간이 자정을 넘어가는 것은 피해야 합니다. 저녁 식사 준비를 마친 후 등 잠시 자투리 시간이 생겼을 때, 어떻게든 일찍 아기의 목욕을 마치도록 하세요.

Q **낮잠을 안 자도 상관없나요?**

낮잠

아이가 낮잠을 거의 안 자요. 밤에는 매일 10시간 정도 자는데, 낮에는 거의 한두 번 15~20분 정도만 잠을 잡니다. 특별한 문제는 없는 거겠죠?

낮잠 시간은 아이의 활동량과 함께 늘어나요

낮잠 시간치고는 좀 짧은 듯한 느낌이 없진 않지만, 수면 시간은 원래 개인차가 큽니다. 발달과 발육에 문제가 없고 아기가 기분 좋게 하루하루를 보내고 있다면 걱정할 필요가 없습니다.

낮잠을 자고 일어났을 때 아이 기분이 좋아 보인다면, 그대로 일어나는 것이 좋아요. 만약 울거나 칭얼댄다면 조용하고 어두운 환경을 만들어 40~50분 정도 더 재우세요.

좀 더 자라서 혼자 기어다닐 수 있게 되면, 움직임이 활발해지면서 지금보다 피로를 더 느끼게 되고 낮잠 시간이 더 길어질 거예요. '활동-낮잠-밤 수면'의 삼박자가 갖추어지면 자연스럽게 해결될 문제입니다.

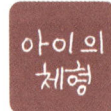

Q 또래 애들보다 많이 큰 체형, 비만이 걱정돼요

출생 당시 체중이 4킬로그램이 넘었는데, 지금은 8.5킬로그램입니다. 모유는 아기가 원하는 만큼 주어야겠지만, 이러다가 비만이 되지 않을까 걱정이 되네요.

아직은 젖살입니다. 유아 비만은 유아기부터 시작돼요

날 때부터 크게 나왔고, 지금도 또래에 비해 몸집이 큰 편이군요. 모유나 분유만 먹는 이 시기 아기들은 체중의 90퍼센트 이상이 수분으로 이루어져 있습니다. 통통해 보이는 살도 흔히 말하는 젖살이므로, 그 체형이 그대로 장차 비만으로 이어지지는 않습니다.

유아 비만의 고민이 시작되는 것은 유아기에 들어서면서부터입니다. 유아 비만의 주요인은 식사량, 식사 습관 등과 관계가 있습니다. 엉성하게 먹는 식습관이나 열량이 높은 과자류를 간식으로 자주 먹는 습관 등도 적잖게 영향을 끼치는 원인들이지요.

지금 단계에서는 젖이나 분유의 양을 어느 정도로 할 것인지를 전문가와 상담하고, 또 아이의 상태를 주시하면서 결정하는 것이 좋지 않을까요. 그리고 크게 자라는 것과 비만이 되는 것과는 조금 다르다는 것을 기억해두세요.

Q 엄마가 약을 먹으면 모유는?

요즘 밤에 아기에게 젖을 다 물리고 나면 꽃가루 알레르기 약을 먹습니다. 야간 수유는 모유보다 분유를 먹이는 게 좋을까요?

주치의와 상담하세요

약 중에는 복용하면서 수유를 해도 전혀 문제가 없는 것과 문제가 거의 없는 것, 그리고 절대 수유하면 안 되는 것(항암제나 항갑상선제 등), 세 가지가 있습니다. 약을 복용해야 할 때는 주치의에게 수유 가능 여부를 상담하도록 하세요.

또 수유에 문제가 없는 약을 복용해야 할 때도 신경이 쓰인다면 복용 기간 동안은 아기에게 분유를 먹이세요. 엄마가 느끼는 불안감은 아기에게 금세 전달이 되기 마련이니까요.

Q 젖을 다 먹고 난 다음 입이 허전해 보여요

젖을 다 먹고 나서도 입이 심심한지 항상 젖을 먹는 것처럼 입을 '쭙쭙' 거립니다. 또 한 번 젖을 물리면 오랫동안 물고 있는 통에 다른 일을 할 수가 없어요. 아기가 다 먹었다 싶으면 그냥 떼어놓아도 될까요?

세 단계 방식 수유로 배도 마음도 만족스럽게

짧은 시간 동안 먹을 양을 다 먹고도 입이 허전해 보이는 것은 기분이 충족되지 않아서입니다. 수유에 시간을 조금 더 들이면 어떨까요.

10분 동안 아기가 먹어야 할 모유 양의 70~80퍼센트를 먹이고, 다음 10분 동안 놀면서 나머지 양을 먹게 하면 배도 만족하고 입도 만족할 수 있게 됩니다. 핵심은 그다음 10분인데, 아기를 안아 트림을 시키는 등 식후 휴식 시간을 가지세요. "많이 먹었네", "배 부르지" 하고 말을 걸어 주면서 10분 동안 아기의 마음과 기분을 충족시켜 주세요.

그런 다음 침대에 내려놓고 재우면, 내려놓는 순간 잠시 울더라도 만족한 상태로 금세 잠이 들게 될 거예요.

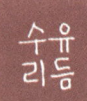

수유
리듬

Q **보챌 때마다 젖을 물렸더니 수유 간격이 벌어지지 않아요**

컨디션이 좋지 않은 날에는 뭘 해도 칭얼거리는 통에 보챌 때마다 젖을 줍니다. 간격이 1시간도 되지 않게 먹일 때도 많아요.

공복 상태 외의 보채는 원인을 해소해 주세요

아기가 보채는 원인은 배가 고프기 때문만은 아닙니다. 놀이에 잘 집중하지 못했을 때 컨디션이 나빠지기도 하지요. 말을 걸며 달래 주고 오르골 소리를 들려 주는 등 아기와 놀아 주세요.

같은 자세로 계속 자다가 피로가 쌓여 컨디션을 해치는 경우도 있습니다. 아기가 잘 때 등 밑으로 손을 넣어 마사지해 주거나 자는 방향을 바꿔 주는 것만으로도 몸이 편해져 컨디션이 나아지기도 합니다. 아기를 똑바로 세워 안아 주거나 엎드리게 하는 등 자세를 바꿔 주세요. 또 수면 부족도 보채는 원인이 될 수 있으니, 얼마나 잤는지를 점검해 볼 필요도 있겠습니다.

이제 수유 시간도 일정해지는 시기입니다. 아기가 운다고 바로 젖을 물리지 말고, 잠시 동안 아기를 안고 실내를 '산책'하거나 실내를 환기시켜 기분 전환을 시키는 등 다양하게 대응해 보세요.

수유
고민

Q **분유를 먹였더니 구토를**

몸무게가 한 달 동안 늘지 않아 하루 세 번 모유를 다 먹인 후 분유를 더 먹였더니 한 시간 후에 모두 게워냈습니다. 양이 너무 많았던 걸까요?

식후 휴식을 취하게 해 주세요

모유는 잘 먹어도 아직 분유는 잘 먹지 못하는 것일 수도 있습다. 즉 분유를 먹을 때 공기를 너무 많이 들이마셔서 토하게 되는 것일 수도 있습니다. 분유를 다 먹인 뒤에는 아이를 안고 충분히 배기(트림)를 시키고, 30분 정도 식후 휴식을 취하게 해 주세요.

식후 휴식으로 배(위)와 마음 모두를 안정시킨 후에 아기를 재우면 토하지 않을 수도 있습니다. 또 입에서 줄줄 흘리듯이 토하는 것은 걱정할 필요가 없습니다.

Q 주스와 보리차 다 맛이 없는 모양입니다

이유식
준비기

모유 외의 맛과 숟가락에 적응시키려고 주스와 보리차 등을 마시게 했는데, 먹자마자 싫다는 표정을 짓고는 웩 뱉어냅니다. 이유식을 제대로 시작할 수 있을지 걱정입니다.

모유나 분유 외의 음료는 아직 억지로 주지 마세요

아기는 신 음식을 잘 못 먹으니 주스는 농도를 조금 연하게 타서 먹여 보세요. 보리차도 마찬가지로 엷게 타고요. 가장 중요한 것은 아기가 싫어한다면 억지로 주지 않는 것입니다. 억지로 먹이려고 하면 그 체험 자체가 끔찍한 기억이 되어서 주스나 보리차를 완전히 싫어하게 될지도 몰라요.

또 타이밍도 중요합니다. 목욕이 끝난 후 등 목이 마르고 수분 섭취가 필요할 때 조금씩 마시게 해 주세요. 스테인리스 숟가락은 차갑고 익숙해지기 어려운 면이 있으므로, 나무나 플라스틱 숟가락으로 바꿔 보는 것도 좋겠습니다.

또 일반적으로 생후 5~6개월 전 아기에게 엄마 젖 외의 다른 식품이나 음료를 줄 필요는 없다고 알려져 있습니다.

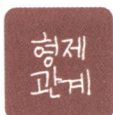

Q 큰아이가 소리를 지르며 울면 아기도 불쾌해지겠죠?

5살 터울의 큰아이가 동생이 태어난 다음부터 작은 일에도 쉽게 토라지고 큰소리로 울음을 터트리기도 합니다. 제가 그 앞에서 화를 내면 아이도 반항을 해서 상황이 점점 더 악화되고요. 이렇게 가끔 큰아이가 울어대면 잘 있던 작은 아이도 불쾌한 기분이 들지는 않을까요?

큰아이와 작은 아이를 함께 돌보아 주세요

큰아이의 경우는 소위 말하는 '유아 퇴행(Toddler Regression)' 현상을 겪고 있는 것 같습니다. 아기는 지금 상황을 있는 그대로 받아들이고 있을 테니, 우선 큰아이의 문제부터 해결해 주세요.

아기가 자고 있을 때, 큰아이와 함께 시간을 보내면서 큰아이가 아기였을 때 이야기를 해 주는 것도 효과적입니다. 큰아이가 자신도 아기였을 때 엄마에게 이렇게 보살핌을 받았다는 것을 알게 되면 허전하던 기분도 충족되게 되겠지요.

동생을 돌볼 때도 적극적으로 큰아이에게 도움을 청하세요. "기저귀 좀 가져다줄래?" 하고 부탁한 다음 아이가 기저귀를 가지고 오면, "고마워, ○○이 덕분에 도움이 많이 되네" 하고 고마움을 표시하는 거죠.

엄마를 도와 주고, 도움을 인정받으면서 느끼는 기쁨은 큰아이에게 엄마와의 연결 고리를 실감할 수 있게 해 줍니다.

CHAPTER 5

생후 4개월 아기의
성장 발달

목을 잘 가누고 주변에 관심이 늘어요.
씩씩하게 팔다리를 버둥거리며 놀아요.

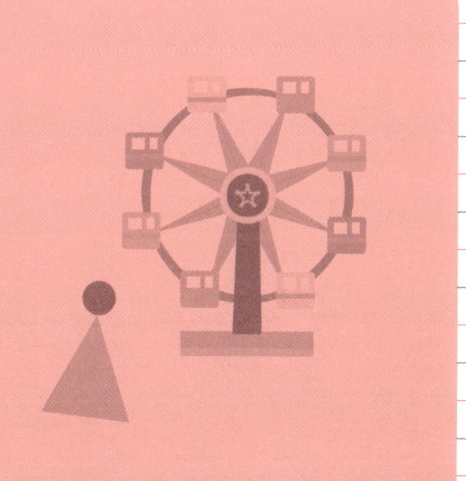

목을 잘 가누게 됩니다

➡️ 엎드려 있다가 혼자 머리와 어깨를 들어 올리거나, 안겨 있을 때 목을 받쳐 주지 않아도 혼자 안정감 있게 목을 잘 가눈다면, 이제 아기가 목을 가눌 수 있게 되었다는 뜻입니다.

자기 의사로 목을 움직일 수 있게 되면서 아기는 더욱더 넓은 세상으로 눈을 돌릴 수 있게 되지요. 아기가 깨어 있을 때는 주변을 둘러볼 수 있도록 누운 자세를 바꿔 주거나 안아 올려 주세요. 목을 가누게 되면 안길 때도 훨씬 편안해지니 적극적으로 외출을 시작하는 것도 좋습니다. 외출은 아기에게는 신선한 자극이, 엄마에게는 상쾌한 기분 전환이 되지요.

어릴 때일수록 발열에 주의해야 해요!

➡️ 생후 6개월까지는 열이 잘 나지 않습니다. 생후 4개월이 넘어가면 엄마에게 받은 면역력이 점차 떨어지기 시작하는데, 가족에게 감기가 옮는 것 등을 제외하고는 기본적으로 큰 병을 앓지 않고 지나는 시기입니다. 그렇지만 예외도 있을 수 있으니 방심하지 마세요. 아직까지는 엄마에게 받은 면역력이 '외부의 적들'과 싸워 주었지만, 아기가 스스로 키운 면역은 아직 힘이 약해서 간혹 38도가 넘는 고열이 날 수도 있습니다. 이렇게 높은 열이 날 때는 전염성이 강한 위독한 병에 걸렸을 가능성도 있으니 주의해야 합니다.

가족 중에 누군가가 병에 걸렸을 때는 아기와 다른 방에서 생활하는 등 아기에게 병균을 옮지 않도록 주의하세요.

손바닥으로 물건을 잡아 입으로 물고 빨며 확인합니다

➡️ 손의 기능이 발달하기 시작하면서 여러 가지 물건을 손바닥 전체

로 잡게 됩니다. 또 잡은 물건은 거의 다 입으로 가져가 물고 빨기도 하는데, 이것은 아기의 '확인 작업' 입니다. 감촉에 민감한 입이나 입술로 손에 잡은 물건이 무엇인지를 확인하는 것이지요.

그러니 아기의 주변에는 아기가 삼킬 수 있을 만큼 작은 물건이나 뾰족하고 날카로운 물건, 물고 빨면 안 되는 물건은 놓지 말아야 합니다. 아기가 물거나 빨던 장난감 등은 정리할 때 쓱 닦아 주고, 가끔 햇볕에 말리는 정도로만 관리하면 됩니다. 너무 청결에 과민해질 필요는 없습니다.

수면 리듬이 갖추어집니다

➡ 이 시기에는 밤에 잠들면 아침까지 이어서 푹 자는 아기들이 많아집니다. 낮 리듬도 자리를 잡아서 낮잠은 오전에 1번, 오후에 1~2번 정도 자게 됩니다.

수면이나 수유 등 생활 리듬이 자리 잡히면, 외출 계획 등을 세우기에도 수월해지고 엄마도 많이 편해지지요.

단 생활 리듬에도 개인차가 존재해서 리듬이 규칙적일지 불규칙적일지는 아기의 기질에 의해 결정됩니다. 아기가 한 살이 되면, 이유식을 하루에 세 번 먹고, 낮잠을 오후에 한 번 자는 생활 리듬이 자리를 잡습니다.

이유식 시작 전 훈련은 빨기 놀이로

➡ 이제 곧 이유식을 시작하게 됩니다. 이유식을 시작하기 전에 낮의 수유 간격을 대략 4시간으로 조정해두면 좋습니다. 수유 리듬이 갖추어지면, 이유식 진행도 수월해지기 때문이지요.

이유식을 시작하기 전에 빨기 놀이를 많이 시키는 것도 중요합니다.

빨기 놀이는 입과 입술을 움직이기에 적합한 운동입니다. 또 어른들이 즐겁게 식사하는 모습을 보여 주면서 식사에 대한 '흥미'를 돋우어 주세요.

이 시기에는 침을 두드러지게 많이 흘리는데, 이것은 아기가 이유식을 시작할 준비가 되었다는 뜻입니다. 단 흘리는 침의 양이 많아지면 입 주변이 틀 수도 있으니 깨끗하게 닦아 주고 보습을 하는 등 피부 관리에도 신경 써야 합니다.

희로애락이 분명해지고 감정을 온몸으로 표현합니다

➡ 표정이 한층 다양해지고 기분이 나쁘면 울음을 터뜨리는 등 희로애락의 표현도 분명해집니다. 엄마 아빠를 보면 방긋 웃어 보이고, 엄마 아빠가 보이지 않으면 불안한 표정을 짓기도 하지요. 또 기쁠 때는 팔다리를 마구 버둥거리고, 화가 났을 때는 몸에 힘을 잔뜩 주고 우는 등 감정을 온몸으로 표현합니다.

기분 좋게 혼자 보내는 시간도 늘어납니다. 엄마 아빠는 아기의 '혼자만의 시간'을 존중해 주고 섣불리 끼어들지 말도록 하세요.

울음은 아기의 '말', 잘 받아 주고 안심시켜 주세요

➡ 아기는 '울면서' 요구를 전합니다. 생후 1~2개월 사이에는 배가 고프거나 기저귀가 젖는 등 생리적인 불쾌감을 호소하기 위해 울었다면, 생후 3~4개월 사이에는 보채거나 화를 내거나, 또 무서워서 우는 등 울음으로 쾌, 불쾌의 감정 표현을 하기 시작합니다.

아기가 울면 우선 젖을 물리거나 기저귀를 갈아 주고, 그래도 울음을 그치지 않는다면 누운 자세를 바꾸거나 안아 주고 팔다리나 등을 어루만져 주세요.

또 이 월령에는 엄마 아빠에게 응석을 부리고 싶어서 울기도 합니다.
그럴 때는 다가가 말을 걸거나 스킨십을 하는 등 엄마 아빠가 충분히
그 응석을 받아 주세요.

아기는 울면서 엄마 아빠를 기다립니다. 엄마 아빠가 그런 마음을 알
아 주면, 안심이 되어 점점 감정을 잘 조절할 수 있게 됩니다.

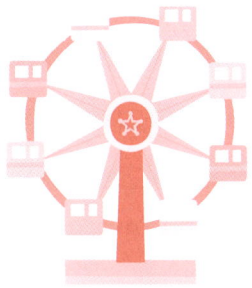

?

Q 몸을 세게 뒤로 젖혀서 걱정이에요

아기가 자꾸 몸을 거세게 뒤로 젖혀서 생후 3~4개월 정기 검진 때 상담을 받았습니다. 아기가 몸을 젖히면 똑바로 안지 말고 아기를 가로로 둥글게 접듯이 안으라고 하던데요. 의식적으로 둥글게 안으려고는 하는데 나아지지가 않아요. 언제까지 이렇게 안아야 하나요?

이 시기 발달의 특징이니 걱정 마세요

이 시기에는 운동 발달이 왕성해져서 다양한 움직임이 가능해집니다. 크게는 머리를 들어 올리거나 몸을 뒤로 젖히기도 하고, 작게는 양손을 맞잡거나 장난감을 잡고, 혹은 움직이는 것을 눈으로 쫓기도 하지요. 또 정서도 발달해서 어르면 웃고, 의미 불명의 말을 시작하기도 하지요. 이 모든 것들이 다 발달의 증거입니다.

몸을 뒤로 젖히는 행동도 이 시기 발달의 특징이므로 걱정할 필요는 없습니다. 간혹 아기가 몸을 뒤로 젖힌 상태에서 힘들어 할 때가 있는데, 이 역시 아직 움직임이 잘 제어되지 않아 몸을 부드럽게 움직이지 못하기 때문이므로 너무 걱정할 필요는 없습니다. '둥글게 접듯이 안기'는 몸을 뒤로 젖히는 행동을 막을 일시적인 방편일 뿐입니다. 그 외에도 신경이 많이 쓰인다면 전문가와 상담을 하는 것도 좋겠지요.

Q **첫 발열에 대한 마음의 준비는?**

생후 3개월이 넘어가면 면역력이 저하된다더군요. 발열처럼 아기가 갑자기 아프면 어떻게 해야 할지, 어떤 마음의 준비를 해두어야 할지 알려 주세요.

발열

당황하지 말고 열을 식힌 다음 수분을 보충해 주세요

생후 4~6개월경이 되면 엄마에게 받은 면역력이 아기의 몸에서 거의 사라지게 됩니다. 즉 아기가 스스로 면역력을 키워야 하는 과도기에 진입하는데, 이때 열이 자주 납니다.

아기가 처음 열이 날 때 많은 엄마 아빠들이 동요하지요. 그러나 아기의 면역력이 차근차근 발달하는 이 시기에 가끔 열이 나는 것은 발달 과정의 일환이므로, 당황하지 말고 침착하게 대응하세요.

갑작스럽게 열이 나도 차분한 자세로 우선 식혀 주세요. 특히 겨드랑이 아래, 허벅지 위쪽과 사타구니 부근 등 두꺼운 혈관이 지나는 부분을 식혀 주는 것이 효과적입니다. 열이 나면 수분을 잃기 쉬우므로 수분 보충도 잊지 말아야 합니다.

또 열의 온도 변화뿐만 아니라 아기도 상태를 주시해야 합니다. 열이 별로 높지 않아도 아기가 기운이 없거나 늘어져 있을 때는 곧바로 소아과를 찾으세요.

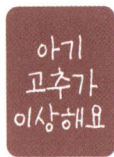

Q 고추 끝에 누런 고름이 맺혀 있어요

생후 2개월쯤에 고추 끝에 생긴 누런 고름이 아직까지 사라지지 않았습니다. 심해진 것 같지도 않고 평소대로 생활하고 있는데 그냥 놔두어도 될까요?

지방이 굳어 누런색으로 보이는 것일 수도 있어요

실제로 보지 않아 정확한 진단을 내릴 수가 없지만, 고추 끝에 생긴 것이 정말 고름이라면 다른 증상들도 함께 나타납니다.

아기의 고추 끝이 붉게 부어오르거나 기저귀에 고름이 묻어나오지는 않습니까? 또 아기가 소변을 볼 때 통증을 호소하며 울지는 않나요? 열은 없습니까? 이런 증상들이 있다면 국부가 청결하게 유지되지 못해 세균에 감염되어 생기는 '귀두포피염'일 가능성이 있습니다. 그러나 이 월령에 귀두포피염에 걸릴 정도로 국부가 불결한 경우는 거의 없어요.

아기가 별다른 불편 없이 평소대로 생활하고 있다면, 피부에서 나온 지방이 굳어져서 누렇게 보이는 경우를 생각해 볼 수 있습니다. 이 경우는 고름이 아닌 지방이므로 질병이 아니지만, 혹시 지방의 색깔이 변한다면 소아과를 찾아 정확한 진단을 받아 보세요.

Q 주변인들에게 감기가 옮지 않으려면?

큰아이가 감기에 걸렸습니다. 가벼운 감기이긴 한데, 작은아이가 옮으면 크게 앓을 것 같아 걱정이에요. 모든 가족들이 부지런히 양치하고 손을 씻은 다음 아기를 만지는 것 외에 다른 감기 예방법이 있다면 알려 주세요.

😊 확실한 예방법이 없으니 걸렸을 때 적절히 대처하세요

생후 4개월경부터는 엄마에게 받은 면역력이 점차 사라지기 시작합니다. 그래서 생후 4~6개월경에 처음으로 발열을 경험하는 아기들이 많고, 형제가 있다면 형제에게 감기가 옮는 경우도 있지요. 기본적인 감기 예방책으로 가족들이 양치와 손 씻기를 부지런히 하는 것은 아주 바람직합니다. 다만 양치와 손 씻기를 마쳤다고 무조건 감기로부터 안전한 것은 아니라는 점도 기억하세요.

예방보다 더 중요한 것은 걸렸구나 싶을 때, 예를 들어 아기가 콧물이 나거나 기침을 한다면 빨리 소아과에 데려가 진찰을 받는 것입니다. 또 열이 난다면 몸을 식혀 열을 내려 주고 수분을 충분히 섭취시켜 주세요. 여름철에는 에어컨을 적당히 쓰고, 건조한 계절에는 가습기를 사용하는 등 감기 예방을 위한 환경 조성에도 힘써야 합니다.

Q 버스나 자동차가 흔들릴 때 아기가 받는 영향은?

친정에 갈 때 종종 버스나 자가용을 타고 갑니다. 이 월령 아기가 버스나 자동차를 자주 타면 뇌와 몸에 나쁜 영향이 생길까요?

자동차
흔들림

😊 목을 잘 받쳐 주어 흔들림을 최소한으로 받게 하세요

버스나 자가용을 탈 때 아기를 안고 탄다는 가정 아래 설명을 하자면, 운전이 난폭하거나 울퉁불퉁한 비포장도로를 달릴 때가 아닌 이상, 차의 '흔들림'에 의해 아기의 몸과 뇌가 영향을 받는 일은 거의 없다고 볼 수 있습니다.

단 아기가 아직 목을 잘 가누지 못하는 시기이므로 버스에 탈 때는 아기가 가장 흔들리지 않는 자세로 단단히 안아 주세요.

목 보호대가 부착된 아기끈을 사용해서 아기를 안아 주면, 아기가 앞

으로는 엄마의 가슴에 딱 붙고 뒤로는 목이 받쳐져서 안정된 자세를 만들 수 있습니다. 또 아기끈을 사용하면 엄마의 양손도 자유로워지므로 급격한 흔들림에도 적절히 대처할 수 있게 되지요.

엎드려서 자기

Q 엎드리고 자는 것을 좋아하는 아기, 똑바로 눕혀야 할까요?

뒤집기를 성공한 다음부터 엎드리고 자는 것이 좋은지 곧잘 엎드려서 자곤 합니다. 그런데 특히 밤에는 아기가 엎드리고 있으면 숨을 잘 쉬는지 확인할 수가 없어서 조금 불안해요. 자는 중에 다시 똑바로 눕혀서 재워도 될까요?

눈에 띌 때마다 똑바로 눕혀 주세요

뒤집기를 하는 것과 목을 써서 몸을 회전시키는 것은 다릅니다. 지금은 몸이 유연해서 목을 가누지 못해도 엎드릴 수 있지만, 엎드린 자세에서는 아직 목을 잘 쓰지 못한다는 것을 기억하세요.

아기는 복식 호흡을 합니다. 복식 호흡은 횡격막이 움직이면서 이루어지는데, 횡격막 운동은 똑바로 누워 있을 때보다 엎드려 있을 때 더 잘 이루어져요. 그러니 엎드려 있을 때 호흡이 훨씬 편해지지요. 실제로 많은 아기들이 엎드린 자세일 때 더 잘 자기도 합니다.

그러나 아기들이 엎드리고 잘 때는 돌연사의 위험이 커집니다. 어떤 이변에 의해 갑자기 아기의 얼굴색이 변해도 엎드린 상태에서는 부모가 쉽게 알아차릴 수 없기 때문이지요. 그러니 아기가 엎드리고 잘 때는 수시로 옆이나 앞을 향하도록 똑바로 누이도록 하세요.

또 아기를 재울 때는 약간 묵직한 이불을 덮어서 잘 때 뒤집기를 방지해 주고, 엎드렸을 때 코나 입이 막히지 않도록 얼굴 주위에서 수건 등을 모두 치워 주세요.

Q 보리차나 주스는 먹자마자 뱉어요

생후 1개월이 넘어서부터 보리차를 주고, 생후 2개월 때부터는 주스도 가끔씩 주고 있습니다. 그런데 생후 4개월이 되도록 전혀 마시지 않고 혀로 밀어내요. 분유는 잘 먹지만 다른 음료는 전혀 마시지 않아 수분 섭취가 충분한지 걱정입니다.

모유만으로 충분하니 억지로 먹일 필요 없어요

이 시기 아기는 모유나 분유를 충분히 먹는 것만으로도 수분 섭취량이 충족됩니다. 보리차나 주스를 잘 마시는 아기도 한입이나 두 입 정도만 마시는 것이 고작이므로 그 정도 양을 마시지 못해서 수분 부족이 되는 것은 아니에요.

음식이나 음료를 혀로 밀어내는 것은 그 맛에 거부 반응이 느껴진다는 뜻일 수도 있으니, 이제껏 보통 보리차를 주었다면 아기용 보리차로 바꾸어 보세요. 주스도 농도를 좀 연하게 하거나 다른 종류의 주스를 주고요. 그래도 마시지 않는다면 당분간은 주지 않는 것이 좋습니다.

일반적으로 생후 5~6개월 전까지는 모유나 분유 외의 다른 음료를 먹일 필요가 없습니다. 아기가 원하지 않는다면 억지로 먹이지 말고 스스로 마실 때까지 기다려 주세요.

Q 천 기저귀에서 대변이 새는 것을 방지하려면?

천 기저귀를 쓰는데, 두 장을 세 번 포개서 기저귀 라이너를 붙이고 써도 대변이 옆으로 새어나옵니다. 방지할 수 있는 좋은 방법 없을까요?

기저귀 한가운데에 패인 부분을 만드세요

천 기저귀는 수분 흡수 속도가 느려서 무른 변이 잘 샐 수 있습니다. 평소에 기저귀 두 장을 삼등분해서 포개어 썼다면 방법을 바꿔 보세요. 우선 기저귀를 길게 편 상태에서 세로로 반을 접고, 위쪽과 아래쪽 끝을 가운데로 모아 접어서 입혀 보세요. 기저귀 가운데 빈 공간이 생기면 변이 잘 새지 않습니다. 만약 그래도 샌다면, 무른 변을 볼 때만 일회용 기저귀를 입혀 주세요.

생활 리듬

Q 낮잠을 다섯 시간 이상 잘 때도 있어요

낮과 밤이 바뀐 생활 리듬은 점점 개선되고 있는데 아직도 낮에는 다섯 시간 이상 낮잠을 잡니다. 낮에 너무 오래 자는 것 아닐까요?

낮 분위기를 느끼게 해 주세요

생활 리듬은 수면 패턴과 젖을 먹는 시간, 그리고 깨어 있는 시간이 서로 맞물리면서 만들어집니다. 많은 엄마들이 아기를 '밤에 일찍' 재워서 리듬을 찾으려고 하는데, 사실 생활 리듬이 자리 잡히려면 밤보다는 아침에 중점을 두어야 합니다.

아침마다 정해진 시간에 커튼을 열어 환기를 시키고, 식사 준비 소리 등 생활 속에서 발생하는 자연스러운 소리들을 들려 주면서 아침 분위기를 아기에게 느끼게 해 주세요.

그리고 오전 중에는 산책을 나가거나 바깥 공기를 쐬며 일광욕을 시키는 등 되도록 활동적으로 보내세요. 아기 침대가 조용한 방에 있다면, 낮에는 엄마가 있는 곳에 아기를 데리고 나와서 집안일을 하면서도 틈틈이 말을 걸거나 스킨십을 해 주세요.

낮에는 자면서라도 낮 분위기를 느끼는 것이 중요합니다. 그래야 생활 리듬도 서서히 자리를 잡고, 낮의 활동 시간과 밤에 잠드는 시간도 자리를 잡을 수 있어요.

Q 아기가 잘 때 목욕을 시켜도 될까요?

초저녁부터 자는 경우가 많은데, 졸려서 칭얼대거나 자고 있는 상태로 목욕을 시켜도 괜찮을까요?

생활 리듬

목욕은 아기가 깨어 있을 때 시키세요

아기에게 목욕이란 몸을 깨끗이 씻는 것과 엄마 아빠와 스킨십을 하는 것, 이 두 가지 의미가 가장 큽니다. 하루의 피로를 풀고 편안히 잠자리에 들기 위해서 목욕을 하는 어른들과는 그 의미가 상당히 다르지요.

그러니 아기를 목욕시키는 시간대는 '아침에 일어났을 때부터 밤에 잠들기 전까지 아무 때나 시간이 날 때'면 됩니다. 모유나 분유를 먹고 바로 씻기는 것만 피한다면, 굳이 저녁으로 한정 지을 필요 없이 낮에 시간이 빌 때나 저녁 식사를 준비하기 전 등 엄마가 시간이 괜찮을 때 아무 때나 상관없습니다. 그러면 아기가 졸려서 칭얼대거나 한참 자고 있을 때 목욕을 시킬 필요가 없어지지요.

아침에 일어나는 시간이 일정해지면(6시나 7시쯤) 생활 리듬(식사 시간, 낮잠 시간, 목욕 시간)도 일정해집니다.

Q 재워도 일어나서 다시 울어요

밤 9시쯤에 아기를 재우면 30분~1시간마다 일어나서 울어댑니다. 그렇게 깰 때마다 계속 달래고 재우다 보면, 결국 밤 12시가

아기 재우기

되어서야 잠이 들어요. 차라리 거실에서 재울까요?

일어날 법한 시간에 먼저 안정시켜 주세요

아기를 재우는 환경은 기본적으로 '조용'하고 '어두워야' 합니다. 텔레비전 등 소리가 계속 나고 불이 밝게 켜 있는 거실은 되도록 피하는 것이 좋겠지요.

수면 리듬은 성장과 함께 확립되는데, 이 시기는 아직 리듬이 완전히 자리 잡히기 전 단계이므로 잠을 잘 못 자는 경우도 많습니다. 특히 잠이 얕아서 잠들고 30~40분쯤 지났을 때 일어나 우는 경우도 적지 않지요.

그러니 아기가 눈을 뜨기 전에 미리 '선수'를 치세요. 아기가 깰 법한 시간에 침실로 가서 아기의 등을 살며시 어루만지며 안정시켜 주거나 손을 잡아 안심시켜도 좋겠지요. 그러면 아기가 다시 잠이 듭니다. 또 아기가 심하게 울지 않는다면, 잠시 울게 놔두어 보는 것도 좋습니다.

아기 재우기

Q 아빠가 아기를 재우려면?

매일 밤마다 엄마 젖을 물지 않으면 잠을 자지 않습니다. 너무 힘이 들어서 이제 아빠가 아기를 재우기로 했는데, 아빠가 아기를 재울 방법을 알려 주세요.

아기와 아빠에게 좋은 방법을 찾아 보세요

밤에 자기 전에 마지막 젖을 주고, 잠시 안아서 식후 휴식을 취하게 하세요. 방 불을 꺼서 어둡고 조용한 분위기를 만든 다음 이불에 눕히는 것이 취침의 흐름이지요. 엄마 젖을 찾으며 운다면 폭신한 거즈 등 부드러운 물건을 주는 것은 어떨까요. 엄마 젖을 대신해서 마음을 안정시켜 주는 것을 발견하면 쉽게 잠들 수 있습니다. 또 아기가 엄마 젖 없이는 못 잔다고 섣불리 단정 짓지 말고, 아빠에게 아기 재우기의 '전권'을 맡겨 보세요. 아빠가 배 위에 올려서 재우는 등 아기가 아빠와 함께 자면서 스스로 '엄마 젖 없이' 잠드는 좋은 방법을 찾아낼 수도 있으니까요.

Q 이제 밤중에는 분유를 그만 먹여도 될까요?

저녁 7시쯤에 분유를 먹여서 재운 다음, 6시간 간격으로 아기를 깨워 분유를 먹입니다. 이제 생후 4개월이 다 되었고, 또 깨우기 전에는 잘 일어나지 않는 걸 보니, 밤중에 일부러 깨워서 분유를 먹이지 않아도 괜찮을 것 같은데 어떤가요? 낮에는 3~4시간 간격으로 분유를 먹고 몸무게도 잘 늘고 있습니다.

수유 리듬

수면 리듬이 우선되어야 합니다

낮과 밤의 구별 없이 분유를 먹던 시기와 비교하면 밤에 깨지 않고 푹 자게 되서 엄마도 한숨 놓을 수 있게 되는 시기이지요. 밤에 푹 자는 것은 아기가 밤과 낮의 구별을 할 수 있게 되었다는 증거입니다. 어두워지면 잠이 들고 밝아지면 눈을 뜨지요. 이러한 리듬이 서서히 자리를 잡고 있는 것입니다.

이 단계에 들어서면 '몇 시간마다 분유' 주기를 너무 따질 필요도 없어집니다. 잘 자고 있는 아기를 깨울 필요는 없으니 아기가 먼저 깨지 않는다면 그냥 재우세요.

원래 수유는 아기가 요구하거나 울면 먹이는 것이 기본입니다. 이것을 '디맨드 피딩(Demand Feeding)'이라고 합니다. 깨우면서 먹이는

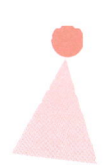

것이 좋다는 의견도 있지만, 굳이 일부러 깨워가면서까지 먹일 필요는 없겠지요. 아기는 배가 고프면 일어나서 젖이나 분유를 달라고 조릅니다. 그러면 그때 충분히 먹이면 됩니다.

이 시기의 수면 리듬은 장차 생활 리듬에도 영향을 끼치는 중요한 단계이므로, 분유 시간보다는 수면 리듬이 우선시되어야 합니다. 낮에 잘 먹고 몸무게도 늘고 있으니까요.

Q 체형이 큰 아기는 커서 살이 찌기 쉽다던데

아이의 체형

출생 당시 몸무게가 4킬로그램이 넘었고, 생후 3~4개월 정기 검진에서 측정한 몸무게는 7.3킬로그램, 키는 63센티미터였습니다. '균형이 잘 잡힌 체형'이라고는 하지만, 커서 살이 찌기 쉬운 체형이 되지 않을까 걱정입니다. 분유량을 좀 줄여야 할까요?

젖살은 점차 빠집니다

모유에 비해 분유를 많이 먹으니 몸무게가 많이 느는 게 사실이지만, '균형이 잘 잡힌 체형'이라면 별 문제 없을 것 같습니다.

엄마 젖을 먹는 시기에 평균보다 조금 큰 체형의 아기는 소위 말하는 '젖살'이 많은 상태입니다. 아기가 자라고 움직임도 활발해지면 젖살도 점차 빠지므로, 언젠가는 자연히 해소될 문제입니다.

Q 몸무게가 늘지 않을 때는 분유를 보충해서 먹여야 하나요?

체중 증가

모유를 잘 먹고 있는데 몸무게가 잘 늘지 않아요. 분유를 먹으면 몸무게가 더 잘 늘어난다고 하던데, 모유와 분유로 혼합수유를 시작해야 할까요? 또 분유를 먹일 때 젖병에 적응시키려면 어떻게 해야 하나요?

몸무게 증가가 완만해지는 시기입니다

태어나서 한 달이 될 때까지는 젖을 먹은 것이 다 살로 가나 싶을 정도로 몸무게가 매일매일 쑥쑥 늘어요. 그렇지만 그 증가 추세는 월령이 늘면서 점점 완만해집니다. 이때 많은 엄마들이 아기 몸무게가 많이 늘지 않는 것에 대해 걱정을 하기 시작합니다. 바로 위의 질문처럼요.

하지만 괜찮습니다. 몸무게가 급격히 늘어나던 시기와 비교해서 그 증가 추세가 완만해지는 것은 모든 아기들에게 나타나는 현상이니까요. 젖을 잘 먹고 몸무게가 조금씩이라도 계속 늘고 있다면 너무 걱정할 것 없습니다. 몸무게와 키 모두 조금씩 꾸준히 늘어나는 시기로 들어선 것이지요.

엄마 젖의 감촉에 익숙해져 있는 아기가 젖병을 싫어하는 것도 자주 있는 일입니다. 이유식을 시작할 때쯤 되면 여러 가지 물건을 입에 넣는데, 그때 젖병에도 적응하게 됩니다. 그때까지는 아기가 알아서 하게 놔두고, 또 무리하게 적응시킬 필요도 없습니다.

Q 아기가 젖병 젖꼭지에 익숙해지려면?

젖병의 젖꼭지를 빨지 못해서 분유도 먹지 못하고 모유도 엄마 젖으로 직접 먹습니다. 주스나 보리차 등도 숟가락으로 몇 번씩 입에 떠먹여 주어야 합니다. 아기를 젖병의 젖꼭지에 적응시키는 방법은 어떤 것들이 있을까요?

빨기 놀이를 할 시기

아기가 가장 좋아하는 것은 엄마 젖의 '맛'과 '감촉'입니다. 그러니 맛과 감촉이 전혀 다른 젖병의 젖꼭지를 잘 빨지 못하는 것도 무리는 아니지요. 또 주스나 보리차 등을 젖병이 아닌 숟가락으로 조금씩 마시는 것도 자연스러운 행동이므로 굳이 젖병을 고집할 필요는 없습니다.

생후 4~5개월이 되면 아기는 손에 든 것을 뭐든지 입으로 가져가는 '빨기 놀이'를 시작합니다. 이것은 민감한 입술로 여러 가지 사물의 감촉을 확인하는 행동입니다. 빨기 놀이를 시작하면, 엄마 젖에 대한 집착도 점점 적어지고 다른 사물을 받아들일 준비도 갖추게 됩니다. 모유를 엄마 젖으로 직접 먹는 것도 오랫동안 계속 되는 현상은 아니니 당분간은 아기가 알아서 하도록 지켜봐 주세요.

치아 관리

Q 낮밤 상관없이 수유 때마다 양치를 시켜야 할까?

젖니가 자라면 수유를 할 때마다 매번 양치를 시켜야 하나요? 밤에도 계속 젖을 찾을 것 같은데, 밤에 젖을 먹인 다음에도 양치가 필요하겠죠?

 부지런한 치아 관리는 윗니 아랫니 각각 네 개씩 자라난 다음부터

충치 예방은 치아가 어느 정도 자라난 다음부터 시작된다고 생각하세요. 충치는 치아 사이나 어금니와 잇몸 사이에 음식 찌꺼기가 끼는 것이 원인입니다. 즉 부지런히 치아를 관리해야 하는 것은 치아가 충치가 생길 수 있는 상태가 된 다음부터입니다.

밤중에도 수유를 하는 시기입니다. 그런데 수유를 할 때마다 매번 양치를 시키는 것은 엄마와 아기 모두에게 부담스러운 일이지요. 양치는 윗니와 아랫니가 각각 네 개씩 자라나는 한 살부터 시작하세요. 젖니 때부터 빨리 예방을 하지 않으면 영구치에도 영향이 끼친다는 말이 있지요. 하지만 젖니가 자라기 시작하는 생후 6~7개월령에는 타액이 많이 분비되어 입 안을 깨끗하게 씻어내므로 충치가 잘 생기지 않습니다. 물론 이유식이 시작된 다음부터는 치아를 깨끗하게 관리해 주세요.

Q 아기와 잘 놀아 주려면?

아기가 낮에 거의 깨어 있는데 무슨 놀이를 함께 하면 좋을까요? 아무것도 안하면서 시간을 낭비하고 싶지 않아요.

함께 시간 보내기

아기의 페이스에 맞춰가며 지켜 보는 것도 중요합니다

몸과 마음이 모두 발육과 발달로 한창이지만, 정작 아기는 하루를 느긋하게 보냅니다. 낮과 밤을 구별하기 시작해서 깨어 있는 시간이 길어지는데, 계속 함께 놀아 줘야 한다는 사명감에 불 탈 필요는 없어요. 너무 긴 시간을 함께 놀아 주면, 그 자극 때문에 아기가 흥분을 쉽게 가라앉히지 못하고 울 수도 있으니까요.

수유가 끝나면 안아 주는 등 당분간은 기본적인 스킨십을 가지면서 아기의 페이스에 맞추어 보세요. 즉 엄마가 먼저 아기를 움직이지 말고, 아기가 움직일 때 엄마가 따라서 보조하면서 놀아 주는 방식이지요.

아기가 장난감을 가지고 놀 때는 엄마를 신경 쓰지 않도록 조용히 지켜보세요. 아기는 자신의 세계에서 잘 노는 법을 이미 잘 알고 있답니다.

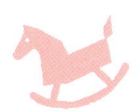

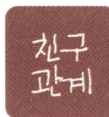

삼 형제 중 막내, 또래 아이들과의 교제가 걱정됩니다

Q 큰아이 두 명이 다 아기를 끔찍이 예뻐해서 막내가 '왕자님' 대우를 받습니다. 근처에 또래 친구들이 없어서 형제들끼리 노는 시간이 많은데, 나중에 아기가 또래 친구들과 잘 어울릴 수 있을지 걱정이 됩니다.

형제가 있으면 관계의 균형을 배울 수 있어요

엄마 아빠 외에도 아기를 예뻐해 주는 믿음직한 형제가 둘씩이나 있는 것은 아기에게 아주 좋은 환경입니다.

엄마가 아기를 돌볼 때 큰아이들도 동참시켜 보세요. 기저귀를 갈 때 새 기저귀를 갖다 달라거나 목욕을 시킬 때 수건을 가져다 달라고 하는 등 아기와 함께 노는 것뿐만 아니라 엄마와 함께 육아에 참여하는 것도 큰아이들의 성장에 좋은 영향을 끼칩니다.

또 부모가 자식을 대하는 것과 형제가 동생을 대하는 것에는 차이가 있게 마련입니다. 그러니 아기가 집에서 왕자 대접을 받는 것도 너무 걱정할 필요는 없습니다. 형제들은 동생을 마냥 예뻐하다가도 어느 순간 "안 되는 건 안 돼" 하고 딱 잘라 자기주장을 펴기도 하고, 또 가끔은 반대로 순순히 양보를 하기도 하는 등 밀고 당기는 균형을 잘 잡아가며 아기를 대합니다. 밖에서 놀기 시작하면 자연히 또래 친구들이 생길 테고, 아기도 붙임성 있게 잘 다가갈 거예요.

CHAPTER 6
생후 5개월 아기의 성장 발달

**이유식으로 아기에게
먹는 즐거움을 알려 주세요.**

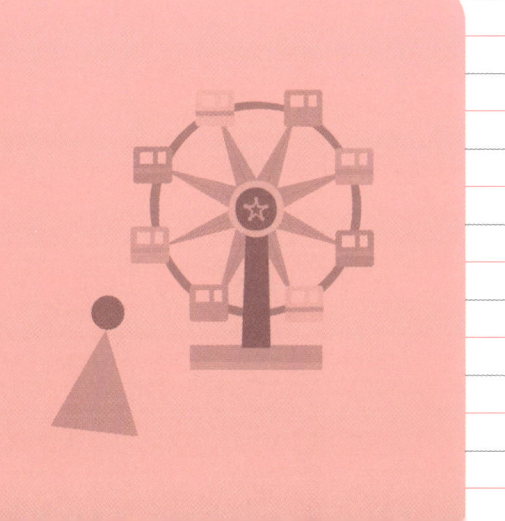

체중이 완만하게 증가합니다

➡ 생후 4개월 전까지는 키와 몸무게가 모두 눈에 띄게 늘었지만, 이 시기가 되면 그 증가 추세가 완만해집니다. 팔다리를 활발하게 움직이고 뒤집기를 시작하는 아기도 생길 만큼 운동량이 늘어나는 것이 이유 중 하나입니다.

이제부터는 아기마다 각자에게 걸맞은 속도로 성장합니다. 다른 아기들과 비교하지 말고, 조금씩 성장해가는 우리 아기의 모습을 지켜봐 주세요.

뒤집기를 시작하는 아기도 있어요

➡ 운동 기능이 점점 발달하기 시작하면서 몸을 비틀거나 다리를 교차시키던 도중 뒹굴 하고 뒤집기를 하는 경우가 있습니다. 뒤집기에 성공하고 나면, 반듯이 눕혀놓아도 스스로 뒤집어서 자기가 좋아하는 자세를 취합니다.

뒤집기가 가능해지면 아기를 재우는 장소에도 주의해야 합니다. 아기 침대에 재울 때는 반드시 침대 기둥을 올려 주고, 소파 등 자다 떨어질 위험이 있는 곳에서는 재우지 마세요.

시작 시기를 아기에게 맞춰 이유식을 시작하세요

➡ 기본적으로 생후 6개월까지는 모유나 분유를 먹여 키우는 것이 원칙입니다. 그 외의 것으로 영양을 섭취하는 것은 생후 6개월이 넘은 다음부터에요. 다만 아기의 발육에도 개인차가 있으므로 이유식 시작 시기의 기준은 어디까지나 '참고용' 입니다.

이유식을 시작하는 시기를 정하려면 , 아기가 '먹는 것' 에 관심을 보이는지가 중요합니다. 어른이 먹는 모습을 지그시 바라보면서 입을 쩝쩝거리거나 침을 흘리는 모습을 보인다면, 이유식 시작하자는 신호라고 생각하세요.

시작 단계에서 이유식의 목적은 삼키는 연습이며, 음식이 혀에 닿는 느낌과 맛에 적응하는 거예요. 그러니 하루에 한 번, 한 종류로 한 숟가락부터 시작하세요. 처음에는 죽 등 전분질의 음식을 주고 다음은 두부, 흰 살 생선 등을 '매끈하고 뭉글뭉글하게' 만들어 주세요. 종류를 늘릴 때도 한 종류에 한 숟가락부터 시작합니다. 이유식을 먹인 다음에는 젖을 충분히 먹이세요.

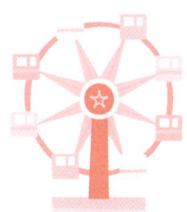

생후 5개월 아기의
성장 발달 Q&A

구토

Q 자주 토하는 것은 위가 약해서인가요?

업힌 채로 흔들렸을 때나 뒤집기를 할 때 자주 토를 합니다. 이유식을 시작하고 1주일 후에 위장염이 걸려 발열과 설사 증상도 나타났습니다. 위장이 약한 것 같아 걱정이에요.

토하는 모습이나 상태 등으로 병인지 아닌지를 판단해 보세요

아기는 식도와 위가 이어진 부분에 있는 '식도 괄약근'의 기능이 약한 경우에 먹었던 젖이 역류하는 일이 있습니다. 많이 먹거나 마시는 것도 토하는 원인이 됩니다. 위장염이어도 주 증상은 구토지만 토하는 모습, 아이의 상태, 식욕 등으로 병인지 아닌지를 추측할 수 있는 경우가 많이 있습니다.

우선 이유식을 먹거나 젖을 먹은 뒤에는 배를 자극하지 않도록 하고, 언제 잘 토하는지를 점검해 보세요. 평소보다 이유식을 많이 먹었다, 젖을 많이 먹었다 싶을 때에 토하는 경향이 있다면, 양을 가감하는 것도 중요합니다. '과식 및 과음' 했을 수 있습니다. 그리고 토했을 때 상태가 좋은지 나쁜지, 토해도 식욕이 있는지 등을 관찰하면서 소아과 의사와 상담해 보는 것은 어떨까요.

Q 콧물을 제거하는 좋은 방법은?

코감기에 걸려 코가 막혔습니다. 코는 아직 풀지 못하고, 면봉으로도 제거할 수가 없습니다. 콧물을 제거할 수 있는 좋은 방법이 있다면 알려 주세요.

빨아들여 주는 것이 가장 좋습니다

코가 막혀 괴로운 모습이 포착되면 콧물을 빨아들이는 것이 가장 좋은 방법입니다. 그런 용도의 기구도 있지만, 아기의 '저항'으로 좀처럼 쉽게 되지 않는 일이 많은 것 같습니다. 면봉은 코의 점막을 상처 입혀 코피가 날 수도 있으니 주의가 필요합니다. 안전도나 저항의 세기 면에서 엄마 아빠가 입으로 빨아들여 주는 것이 가장 좋은 방법입니다.

Q 투명한 콧물은 감기 때문?

투명한 콧물을 흘립니다. 열이나 기침은 없는데 감기일까요? 너무 오래 가면 병원에 가는 것이 좋겠죠?

콧물이 나기 쉬운 시기. 괴로워 보인다면 빨아내 주세요

이 시기에 아기는 코의 증상이 나타나기 쉽습니다. 추위나 작은 자극에도 금세 콧물이 나오지요. 열이나 기침을 동반하거나 가래가 섞이거나 하지 않는다면, 감기를 걱정할 필요는 없습니다. 아기가 코 막힌 소리를 내며 괴로워 보인다면, 콧물을 빼 주세요. 콧물 흡입기는 아기가 싫어하므로 되도록이면 입으로 뽑아 주는 것이 좋습니다.

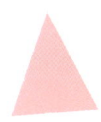

117

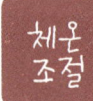
체온
조절

 Q 손발에 땀을 흘리는 것은 더워서?

체온 조절을 잘 할 수 있게 되는 것은 언제부터인가요? 손바닥과 발바닥에 땀을 흘릴 때가 있어서 손을 대 보면 조금 싸늘한 정도에요. 더워서 땀을 흘리는 걸까요?

체온 조절은 아직 잘하지 못해요. 추운 밤에는 양말을 활용하세요

체온 조절을 잘 하게 되는 것은 피하지방이 어느 정도 붙으면서부터 입니다. 이 월령에는 당연히 피하지방이 아직 얇아 바깥 공기의 온도와 습도에 좌우되기 쉬워요. 기온이 높으면 뜨거워지기 쉽고, 기온이 낮으면 열을 보존하기 어려워지지요. 피하 지방이 붙기 시작하는 한 살 전까지는 그런 상황이 지속되므로, 추운 계절의 얇은 옷이나 따뜻한 날의 더운 옷 등에는 신경을 써 주세요.

또 손발의 끝 등 말초의 피의 순환은 아직 완성되지 않았습니다. 아기의 손발을 만졌을 때 서늘한 것은 그 때문입니다.

추운 계절에는, 밤에 잘 때 손에는 벙어리장갑, 발에는 양말 등을 신겨 주는 것도 좋겠지요. 물론 더워한다면 벗겨 주세요. 손발을 시원하게 해 주면 데워진 몸의 체온 조절이 되므로 장갑과 양말은 부지런히 신기고 벗겨 주세요.

대변
고민

Q 대변에 가끔 피가 섞여 나오는 경우가

생후 3개월쯤부터 한 달에 1~2번 대변에 소량의 피가 섞여 나올 때가 있습니다. 또 이유식을 시작한 뒤부터 가끔 젤리 상태의 대변을 보게 되었습니다. 건강해 보여서 병원에는 데려가지 않았지만 조금 걱정이 되네요.

힘을 줄 때 일어난 출혈이라면 괜찮아요

어떤 상태에서 혈액이 섞여 있는지를 정확히는 알 수 없지만, 소량이라면 대변에 띄엄띄엄 붉은 점처럼 묻어나온 것이 아닐까 생각됩니다.

이것은 배변할 때 힘을 주느라 직장의 점막이 찢겨 출혈이 일어난 것으로 보입니다. 이유식을 시작하면 변이 단단해지는 경우가 있으므로, 그 시기의 아기에게 일어나는 일이 많아요. 그러니 특별히 걱정은 필요는 없습니다.

변이 젤리 상태가 되는 것은 이유식을 시작하면서 장의 움직임이 활발해진 탓입니다. 이유식의 진행과 함께 점점 평소 변으로 돌아갑니다. 위나 장 등 소화 기관에서 출혈이 있는 경우에는 변 전체가 새까맣고, 또는 완전히 붉은 색을 띱니다. 직장이 조금 찢어진 경우와는 확연히 다르므로 이 경우는 곧바로 병원을 찾아야 합니다. 병원에 갈 때는 반드시 변을 가지고 가세요.

Q 목욕하고 나오면 눈이 충혈되어 있어요

눈의 충혈

목욕하고 나오면 항상 눈이 빨갛게 충혈되고 눈가도 붉어지는데 눈이 약한 걸까요? 비누는 되도록 눈에 들어가지 않게 하고 있는데요.

혈행이 좋아져서 두드러져 보이는 것입니다

목욕을 하면서 몸이 따뜻해지면 피부 표면 혈행이 좋아집니다. 습진이 있으면 이것도 더 붉어지고, 붉은 반점이 있다면 그것도 한층 더 붉어집니다. 이 월령 아기의 피부는 아직 얇으므로 특히 피부가 얇은 눈가가 붉어지는 것도 흔한 일입니다.

어른도 눈에 뜨거운 물이나 비누가 들어가면 붉게 충혈되지요. 어른은 그렇게 충혈되는 것을 알고 있어서 되도록 물이나 비누가 들어가지 않도록 의식하지만, 아기는 아직 그렇지 못합니다. 엄마가 되도록 들어가지 않게 신경을 쓴다면 그것으로 충분합니다. 아기의 성장과 함께 사라지는 증상이므로 특별히 눈이 약하다고 걱정할 필요는 없습니다.

아이의 체형

Q 너무 살이 찐 게 아닐지 걱정이에요

생후 5개월에 몸무게가 벌써 8킬로그램을 넘어섰습니다. 조금 뚱뚱한 편인가요?

키와 몸무게의 균형을 맞추어 생각해 보세요

아기의 성장은 몸무게와 키의 균형으로 따져야 합니다. 모자 건강 수첩에 있는 발육 곡선은 어떤 선을 그리고 있나요? 또 카우프 지수(Kaup Index)는 어떤가요?

발육 곡선은 키와 몸무게가 균형 있게 상승 곡선을 그리고 있는가를 보여 줍니다. 그래프에 그려진 폭의 상하선을 넘어도 몸무게와 키가 함께 상승한다면, 기준치보다 조금 크거나 작은 차이일 뿐 발달은 순조롭다고 보면 됩니다.

카우프 지수는 '몸무게(그램)를 키(센티미터)의 제곱으로 나눈 것에 10을 곱해 산출' 합니다. 이 수치가 20을 넘으면 비만인데, 지금 월령에서는 이 수치만으로 일괄해서 비만인지를 판단하는 것이 불가능합니다. 이 시기의 아기는 대부분의 영양분을 모유와 분유로 섭취하므로 체중의 80퍼센트 이상이 수분인, 말하자면 젖살이 가득한 상태이기 때문이지요.

이후 이유식이 진행되면 영양 섭취도 다양해지므로 몸의 상태도 변합니다. 아직은 포동포동한 것이 귀여운 시기입니다.

Q 몸집이 작고 말랐어요. 체중 증가도 적고요

몸의 발달 상태(뒤집기나 비행기 놀이 자세)는 육아서 등에 써 있는 대로 잘 되고 있는데, 몸집이 작고 마른 편이라는 말을 많이 듣습니다. 요즘 몸무게도 잘 늘지 않아 걱정입니다.

아이의 체형

이유식을 진행하세요

성장은 몸무게뿐 아니라 전체의 균형이 중요합니다. 키와 몸무게도 조금씩 늘고 있다면, 걱정은 없습니다. 뒤집기도 하고 엎드려 몸을 젖히는 '비행기 놀이' 자세도 가능해졌다면, 그런 활발한 움직임도 영향을 끼치는 것일지 모릅니다. 생후 5개월이 넘으면 그때까지 늘어난 몸무게도 점점 안정됩니다.

이제부터는 이유식도 진행되는 시기예요. 젖의 양이 적다고 걱정하기보다 이유식을 늘려가는 방향으로 '식사'를 생각해가는 것이 좋습니다. 배가 부르면 자연히 이유식을 먹고 싶지 않아 하므로, 양의 기준은 '먹고 싶어 하는 만큼'으로 생각합시다.

Q 자기 전에 손을 주먹 쥐고 머리를 콩콩, 괜찮은가요?

자기 전에 주먹 쥐고 머리를 콩콩 때립니다. 빨개질 만큼은 아니지만 때리면 안정이 되는지 그대로 잠듭니다. 반대쪽 손으로는 손가락을 빨고 있고요.

잠들기

난폭해 보이지만 아기에게는 잠드는 방법

반사적인 움직임에서 다소 의식적인 움직임을 할 수 있게 되는 시기입니다. 손이 몸의 옆에서 상하로밖에 움직이지 못하는 시기를 지나, 자기 몸의 '주위'에 닿게 되어 아기는 여러 가지 '사물'을 만나게 됩니다.

크고 단단한 것(머리)이 있다, 표면이 좀 까슬까슬(머리카락)해, 왠지 만지고 있으니 기분 좋은 걸! 그런 기분의 표현이 머리를 콩콩 때리는 듯한 동작으로 이어지는 것일지도 모르겠네요. 아기는 아직 힘을 조절할 줄 몰라요. 그러니 어른의 눈에는 때리는 것으로 보여도 아기에게는 혹시 쓰다듬는 것일지도 모르지요.

졸리면 귓불을 만지면서 잠이 드는 아이도 있으니, 머리를 때리는 것이 자기 전에 국한되는 것이라면 같은 이유일지도 모르겠습니다. 조금 거칠어 보이더라도 그것이 아기에게 있어서는 손가락 빨기와 같이 잠에 들기 위한 방법일수도 있겠지요.

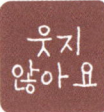

별로 웃지 않아서 걱정이에요

Q 다른 아기들에 비해 아기가 잘 웃지 않아요. 장난감을 주어도 별로 웃지 않아서 걱정입니다. 조금이라도 웃게 하려면 어떻게 해야 좋을까요?

풍부한 표정과 웃음으로 즐겁게 대처를

아기들은 각양각색의 성격을 가지고 있어요. 잘 울고 잘 웃는 떠들썩한 타입이 있다면, 얌전하고 차분한 타입의 아기도 있지요. 다만 어르는 횟수가 많으면, 웃음도 많은 경향이 있는 것 같습니다. 해결 방법은 엄마 아빠의 풍부한 표정과 웃음입니다. '까꿍 놀이'를 하거나, 재미있는 표정을 지어 웃음을 이끌어내 보세요.

또 아기의 옹알이에 대답하는 것도 효과적입니다. "아~아~"라고 하면, "맞아, 정말 아~아~ 하지?", "부우부우"에는 "우리 애기, 부우부우도 잘하지. 부엉이?" 등의 대답을 해 주세요. 그런 것으로 즐거운 분위기가 생겨나 아기도 웃음으로 답하게 될 것입니다.

어른들이 생활 속에서 끊임없이 웃는 등 주위의 즐거운 웃음은 분명 아기에게도 전해질 것입니다.

Q 아빠가 안아 주면 울어요

얼마 전까지도 아빠가 안아 주면 울지 않는데, 요즘에는 큰소리로 울어댑니다. 엄마 말고 다른 사람이 안으면 무조건 우는데 어떻게 해야 하나요?

낯가림

아빠에게 모든 것을 맡겨서 신뢰와 애착을 키우게 하세요

'엄마 말고는 안 되게' 된 것은 언제나 곁에서 돌봐주는 엄마에게 애착을 느끼고, 다른 사람들과 구별하게 되었다는 뜻입니다. 순조롭게 발달하고 있다고 생각하세요.

아빠에게 안기면 우는 것도 결코 아빠가 무섭거나 싫다는 뜻이 아닙니다. '엄마가 더 좋아' 라는 아기의 마음이므로 전혀 걱정할 필요 없습니다.

대응할 때 중요한 것은 '아빠가 안 되니까 엄마' 가 아니라 '(울어도) 아빠에게 다 맡기는' 것입니다. 울면 기분을 회복시켜 아이가 울음을 그칠 때까지 아빠에게 맡기세요. 그렇게 하면 아기가 아빠를 신뢰하게 되어 엄마에게 지지 않을 만큼 애착을 느끼기도 합니다.

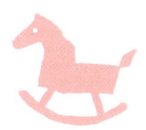

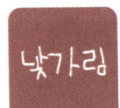

Q 낯가림에는 어떤 대책이 좋나요?

처음 만나는 어른을 보면 집이 떠나갈 듯 울어댑니다. 이것이 낯가림인가요? 좋은 대처법이 없을까요?

사전에 상대방에게 알려 대응을 준비하게 해 주세요

낯가림은 발달 과정에서 누구나가 경험하는 것이죠. 성장의 증거지만, 너무 심한 것 같다면 상대방에게 미리 이야기를 해두는 것이 좋겠습니다. 어른은 어르려고 다가가도, 받아들이는 아기는 울음을 터트릴지도 모릅니다. "보자마자 말 걸지 말아요", "갑자기 가까이 다가가지 마"라고 말해두면, 상대방도 마음의 준비를 하고 대응할 거예요.

아기에게 있어서는 엄마가 '안전 기지'와 마찬가지이므로 꼭 안아주세요. 그리고 상대방에게 상냥하게 웃으며 대할 것. 그런 모습에서 아기는 '이 사람은 괜찮구나!' 라고 느껴 점점 긴장을 풀게 됩니다. 울어도 엄마는 온화하고 든든한 안전 기지가 되어 주세요.

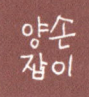

Q 쓰는 손이 항상 왼쪽, 왼손잡이가 될까요?

손가락 빨기나 사물을 잡는 손이 언제나 왼손입니다. 아직 생후 5개월이니 왼손잡이가 될 걱정을 할 필요는 없을까요?

어느 손을 쓸지는 한 살이 되어서부터

한쪽 손을 쓰는 것에는 유전적인 요소가 있어서 오른손잡이인지 왼손잡이인지는 태어났을 때부터 정해져 있다고 합니다. 다만 어느 쪽 손을 쓰느냐는 한 살이 되어서부터 결정되므로, 생후 5개월에는 아직 판단할 수 없습니다.

왼손잡이여도 문제는 없지만, 오른손도 잘 쓰게 하고 싶다면 장난감 등을 의식적으로 오른손에 쥐여 주도록 하세요.

Q **텔레비전을 보여 줘도 되나요? 언제부터 얼마 동안?**

텔레
비전

큰아이가 텔레비전을 보고 싶어 해서 텔레비전을 틀어놓는 시간이 있습니다. 텔레비전은 언제쯤부터, 어느 정도나 보여 주면 좋다는 기준이 있을까요?

텔레비전으로 배우는 것은 없습니다

텔레비전 시청에 대해서는 '두 살까지는 기다리는 것이 좋다'고 제안하고 싶습니다. 두 살경까지는 부모나 조부모 등 아기를 둘러싼 사람들과 많은 시간을 보내고, 많은 접촉을 하는 것이 뇌와 심리적 발달에 있어서 중요하다고 생각합니다.

무엇보다 이 시기의 아기는 텔레비전을 '보여 준다', '보여 주지 않는다'라는 선택 이전의 단계입니다. 텔레비전이 켜 있어도 화려한 화면에서 배우는 것은 거의 없다고 해도 좋겠지요.

그러므로 텔레비전을 쭉 켜두거나 아기를 텔레비전 앞에서만 보내게 하는 것은 피해야 합니다. 큰아이가 텔레비전을 보고 있어도, 가능한 한 함께 하는 놀이나 대화, 스킨십을 하세요. 주위 어른들도 그런 자세를 가져야 합니다.

Q **외출을 좋아하는 아이, 부산해지지 않을까?**

기질
및
성격

요즘은 집에서 노는 것보다 외출을 더 좋아합니다. 외출하지 않을 때는 자주 보채서 혹시 참을성 없고 부산스러운 아이가 되지 않을까 걱정입니다.

😄 **움직이고 싶은 욕구가 있어서니까 걱정 마세요**

　몸을 많이 움직이고 싶어 하는 것은 이 시기 아기들의 특징입니다. 팔다리의 움직임도 활발해지므로 손에 쥔 장난감을 입에 가져가서 빨거나, 반듯하게 누웠다가 엎드려도 보았다가, 어쨌든 몸 전체를 움직이고 싶어 하는 욕구가 아주 강합니다. 따라서 이후에 부산스러운 아이로 자란다고 정해진 것은 아니므로 괜찮습니다.

외출하면 해방감이 느껴지고, 방 안에는 없는 새로운 것들이 많이 있지요. 아기는 신선한 자극이 있는 세상을 아주 좋아합니다. 집 안에서 보챌 기미가 보이면 방안에서도 할 수 있는 몸을 움직이는 놀이를 하면 어떨까요. 움직이고 싶은 욕구가 충족되면 기분이 좋아질 거예요.

함께 시간 보내기

Q 아기에게 운동이 되는 놀이는?

　아직 뒤집기는 하지 않지만, 평소에 아기를 엎어놓습니다. 엄마와 함께 하는 놀이로 아기에게 운동이 되는 것에는 어떤 놀이가 있을까요?

😄 **자세에 변화가 있는 놀이가 좋아요**

　이 시기는 '운동이 되는 놀이' 보다는 아직 스킨십과 마사지가 중심입니다. 접촉하면서 여러 가지 자세를 해 보는 것이 운동도 놀이도 됩니다.

반듯하게 누이거나 엎드리게 하거나, 똑바로 안거나 엄마 무릎 위에서 혼자 앉게 하거나, 자세에 변화를 주도록 하세요. 복근이 균형 있게 발달하기 위해서는 자세를 바꾸는 것이 아주 중요합니다.

또 어떻게 하면 아기 스스로가 움직이기 쉬울지 생각해 보세요. 입히는 옷에서도 움직임을 배려해 주시고요.

또 '빨기 놀이'를 많이 시키는 것도 이 시기에는 중요합니다. 잡기 쉽고 가벼운 것, 입에 넣어도 위험하지 않고 깨끗하게 씻어낼 수 있는 것이 빨기 놀이 장난감을 고를 때의 포인트입니다.

Q 밤에 2시간마다 일어나 우는 것은 '밤 울음증'의 시작?

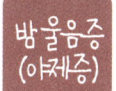

밤 12시가 넘으면 2시간마다 일어나서 울어댑니다. 공갈 젖꼭지를 물리면 금세 잠이 드는데, 혹시 밤 울음증이 시작되는 건가요?

졸리게 만들어 보세요

아기가 밤에 우는 것이 신경 쓰이는 것은 왜일까요? 어쩌면 생활 리듬이 자리를 잡아 밤에 자는 시간이 길어지면서 '원래는 잘 시간인데'라는 생각이 엄마에게 있기 때문일지도 모릅니다. 그러나 잠을 자는 것도 걸음마와 마찬가지로 발육에 따라 점점 능숙해지는 것입니다. 자다가 우는 것은 아직 능숙하게 잠을 자지 못한다는 뜻이라고 생각하세요.

공갈 젖꼭지를 물렸을 때 금세 잠이 든다면 그대로 물려도 좋고, 그 외에도 아기 곁에서 함께 잠을 자거나 등을 토닥거리며 어르는 등의 방법도 있습니다.

울음을 그치게 하려면 안아 주는 것이 가장 좋은 방법이겠지만, 아기를 밤에 울 때는 아무래도 마음을 안정시켜 잠이 들도록 해 주는 것이 좋겠지요.

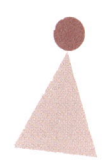

127

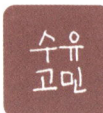

Q **분유를 먹는 양이 적어졌어요**

아직 분유를 더 먹어야 하는 시기인데 이유식을 시작한 다음 부터 분유를 거의 먹지 않습니다. 괜찮을까요?

생활 리듬을 재정비하세요

이 월령은 이유식만으로는 아직 필요한 영양을 다 섭취할 수 없습니다. 그래서 이유식 한 끼, 모유나 분유로 네 끼를 꾸미는 것이 평균적인 식단입니다.

이유식을 많이 먹으면 상대적으로 분유의 양이 줄어드는 것도 당연 하겠지요. 하지만 아기가 건강하고 체중도 순조롭게 늘고 있다면, 분 유량을 걱정할 필요는 없습니다.

체중의 증가가 적다면 이유식을 먹을 때 분유를 주면 어떨까요. 이유 식을 다 먹은 다음에도 분유를 더 먹는다면 원하는 만큼 주세요. 이 유식을 잘 진행하려면 생활 리듬도 중요합니다. 아침에 일정한 시간 에 일어나 첫 분유를 먹고, 외출하거나 놀아서 다음 식사 시간까지 배가 고파지면 자연스럽게 분유량은 늘어납니다. 또 일찍 일어나면 분유를 먹는 횟수도 늘지요.

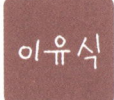

Q **이유식을 혀로 밀어 뱉어요**

요즘 이유식을 시작했는데, 입에 넣어 주면 바로 혀로 밀어 서 뱉어냅니다. 별로 먹고 싶어 하는 것 같지 않은데, 이대로 진행시 켜도 될까요? 과일 주스도 싫어하고 안 먹어요.

먹는 즐거움을 알려 주면서 지금 속도대로

젖을 충분히 먹어 영양분을 이미 충분히 섭취했다면, 이유식을 내켜 하지 않을 수도 있지요. 아기가 싫어하는 것을 억지로 먹이면 역효과만 불러오므로 지금하는 대로 차분하게 진행하세요. 가족이 함께 모여 즐겁게 식사를 할 때 아기를 불러 이유식을 주는 것도 좋습니다. '먹는 즐거움'을 알면 이유식을 더 잘 먹을 수 있게 된답니다.

또 아기가 배고파하도록 수유 간격을 벌려 보기도 하고, 빠는 놀이를 많이 시켜서 입을 자극하는 등의 방법도 써 보세요. 과일 주스를 싫어한다면, 주지 않아도 상관없습니다. 또 스테인리스 숟가락을 쓸 때 아기가 거부감을 느낀다면 플라스틱 숟가락으로 바꾸어 보세요.

Q 이유식의 적당량은 얼마인가요?

식사량

이유식을 먹기 시작했는데, 굉장히 많이 먹습니다. 이유식을 다 먹어서 없어지면 울고불고 난리인데 얼마나 주어야 할까요?

기본적으로 아기에게 과식이란 없습니다

이유식을 좋아하고 또 잘 먹는 아기군요. 기본적으로 아기는 배가 부르면 그 이상은 먹지 않으므로 과식 현상은 일어나지 않습니다. 또 이유식은 수분이 많기 때문에 엄마가 느끼는 것보다 실제 (영양분으로써의) 양이 훨씬 적습니다. 그래도 너무 많이 먹는 것 같아 마음에 걸린다면, 아기가 이유식을 먹을 때 말을 걸어가면서 먹는 속도를 줄여 보세요. "이건 당근 반찬이네", "감자 맛있다, 그치?"와 같이 말을 걸어 주면 먹는 속도가 줄어듭니다. 시간을 들여 먹으면, 전보다 적은 양으로도 포만감을 느낄 수 있게 되지요.

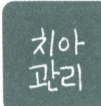

**치아
관리**

Q **이가 나기 시작할 때 주의점은?**

생후 5개월이 된 지 얼마 안 되서 아랫니가 나기 시작했어요. 보건소에서는 가볍게 칫솔질을 해 주라고 하던데, 그밖에 또 주의할 점은 없나요?

즐거운 양치 분위기를 만들기

이가 하나둘 자라기 시작하고, 이유식도 막 시작한 이때부터 치아 관리에 너무 과민할 필요는 없습니다. 타액이 많이 분비되어 입 속에서 '자정 작용' 이 이루어지는 시기이기 때문이지요.

이 닦기는 한 살이 되어 이가 위아래 각각 네 개씩 자리 잡고, 본격적인 식사가 시작된 다음부터 해도 늦지 않습니다. 그때까지는 이유식을 먹은 다음 거즈로 가볍게 닦아내 주세요.

물론 아기가 싫어하지 않는다면, 칫솔을 사용하는 것도 좋습니다. 그러나 꼭 '칫솔' 로 이를 닦아야 한다는 강박 관념은 버리세요. 그런 생각은 아기에게도 전해져서 양치에 저항감을 갖게 합니다. 아직은 즐거운 양치질 분위기를 만들어 양치에 저항감을 갖지 않도록 만드는 것이 중요한 시기라는 것을 잊지 마세요.

**유아용
카시트**

Q **카시트에 앉는 걸 싫어하는 아기, 어떻게 하죠?**

아기가 카시트에 앉는 걸 너무 싫어해요. 카시트를 의식하지 않게 하려고 인형을 안기는 등 다른 곳에 신경을 쏟게 하려고도 해 봤는데 잘 되지 않네요. 어떻게 하면 좋을까요?

손을 잡는 등 아기 기분에 공감해 주세요

자유를 빼앗긴 기분이 드는지 많은 아기들이 유아용 카시트를 좋아하지 않습니다. 아기를 카시트에서 해방시켜 줄 가장 좋은 방법은 자동차 이외의 이동 수단을 이용하는 것이겠지요. 하지만 자가용을 탈 수밖에 없다면, 아기가 유아용 카시트가 싫다고 울거나 소란을 피우는 것도 '그러려니' 하고 받아들이세요.

단 아기가 혼자서만 힘들어하지 않도록 곁에서 계속 손을 잡거나 말을 걸어 주세요. "조금만 더 가면 돼, 파이팅!", "여기 앉을 수밖에 없네, 미안해" 등 아기가 카시트를 싫어하는 마음을 '이해한다'고 표현해 주세요.

공감을 표시하는 것만으로 당장 울음을 그치지는 않겠지만, 엄마 아빠에게 무시당하고 방치된 채로 공포에 질려 우는 것과는 큰 차이가 있습니다. 마음대로 되지 않아 화를 내며 울고는 있지만, 마음속 어딘가에 안심감이 생겨나기 때문이지요.

Q 가족 여행을 떠날 때의 주의점을 알려 주세요

여행

육아에도 적응이 좀 되었으니, 이제 아기를 데리고 가족 여행을 떠나려고 합니다. 그런데 곧 면역력이 떨어질 시기라서 여행 중에 혹시 병에 걸리지 않을지 걱정됩니다. 여행 중 건강관리를 위해 사전에 준비할 것과 병에 걸렸을 때의 대처법을 알려 주세요.

일정은 아기 중심으로 짜야 합니다

아기의 여행을 위해서는 우선 일정을 여유 있게 짜야 합니다. 숙소에 도착하자마자 여기저기 데리고 돌아다니지 마세요. 잠시 동안 '집에 돌아온 것'처럼 뒹굴 거리면서 이동 중의 피로를 풀어 주세요. 질병 예방을 위해서는 여행지에서도 가능한 한 '일상생활을 연장'해야 한다는 것을 명심하세요. 사람이 너무 붐비는 곳도 되도록이면 피하는 것이 좋습니다.

만약 아기가 병에 걸린다면 현지 병원에서 진찰을 받도록 하세요. 비상약은 어디까지나 비상약일 뿐이니, 의사의 지시를 최우선으로 따라야 합니다. 열이 난다고 바로 해열제를 먹이면, 열이 난 원인을 밝혀내지 못할 수도 있어요. 그러니 여행지의 병원 정보를 미리 입수해 두는 것도 중요합니다. 모처럼 떠나는 즐거운 가족 여행을 위해 사전에 정보 수집을 철저히 해두세요.

CHAPTER 7
생후 6개월 아기의 성장 발달

하루하루 움직임이 활발해지고
함께 노는 즐거움을 배워가는 시기입니다.

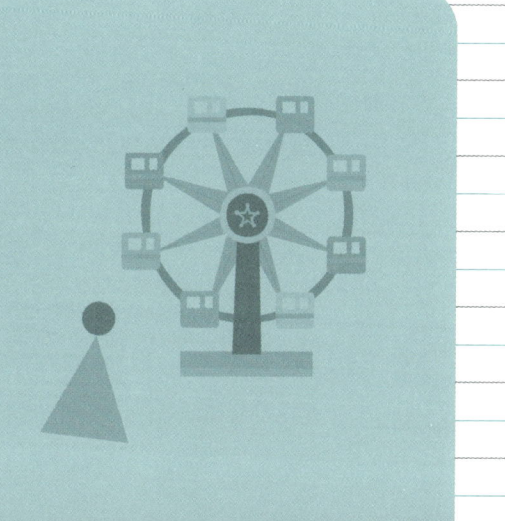

손가락의 움직임이 발달해 손가락으로 물건을 쥘 수 있습니다

➡️ 신체의 다양한 기능이 발달해 많은 아기들이 뒤집기가 가능해집니다.

또 손가락의 기능도 갖추어집니다. 지금까지 손바닥 전체로 물건을 쥐었다면, 이제는 다섯 개의 손가락으로 집는 형태로 잡을 수 있습니다. 그만큼 작은 물건도 손가락으로 집을 수 있게 되지요. 하지만 손가락으로 집은 물건은 거의 다 입으로 가져가니까, 아기 주변에 위험한 물건이 없는지를 항상 확인해 주세요.

첫 질병 앓이. 어른의 건강관리로 대책을

➡️ 슬슬 엄마에게 받은 면역도 사라지며 아기 자신의 면역력으로 병에 대응하는 시기입니다.

감기를 비롯하여 여러 감염증에는 예방법이랄 것이 없습니다. 중요한 것은 주변인들의 건강관리입니다. 건강에 충분히 유의하고, 외출했다 돌아오면 양치와 손 씻기를 철저히 하세요.

아기가 열이 날 때도 당황하거나 너무 예민해질 필요는 없습니다. 열을 내는 것은 아기의 몸이 면역을 기를 준비가 갖추어져 있다는 뜻이니까요.

만약 몸이 축 늘어지거나 칭얼대는 등 평소와 다른 모습을 느낀다면, 소아과를 찾아 진료를 받도록 합니다.

이유식이 두 번으로 늘어나요. 억지로 먹이는 것은 금물입니다

➡️ 이유식을 시작하고 한 달 정도 지나면 하루에 두 번으로 횟수를

늘려 주세요. 이 경우도 진행 방법이나 양은 아기가 원하는 만큼으로 하고 억지로 먹이지 않는 것이 중요합니다.

모유가 아닌 음식을 먹기 시작하면 대변이 묽어지거나 횟수가 줄어드는 경우도 있습니다. 그러나 건강하게 잘 지낸다면 별다른 문제는 없습니다. 이유식을 진행시키는 것에 있어서는 대변 상태를 관찰하는 것도 중요합니다. 먹은 것이 형태 그대로 나올 경우는 소화시키지 못했다는 증거입니다. 보다 작고 부드럽게 조리해 주는 등 대책이 필요합니다.

'눈 가리고 까꿍 놀이'에 기뻐합니다

➔ 엄마 아빠와 함께 하는 것을 원하고, 좋아하게 되는 시기입니다. 예를 들어 '까꿍 놀이'를 하며 놀아 주면 신이 나서 몇 번이고 더 놀자고 조르기도 합니다. '이제 막 얼굴이 사라졌으니 조금 있으면 까꿍하고 제일 좋아하는 엄마 아빠 얼굴이 나타나겠지?' 이렇게 까꿍 놀이의 예측이 가능할 만큼 점점 지능이 발달하고 있어요.

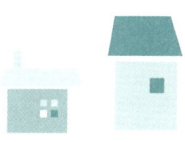

생후 6개월 아기의
성장 발달 Q&A

뒤집기

Q 뒤집기 전에 곧바로 혼자 앉게 되는 것도 괜찮을까?

생후 6개월이 지나도 누워 있을 때 뒤집을 기색이 보이지 않고, 엎드리는 것도 금세 싫증내며 울어댑니다. 뒤집기 전에 혼자 앉기가 더 빨리 될 것 같은데, 성장 과정에 지장 없을까요?

발달 과정을 건너뛰는 아기도 있습니다

아기의 발달 과정은 일정하지 않습니다. 보통은 누워서 뒤집기를 성공하면 그 다음에 혼자 앉기, 기어다니기, 일어서기, 걸음마의 과정으로 진행됩니다. 그러나 아기 중에는 뒤집기를 건너뛰고 혼자 앉기를 먼저 하는 아기도 있습니다. 기지 않는다고 걱정했더니 혼자 앉아 벽을 짚고 일어섰다는 아기도 있습니다. 하지만 그것이 성장에 지장을 주는 일은 없습니다.

아마도 이 아기는 엎드려 있는 것을 싫어하는 것 같네요. 엎드린 자세가 가슴을 압박해서인지 이 자세를 싫어하는 아기가 은근히 많습니다. 엎드린 자세를 싫어하는 아기 중에는 뒤집기를 하지 않는 아기도 많이 있어요.

사고법 중에 중요한 것은 '못하는 것'과 '안 하는 것'은 다르다는 것입니다. 이제 곧 '혼자 앉을 기미'가 보인다면, 아기가 스스로 '하지 않기로' 선택한 것이겠죠.

결국은 '자는 자세가 좋지 않아 곤란할 지경'이 되도록 데굴데굴 열심히 뒤집으며 자게 될 겁니다.

Q 왜 뛰지 않을까요?

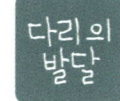

뒤집기는 생후 4개월경부터 할 수 있게 됐지만, 가슴을 잡고 일으켜 세워도 다리를 이용해 팔짝팔짝 뛰지 않습니다. 생후 6개월 정기 검진에서는 아무 이상이 없었는데요.

😊 자연스러운 발달에 맡겨 보세요

아기 겨드랑이 밑으로 양손을 끼워 일으켜 세워 주려 하면, 아기는 다리를 쭉 편 상태가 됩니다. 이것은 선다는 자극을 받아 반사적으로 발생하는 행위이며, 뒤집기가 가능해지면 자연히 사라집니다. 반대로 들어 올려 안아 주면 다리를 자연스레 M자형으로 모아 올립니다.

생후 4개월에 뒤집기를 했다고 하는데, 몸이 유연한 아기들은 때로 뒤집기를 하기 위해 필요한 근육이 발달하지 않았어도 무슨 이유에서인지 우연히 뒤집기를 하는 경우가 있습니다. 그러므로 뒤집기가 된 것처럼 보여도 아직 '미완성인 뒤집기'인 셈입니다.

정확히 뒤집기를 하는 조건이 갖추어지고 완성된 뒤집기가 가능해지면, 들어 올렸을 때 '다리를 튕기며 점프'할 수 있습니다. 아기의 자연스러운 발달에 맡긴다는 마음을 가지세요.

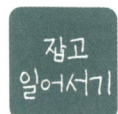

잡고
일어서기

Q 너무 일찍 일어나면 좋지 않을까?

생후 5개월에 기기 시작해 생후 6개월에 들어서자마자 엉거
주춤 잡고 일어섰습니다. 아직 혼자 앉지는 못해요. 시키지도 않았는
데 혼자 일어선 것인데, 너무 일찍부터 일어나는 것은 좋지 않다는
말을 들어 걱정입니다.

스스로 일어난 것이라면 상관없습니다

신체적인 발달에는 몇 가지 단계가 있습니다. 뒤집기를 성공
하면 혼자 앉기, 기기 시작한 뒤에는 일어서기, 그리고 걸음마로 진
행됩니다. 그중에는 중간 단계를 건너뛰고 혼자 앉기에 성공하거나
기지 않고 걸음마를 시작하는 아기도 있습니다.

이 경우는 '연습' 을 시키지도 않았는데 아기 스스로 일어난 것이므
로 전혀 문제가 없습니다. 이제 곧 혼자 앉기를 시작하겠군요.

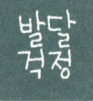

발달
걱정

Q 발달 지연은 이후에도 그대로?

작게 태어나서인지 발달이 평균보다 2개월 정도 느립니다.
뒤집기도 아직 성공하지 못했고, 혼자 앉기도 뒤에서 받쳐 주지 않으
면 못합니다. 발달 지연, 언제까지 계속될까요?

아기 나름의 발육 및 발달을 보세요

아기의 발육 및 발달에는 개인차가 큽니다. 태어났을 때의 키
와 몸무게는 각각 다르므로 발육 및 발달에도 차이가 생기는 것이 당
연합니다. 다른 아기들과 비교하는 것은 의미가 없으니 그만두세요.
중요한 것은 엄마 젖을 잘 먹고 건강하고 튼튼하게 지내고 있는가 입
니다.

생활 속에서 조금 연구해 본다면, 아기가 전신을 쓰게끔 하는 것이
좋을지도 모르겠습니다. 배를 깔고 눕히기, 반듯이 눕히기, 똑바로
(세로로) 안기 등 여러 가지 자세로 아기를 대하세요.

온몸을 써서 즐겁게 노는 중에 그 아이 나름대로 성장하지요. 순조로
운 발달이란 그런 것이라고 생각하세요.

Q 사시가 걱정됩니다. 언제까지 두고 봐야 할까요?

생후 1개월 검진 때부터 사시의 조짐이 보여서 검진 때마다
상담하고 있는데, '내사시는 걱정 안 해도 된다'라고 들었습니다. 평
소 표정은 신경이 쓰이지 않을 정도인데, 사진을 보면 오른쪽 눈이
안쪽으로 몰려 있어요. 언제까지 상태를 지켜봐야 할까요?

사시

한 살쯤에는 괜찮아집니다

눈의 상하 좌우에는 검은자의 위치를 정면을 향하게 조절하
는 4개의 근육이 있습니다. 생후 반년쯤까지는 이 근육도 아직 미성
숙한 상태입니다. 검은자의 위치가 미묘하게 엇나가거나 정해지지
않은 것처럼 보이는 경우도 드물지 않습니다.

이 시기에는 코와 귀쪽 근육의 균형이 미성숙한 탓에 검은자위가 안
쪽으로 몰리는 경우가 있습니다. 사진으로 봤을 때 눈이 몰려 있는
것은 셔터를 누른 순간에 안쪽으로 몰렸다는 뜻이에요. 평소에는 눈
에 띄지 않는다면 사시를 걱정할 필요가 없습니다.

한 살이 되어서도 몰려 있다면, 안과 의사에게 상담해 보세요.

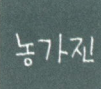
농가진

Q 농가진 같아요. 관리 방법을 알려 주세요

요즘 얼굴에 농가진이 생겼습니다. 피부가 약하면 생기기 쉬운가요? 평소에는 밤에 목욕을 시키며 비누로 닦고, 아침저녁에는 거즈 수건으로 닦아 줍니다. 또 생기지 않도록 어떤 것에 신경 써야 할까요?

피부의 청결 관리와 손발톱 자르기를 부지런히

농가진은 '전염성 농가진'이라고도 합니다. 고름이 든 수포가 생긴 걸 간지러움에 긁어 터뜨리면 포도구균(Staphylococcus) 등의 세균이 퍼져 일어나게 됩니다. 집단생활을 하는 환경에서 일어나기 쉬운 세균성 감염증이므로, 현재 그러한 환경이 아니라면 벌레에 물리거나 땀띠, 습진을 긁어서 생긴 상처에 의해 농가진처럼 보이는 상태가 된 것일 수도 있습니다.

결국 세균이 번식하지 못하는 피부 환경을 갖추어 주는 것이 중요합니다. 지금 엄마가 매일 해 주는 관리 정도면 충분합니다. 한 가지만 더 추가하자면, 손도 거즈 수건으로 닦아 주고, 손발톱을 짧게 잘라 주세요.

짜증

Q 부쩍 화를 잘 내요

이유식을 먹을 때 숟가락으로 먹이려고 하면 숟가락을 빼앗으려고 해서 숟가락을 하나 더 잡게 합니다. 먹고 싶어 하며, 잘 먹지만, 중간에 보채며 화를 내기도 합니다. 요즘 부쩍 쉽게 화를 내게 된 것 같은 느낌도 있는데, 머리가 좋아진 건가요 아니면 단순한 짜증인 건지요.

😄 감정 표현을 하는 것이 곧 성장의 증거입니다

숟가락에 관심을 갖는 것은 중요해요. 아기용 숟가락을 하나 쥐어 주는 것도 괜찮습니다. 마음껏 만질 수 있게 해 주세요.

식사 중에 보채는 것은 아기 나름의 이유가 있어서라고 생각합니다. 마음 먹은 대로 능숙히 먹지 못해서라든가, 자기가 먹고 싶은 속도와 엄마가 주는 속도가 다르거나……. 엄마가 모르는 분명히 이유가 있을 수도 있습니다.

정서도 발달하기 시작해서 얌전하게 앉아 먹지 못하는 것이 당연하니 "미치겠네", "왜 얌전히 잘 먹지를 못하니" 등 부정적으로 받아들이지 마세요. 화를 내는 것은 자기의 기분(감정)을 표현하고 있는 것이므로, 오히려 "그런 표현을 할 수 있을 만큼 컸구나" 하고 긍정적으로 받아들여 주세요.

Q 계속되는 변비, 예방법을 알려 주세요

생후 2주일부터 변비가 잦아요. 수분 섭취(마실 수 있는 종류와 양) 등 예방법을 알려 주세요.

변비

🙂 아기의 변비는 장의 미발달에 의한 것

이 시기에 아기의 변비는 장의 발달이 미숙한 탓에 일어나는 경우가 대부분입니다. 성장에 발맞추어 장의 움직임이 좋아지면 자연히 변비도 해소되지만, 그때까지는 '방귀'에 주의해 주세요. 방귀가 나온다는 것은 장이 움직이고 있다는 뜻이므로 걱정할 것은 없습니다.

이유식이 시작되면 섭취하는 수분량이 점점 줄어들게 되므로, 이제부터는 의식적으로 수분을 섭취하게 하는 것이 좋습니다. 보리차나

물, 엷게 탄 과일 주스 등 무엇이든 상관없습니다. 요구르트를 이유
식에 조금씩 얹어 주는 것도 좋습니다.

또 변비가 계속되고 배가 탱탱해지면, 따뜻하게 해 주거나 마사지를
해 주세요.

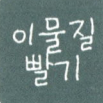

Q 이유식을 시작했더니 대변 횟수가 늘어 걱정

이유식을 시작했을 때부터 대변을 보는 횟수가 3~4회로 늘
었습니다. 괜찮을까요? 가끔 녹색 변을 봅니다.

 찌꺼기가 늘어 양도 횟수도 늘어나게 됩니다

모유나 분유와 비교해서 이유식은 몸에 영양분으로 섭취되
는 것 이외의 '찌꺼기' 가 많습니다. 따라서 대변의 양과 횟수 모두
느는 것이 당연합니다.

녹색 변은 생후 1~2개월경까지는 자주 볼 수 있는 현상입니다. 이
시기의 아기가 녹색 변을 본다면, 보통 걱정은 없어요. 하지만 언제
까지나 녹색 변이 지속된다면 소아과를 찾아 진단을 받아 보는 것이
좋겠네요.

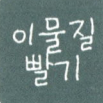

Q 뭐든지 눈에 띄면 일단 입으로 가져갑니다

방 전체를 기어다니며, 장난감이나 여러 가지 물건들을 입에
집어넣습니다. 너무 예민하게 반응하는 것도 좋지 않겠지만, 주의해
야 할 점을 알려 주세요.

아기의 성장에 주의를 기울이세요

이 시기에 아기는 눈에 들어오는 것은 무엇이든 손을 뻗고 집

어 올려 입에 가져가서 확인하려 합니다. 이제부터는 손을 뻗는 범위가 넓어지고 입으로 가져가는 물건의 종류도 더 많고 다양해집니다. 즉 그만큼 이물질을 삼킬 위험도 커지지요. 지금은 아직 장난감을 쥐는 것도 손바닥 전체로 꽉 움켜쥐지만, 좀 더 시간이 지나면 손가락 끝으로 작은 물건을 잡을 수 있게 됩니다. 주위 어른들은 그런 아기의 성장에 주의해야 합니다. 그렇게 하면 위험한 것인지 아닌지를 쉽게 알 수 있습니다.

Q 큰소리로 울다가 경기를 일으킬 것 같아요

울다가 경기

큰소리로 울다가 간혹 경기를 일으킬 것처럼 굴 때가 있습니다. 마라톤을 한 것처럼 헉헉거리는 호흡으로 몸도 조금씩 떨립니다. 괜찮을까요?

우는 이유를 해소해 주세요

뇌에 무언가 문제가 있어서 경기(경련)를 일으키는 경우에는 발열 등의 증상이 없이 갑자기 경련을 일으키기도 합니다. 이런 경기는 분명히 병적인 것이므로, 빨리 소아과를 찾아 의사에게 진찰을 받아야 합니다. 그러나 위 질문의 경우는 자주 듣는 '분노 경련(호흡성 격정 경련)'이라는 것으로, 대부분 걱정할 필요가 없습니다.

하지만 분노 경련은 큰소리로 울다가 숨을 충분히 쉬지 못해 산소 부족이 된 상태입니다. 즉 아기가 일시적으로 숨을 멈춘 상태가 되고, 경련은 그 때문에 일어납니다. 울음이 잦아들면 호흡도 가다듬어지고, 큰소리로 울 때마다 경기를 일으키는 횟수가 늘어나는 일도 없습니다. 하지만 그 순간에 위험이 전혀 없는 것도 아닙니다.

큰소리로 운다는 것은 아기가 엄마에게 무언가를 표현하고 싶다는

143

뜻입니다. 그 외침에 귀를 기울여 안아 주거나 젖을 물리는 등 기분 전환을 해 주며 가능한 한 아기의 '이야기'를 들어 주세요.

기상 및 취침 시간

Q 기상시간이 불규칙해요. 매일 일정한 시간에 깨워야 할까요?
매일 아침 일어나는 시간이 불규칙한데요. 일어나는 시간을 정해 맞춰서 깨워야 할지 고민이에요.

😄 *아침이 주는 자극을 잘 연출해 보세요*
아침에 눈을 뜨며 하루의 컨디션이 결정되므로, 불규칙한 것보다는 일정한 시간에 맞추어 깨는 것이 좋지요. 하지만 "어서 깨워야지"가 아닌, 아기가 일어나기 쉬운 환경을 만들어 주는 것에 우선하세요.

정해진 시간에 커튼을 열어 집에 빛이 들어오게 하고, 집안일을 하는 기색이나 텔레비전 소리가 들리게 하는 거죠. 그런 자연스러운 아침의 자극이 아침 기상에도 큰 역할을 합니다. 그래도 계속 잔다면 "좋은 아침!", "기분 좋은 아침이에요" 등 아기에게 직접 말을 걸어 보는 것도 괜찮겠지요.

이제부터는 생활 리듬이 안정되기 시작하는 시기입니다. 리듬을 잘 만들어갈 수 있도록 도와주세요.

잠들기

Q 젖꼭지가 없으면 떼를 쓰며 안 자려고 해요
생후 0개월부터 6개월까지 줄곧 모유를 먹었고, 잘 때도 꼭 엄마 젖을 물고 잠이 들었습니다. 그래서인지 요즘 고무젖꼭지를 끼운 베이비컵을 쓰게 했더니, 잘 때 입에 물고 잠이 듭니다. 베이비컵이 없으면 엄마 젖이나 공갈 젖꼭지라도 꼭 입에 물어야 잠을 자요.

기분 좋게 잠들 수 있는 방법을 찾아 보세요

많은 엄마들이 엄마 젖이나 고무젖꼭지를 끼운 베이비컵만 있으면 아기가 금세 잠이 들어 편하다고 생각합니다. 아기들은 엄마의 젖꼭지(또는 고무젖꼭지)를 빨면서 기분이 좋아지면 스르르 잠이 들지요. 하지만 엄마의 젖이나 고무젖꼭지가 달린 베이비컵의 원래 용도는 아기를 재우기 위한 것이 아닌데, 왜 아기들은 그렇게 빨다가 잠드는 것일까요? 생각해 보세요.

중요한 것은 잠이 드는 것에 아직 익숙지 않은 아기가 어떻게 하면 기분 좋게 잠이 들 수 있는지 방법을 찾아보는 것입니다. 엄마 젖이나 고무젖꼭지를 물리는 것도 그중 한 가지 방법이 될 수 있겠지요. 아기는 이제 곧 잠이 드는 것에도 능숙해져서 자기 전에 젖꼭지를 찾을 필요도 없게 됩니다. 그때까지 우리 아기가 어떻게 하면 기분 좋게 잠이 들 수 있을지 여러 가지로 생각해 보고, 그중 가장 적당한 방법으로 아기를 재워 주세요.

Q 잠을 얕게 자는 아이, 발육에 미치는 영향은?

얕은 잠을 자고, 특히 낮에는 업어 주지 않으면 잠도 안 자요. 잠들었나 하고 이불로 데려가면, 내려놓기가 무섭게 번쩍 일어나 큰소리로 울어대서 결국 다시 업어서 재웁니다. 아기가 잠을 얕게 자면 발육에 어떤 영향을 주나요?

얕은
잠

얕게 잠드는 시기, 발육에 영향은 없습니다

보통 아기들은 얕게 잠을 잡니다. 작은 소리에 쉽게 깨고, 닿기만 해도 눈을 슬며시 뜨는 것도 일상다반사지요. 어른처럼 깊은 잠을 자는 것이 아직은 불가능합니다. 지금이 원래 그런 시기이므로 발육에도 아무런 지장이 없습니다.

생후 4~5개월경이 되면 키와 몸무게의 증가도 그 아이만의 리듬을 갖게 됩니다. 키가 조금밖에 자라지 않아 수면의 질을 걱정하신 것이 아닐까 싶은데, 키와 몸무게 모두 소소하게나마 상승선을 그리고 있다면 괜찮습니다. 천천히 성장해가는 '개성'이라고 생각해 주세요.

생활 리듬

Q 초저녁에 재우는 것, 그만해야 할까요?

저녁 여섯 시 반쯤 목욕을 끝마치고, 바로 저녁잠을 재웁니다. 밤 열 시쯤에는 일어나 엄마 아빠와 함께 놀기도 해요. 가능한 한 초저녁잠을 재우지 말고 밤에 일찍 재우는 것이 좋겠죠?

밤에 놀 때는 조용히

낮과 밤을 나누는 생활 리듬이 점점 자리 잡기 시작하는 것이 바로 이 시기입니다. 목욕 후에 기분 좋은 피곤함에 휩싸여 잠이 드는 것도 흔히 있는 일이므로 걱정할 필요는 없습니다.

밤 10시경에 일어나서 하는 놀이는 가능한 한 '조용히' 이루어지게 해 주세요. 기분이 고조되거나 쉽게 흥분이 가라앉지 않는 놀이를 피하고, 아기가 자기 페이스에 맞추어 자연스럽게 시간을 보낼 수 있도록 해 주세요.

어차피 아기의 월령이 늘면서 체력이 붙기 시작하면, 목욕 후에도 바로 지쳐 잠들지 않고, 취침시간도 일정해집니다. 현재 가족 전체의 생활 리듬에 아기가 밤 10시에 일어나는 것이 방해가 된다면, 목욕 시간을 조금 늦추어 보세요. 목욕 후에 바로 잠이 들 수 있도록 말이죠.

Q 이유식이 변에 그대로 나와요. 아직 너무 이른 걸까요?

생후 5개월 때 어른들이 식사하는 옆에서 군침을 흘리며 먹고 싶어 하길래, 현미와 채소를 체로 걸러 이유식을 만들어 주었습니다. 그런데 이유식이 변에 그대로 나왔어요. 이유식을 주기엔 너무 일렀던 걸까요?

이유식은 서서히 진행해야 해요

일반적으로는 생후 6개월을 전후해서 이유식을 시작합니다. 하지만 아기가 음식을 보고 군침을 흘리며, 먹고 싶어 한다면 이유식을 시작하라는 신호로 받아들여 주세요. 아기가 이런 모습을 자주 보인다면, 이유식을 시작하는 것이 좋습니다.

성장 속도도 빨라지는 시기이니 모유만으로는 부족해지기 쉬운 비타민, 칼슘, 철분 등의 영양소도 이유식으로 보충해 주세요. 명심할 것은 이유식은 '서서히' 진행시켜야 한다는 것입니다.

그리고 두 번째로 명심할 것이 '변의 상태를 관찰하기' 입니다. 체로 곱게 거른 이유식을 주어도 대변에 그것이 그대로 나온다면, 그전 단계, 즉 체로 거른 재료를 조금 더 불려 죽으로 만들어 주세요. 그렇게 서서히 시작하면, 아기와 아기의 몸도 서서히 '음식'에 익숙해지고 이유식의 다음 단계로 진행할 수 있습니다.

Q 이유식을 하루에 두 번 먹으면 너무 많은가요?

이유식을 굉장히 좋아해서 많은 양도 잘 먹습니다. 그런데 아직 생후 6개월밖에 안 된 아기가 하루에 이유식을 두 끼나 먹는 건 양이 너무 많은 게 아닐까요?

이유식

이유식은 즐겁고 맛있게 먹는 것이 중요해요

아이가 이유식을 그렇게 좋아해 주면 엄마로서는 고맙고 또 대환영일 겁니다. 아기가 혹시나 과식하지 않을까 걱정하는 것 같은데, 이유식은 수분이 많고 영양가는 그리 높지 않아요. 이유식이 비만의 직접적인 원인이 되지는 않습니다. 지금처럼만 이유식을 진행시키면 될 것 같습니다.

이유식을 먹는 것에는 기복이 있으므로 양이 많고 적은 것에 연연할 필요 없어요. 지금은 이렇게 많이 먹어도 되나 싶을 만큼 아기가 잘 먹지만, 불과 며칠 후에는 조금만 더 먹으라고 엄마가 사정해야 할지도 모르니까요. 중요한 것은 아이가 항상 '즐겁고', '맛있게' 먹고 있는지입니다.

이유식

Q 이유식 먹기를 싫어하는 아이

한 달 전쯤부터 이유식을 먹이기 시작했습니다. 이유식을 주면 먹다가 5분도 안 돼서 먹기 싫다고 떼를 쓰며 엄마 젖을 찾아대는 통에 이유식 진행이 마음처럼 되지 않아요.

우선은 아이가 익숙해질 수 있도록

이유식 초기에는 모유와 다른 맛에 적응하는 것, 그리고 숟가락의 감촉에 익숙해지는 것이 중요합니다. 또 먹는 즐거움을 경험할 필요도 있습니다. 아기가 이유식을 먹지 않는다고 엄마가 금세 표정을 일그러뜨리거나 재촉한다면, 그런 분위기 속에서 아기가 즐거운 식사를 경험하기란 쉽지 않은 일이겠지요.

생후 6개월은 모든 것에 익숙해져 가는 시기입니다. 아기가 먹지 않는 것에 연연할 필요 없이, 아기가 싫어한다면 그냥 거기서 멈추세요. 싫은 상황이 오래 가게 하는 것도 역효과를 불러옵니다.

Q **이유식 진행 단계가 늦어지는 것 같아요**

둘째 아이라고 여유만만하게 이유식을 먹이다 보니, 이유식 진행 단계가 많이 뒤처지고 아이가 먹는 양도 너무 적은 것 같습니다. 조급해하지 말고 천천히 진행시키자는 각오로 시작했더니 정말 각오대로 되고 말았습니다. 이후에는 어떻게 진행시켜야 할까요?

😀 *다양한 맛과 식감을 체험시켜 주세요*

이유식 양에 대해서는 크게 걱정할 필요가 없어 보입니다. 소화 및 흡수 기능이 점점 더 발달하고 성장과 함께 운동량이 증가하면, 자연스럽게 먹는 양도 늘어납니다. 지금은 걱정하지 마시고 아기가 먹는 만큼만 먹이세요.

이유식 진행이 늦어지는 것이 걱정이라면, 맛이나 메뉴에 변화를 주어도 좋습니다. 아기에게 다양한 식감과 맛을 체험시키는 것도 이유식의 중요한 역할 중 하나니까요. 아기가 잘 먹는지, 변에 문제는 없는지 등의 상태를 체크하며 요리 종류를 늘려 보세요. 어른용 음식을 조금 덜어내 자극적인 맛을 없애고 거친 식감을 부드럽게 바꾸어 주는 것도 좋습니다.

Q **여태껏 잘해왔는데, 이유식에서 자꾸 걸려요**

모자 건강 수첩에 적힌 대로 이유식을 시작해서 이제까지 잘 해왔어요. 그런데 요즘 들어 아이가 부쩍 변덕스럽게 먹다, 안 먹다를 반복해요. 걸쭉한 식감이 싫은가 싶어 알알이 씹히는 이유식을 주었더니 또 마구 울어대네요. 항상 좋아하던 과일도 이제 잘 먹지 않아요. 어떻게 하면 좋을까요?

이유식에서 중요한 세 가지 포인트

생후 6개월에는 정서가 세분화되기 시작하고 먹는 기능도 발달하기 시작합니다. 그래서 전에는 생각하지 못했던 부분에서 이유식의 진행이 막히기도 합니다. 이때 명심해야 할 것은 아기의 상태에 맞추어 '천천히', '조금씩', 그리고 '억지로 하지 말 것' 입니다. 이 세 가지는 반드시 지켜 주세요. 특히 억지로 진행시키려고 하면, 역효과가 일어나니 주의하세요. 알알이 씹히는 이유식은 이물감 때문에 아기가 놀라 울음을 터뜨릴 수도 있으니, 아직은 걸쭉한 이유식을 먹이는 것이 더 좋습니다.

아직은 맛보다 식감을 우선해 주세요. 또 아기들은 신 음식을 잘 못먹으니 과일도 시지 않은 것으로 준비해 주세요.

어린이집

Q 어린이집에 보내기 전에 갖춰야 할 마음의 준비는?

생후 6개월이 다 되어 어린이집에 아이를 맡기고 직장에 다시 나가려고 합니다. 어린이집에 보내기 전에 집에서는 어떤 점에 신경을 써야 할까요?

함께 많은 시간을 보내며, 아이의 안식처가 되어 주세요

어린이집에 보내기 전에 많은 부모님들이 가장 먼저 아이를 떼놓는 연습을 시키려고 합니다. 하지만 엄마 아빠가 어떻게든, 아이를 떼어놓으려고 연습에 열중하는 사이 아이들은 자기를 떼어놓으려는 엄마 아빠의 마음을 감지하고, 더 필사적으로 떨어지지 않으려고 애를 씁니다.

아이와 엄마 사이에 우선 단단한 애착 관계와 신뢰 관계가 존재한다면, 아이는 엄마와 잠시 떨어져도 일시적으로 울 뿐입니다. '나를 전면적으로 사랑하고 받아들여 주는' 엄마의 이미지에 의지하며, 엄마가 없는 시간도 받아들일 수 있게 됩니다.

애착 관계, 신뢰 관계를 쌓기 위해서 가능한 한 많은 시간을 엄마가 아이와 함께 보내 주세요. 헤어지는 연습을 시키기보다는, 지금 가능한 한 모든 시간을 함께 보내도록 합니다. 또 일찍 자고 일찍 일어나는 습관을 들이면, 매일 어린이집에 다니는 생활에도 무난히 적응할 수 있을 거예요.

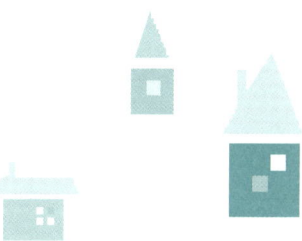

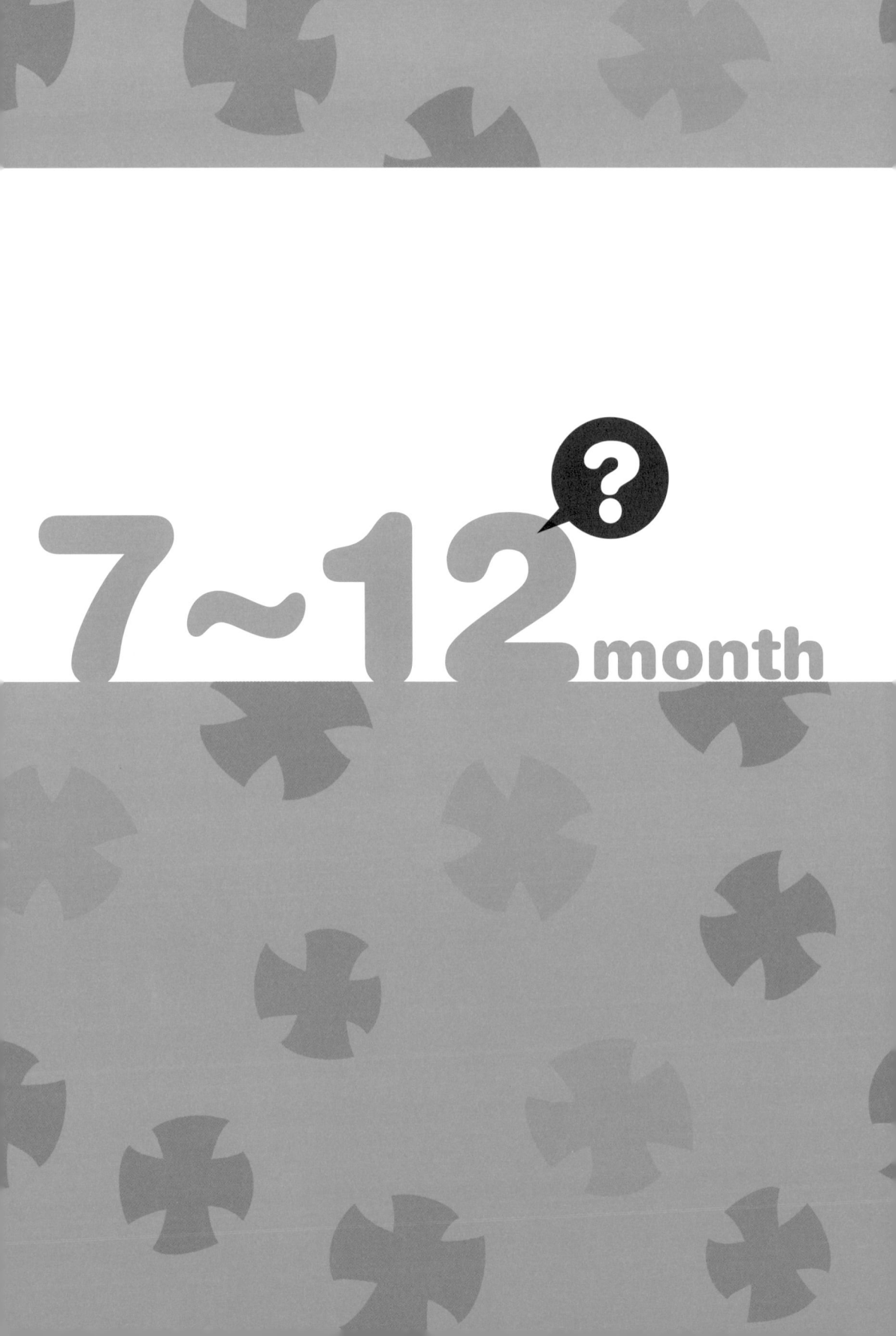

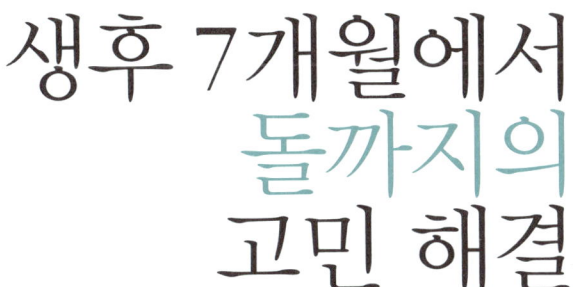

생후 7개월에서
돌까지의
고민 해결

PART 2

CHAPTER 1
생후 7개월 아기의 성장 발달

혼자 앉을 수 있게 되면서 부쩍 세계가 넓어져
호기심이 점점 왕성해집니다.

혼자서 똑바로 앉을 수 있게 됩니다

➜ 이 무렵부터 온전히 제 힘으로 앉기 시작하는 아기들이 많아집니다. 혼자 앉기가 가능해지면서 양손이 자유로워지고 점점 손을 쓰는 빈도가 늘어납니다. 손과 손가락을 사용한 놀이를 충분히 할 수 있도록 적당한 장난감을 준비하는 등 환경을 갖추어 주세요.

첫 이가 나기 시작합니다

➜ 평균적으로 생후 6~7개월 무렵에 첫 이가 나기 시작합니다.

우선 아랫니가 두 개, 그 다음 윗니가 두 개, 그 다음에 윗니 두 개 양옆에 또 두 개, 그리고 자라난 아랫니 양옆에 두 개. 이런 순서로 자라는 경우가 많으나, 나기 시작하는 순서나 시기에는 상당히 개인차가 있습니다.

이가 자라면서 충치가 걱정됩니다. 이 시기는 아직 이유식을 시작한 지도 얼마 안 된 시기이고, 또 타액도 많이 분비되어 그것이 이를 깨끗하게 하는 역할을 하므로 너무 예민하게 걱정할 필요는 없습니다. 아기가 싫어하지 않는다면, 수유나 이유식 후에 끓인 물이나 보리차 등을 마시게 하는 정도면 됩니다.

이유식이 문제없이 진행되면 혀로 으깰 수 있는 강도로

➜ 이 시기에는 이유식의 내용도 점차 다양해지고, 양도 많아질 겁니다. 이제 2회식을 궤도에 올릴 시기라고 생각하세요. 예를 들어 가족들의 반찬을 물에 헹궈 간을 엷게 한 것 등을 주고, 여러 가지 맛에 익숙해질 기회를 만들어 주세요. 기준은 '혀로 으깰 수 있을 정도의 강도'입니다.

밤 울음증이 시작되는 아기도 있습니다

➡ 생후 6~7개월부터 밤에 자주 울기 시작합니다. 원인은 확실하지 않으나 여러 가지로 대응책을 생각해 봅니다.

예를 들어 아기가 기분 좋게 잘 수 있게 가볍게 등을 때리거나 엄마가 옆에 붙어 있거나. 안심감을 얻는다면 쉽게 잠들 수 있을 거예요.

또 배가 고프다, 목이 마르다, 기저귀가 젖었다, 방이 덥다 등 불쾌의 원인도 점검합니다. 공갈 젖꼭지나 폭신폭신한 수건 등을 주었을 때 잠이 잘 든다면 그것을 이용합니다.

어차피 밤 울음증(야제증)은 발달 단계에서 통과 의례와 같은 것입니다. 잠이 잘 오지 않아 보채는 것뿐이니 너무 걱정할 필요는 없습니다.

생후 7개월 아기의 성장 발달 Q&A

Q **생후 6개월에 뒤집기는 늦나요?**

뒤집기를 하는 것이 늦어 생후 6개월이 넘어서부터 시작했습니다. 이후의 발육도 천천히 진행될까요? 지금도 혼자 앉을 수는 있지만, 기기는 아직이에요.

늦지 않습니다, 걱정 마세요

평소 잘 엎드려 있지 못하는 아기는 자다가 혼자 뒤집는 것도 조금 늦는 경향이 있어서, 생후 9개월이 되어서야 겨우 뒤집기가 가능해진 경우도 있었습니다. 혼자 앉기를 하지 않아 걱정하던 엄마로부터 "갑자기 기기 시작해서 깜짝 놀랐다"라는 말을 들은 적도 있어요.

몸의 움직임에 관한 발달은 아기 한 명 한 명이 모두 다르다고 해도 좋을 만큼 개인차가 큽니다. 위 질문의 경우는 한없이 평균에 가까운 발달을 하고 있으므로, 걱정할 필요는 전혀 없습니다.

알아두세요. 성장의 늦고 빠름이 '평균'에서 벗어난 경우에도 도달하는 곳은 모든 아기가 큰 차이 없이 비슷합니다. 언젠가는 모두 아장 아장 걷기 시작해서 눈을 떼지 못할 정도로 뛰어다니게 됩니다.

Q **자는 자세가 안 좋으면 골격 형성에 영향을 끼치지는 않을까?**

수면 자세가 좋지 않아서 아침에 일어나면 몸이 비틀려 있거나 베개가 어깨 밑에 가 있기도 합니다. 장시간 이상한 자세로 있어서 골격 발달에 영향을 미치지는 않을까 걱정이에요.

 영향은 없지만 자다가 이불을 걷어차지 않도록 대책을 마련해 주세요

아기들은 본능적으로 자신에게 해를 끼치는 행동은 하지 않습니다. 위 질문처럼 엄마가 보기에는 '어쩌면 저렇게 힘든 자세로 잘까' 싶은 자세라도 아기에게 있어서는 허용 범위 내이죠. 몸을 움직이는 사이, 그때 그 순간 '잠이 든 자세'가 됩니다. 그 자세가 힘들면, 아기는 자연스레 자세를 바꿉니다. 어른과 마찬가지로요.

본래부터 아기들은 수면 자세가 나쁜 것이 통념으로 정해져 있습니다. 잠이 든 자세를 아침까지 유지한다면, 그 편이 기적에 가깝겠지요. 이불에서 빠져나와 위아래가 바뀌거나 하는 것은 모든 아기들이 같습니다. 골격 형성에 미치는 영향을 염려할 필요는 없습니다.

오히려 추운 계절에 자다가 이불을 걷어차 배탈이 나지 않도록 신경을 써 주세요. 빠져나온 이불을 부지런히 다시 덮어 주세요.

Q **부모의 체질이 얼마나 유전되나요?**

아이 아빠의 알레르기 체질(천식 등)은 아이에게 어느 정도 유전되나요? 지금은 특별히 신경 쓰이는 점이 없지만 걱정됩니다.

단순히 판단하기는 어렵습니다. 너무 걱정 마세요

알레르기의 발생에는 몇 가지 인자가 영향을 끼친다고 알려져 있습니다. 질문하신 '아빠의 체질'도 그 인자 중에 하나입니다.

다만 체질을 물려받았다고, 반드시 알레르기를 일으킨다고 할 수는 없습니다. 반대로 알레르기 체질이 아닌 부모 사이에서 태어난 아이가 알레르기를 일으키는 경우도 있으며, 체질만으로는 다 설명할 수 없는 것이 많이 있습니다.

환경이나 식사에서 받는 영향 등이 알레르기의 원인으로 확실하다면 그것을 제거하면 되지만, 실제로는 원인을 특정 짓는 것이 어렵습니다. 어느 정도 체질을 물려받은 것인지 판정하는 것은 더욱 어려운 일입니다.

현재 알레르기 증상이 나타나지 않았다면, 우선은 걱정하지 마세요. 그리고 체질 이외의 인자를 멀리하는 생활을 하며 대범하게 여기는 것이 좋습니다.

Q 머리카락이 얇아 걱정입니다. 언제쯤 길어지나요?

타고난 머리카락이 얇고 금발의 산모 상태입니다. 요즘에는 숱이 조금 많아졌습니다만, 바람에 날릴 만큼 길어지려면 얼마나 걸리나요?

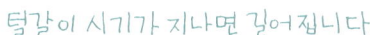

털갈이 시기가 지나면 길어집니다

아기의 머리카락은 태어났을 때의 부드러운 머리카락이 한번 빠지고 새로 자라나기 시작해 단단한 아동의 것이 됩니다.

보통은 생후 3개월경이면 전에 있던 머리가 빠지고 새로 자라기 시작합니다. 하지만 개인차가 있으므로 새로 자라는 시기가 늦어진다

연한
머리카락

고 염려하실 필요는 없습니다. '바람에 날릴 만큼의 길이' 도 시기를 정확히 집어 말할 수는 없으나 분명히 그렇게 됩니다. 긴 안목으로 지켜봐 주세요.

낮가림

Q 엄마 말고는 다 울어요

낮가림이 심해 걱정입니다. 엄마 외의 사람이 안으면 엄청난 기세로 웁니다. 처음 만난 사람뿐만 아니라 할아버지, 할머니에게도 낯을 가릴 때가 있습니다. 나중에 어린이집에 보내야 하는데 벌써부터 걱정입니다. 어떤 점에 주의하면 좋을까요?

상대방과 친한 모습을 보여 주세요

낯을 가리는 것은 엄마를 향한 애착과 신뢰감이 확실히 자라고 있다는 증거입니다. 다른 사람과 접할 때는 우선 엄마가 상대방과 즐겁게 이야기하거나 마주 보고 웃는 모습을 아기에게 보여 주세요. 아기는 엄마의 모습으로 상대를 판단하므로, 친한 듯이 대하는 모습을 보면 상대방에게도 안심감을 갖게 됩니다. 이 '제 1인상' 이 굉장히 중요해요. 안심감을 가지면, 아기가 먼저 상대방에게 관심을 표시합니다.

어린이집에 다니기 전까지 아기와 즐겁게 보내는 시간을 많이 가지세요. 엄마의 애정과 상냥함을 느낄 상호 접촉을 많이 '저축' 해놓는 것이 좋습니다. 어린이집이라는 새로운 환경에서 당혹감을 이겨낼 최대의 방법은 그 저축을 통해서니까요.

Q 낮 시간은 엄마와 아기 단둘이 보냅니다. 외출을 더 많이 하는 편이 좋을까요?

아빠의 휴일 외에 하는 외출은 근처 슈퍼마켓 정도입니다. 집이 아닌 곳에서 놀게 할 기회를 늘리는 것이 좋을까요? 근처에는 같은 월령 대의 친구가 없어서 낮 동안은 항상 엄마와 둘뿐입니다.

가족 간의 접촉이 최고의 환경입니다

집에서 느긋하게 시간을 보내며 뒤집기도 하고 엎드려도 보고, 가끔은 산책을 겸해 슈퍼마켓에도 가고. 지금 이대로 좋습니다. 집에는 자유롭게 움직일 수 있는 안전한 공간을 꼭 만들어 주세요.

아빠가 쉴 때는 공원이나 지역의 어린이 광장 등에 데려가 보세요. 같은 또래의 아기들과 만날 수도 있고, 부모끼리의 커뮤니케이션이나 정보 교환에도 좋습니다.

다만 아기들끼리 함께 어울려 놀게 되기까지는 조금 더 시간이 걸립니다. 그러니까 친구가 없는 것을 염려할 필요는 없어요. 지금은 가족 모두가 아기와 많은 시간을 함께 보내는 생활을 즐기도록 하세요.

Q 머리를 쿵, 괜찮을까요?

혼자 앉기와 기어다니기를 시작했는데, 균형을 잘 잡지 못해 머리를 박거나 합니다. 신경을 쓰고는 있지만, 모두 막기에는 역부족입니다. 머리를 박아도 별로 동요하지는 않지만, 쿵 소리가 들릴 때마다 걱정이 끊이지 않습니다.

머리를 때려요

집 안을 점검하여 예방책을 강구하세요

아기는 머리가 크지요. 중심이 위에 있어 균형을 잡기가 힘들기 때문에 혼자 앉기를 하다가 뒤로 훌렁 넘어가거나, 기어다니며 놀다가 가구에 머리를 부딪치기도 합니다. 이런 일은 발달이 진행되어 행동 범위가 넓어지면 아무리 신경을 써도 피할 수가 없습니다. 머리를 부딪쳐도 몸에 별 이상이 없고 본인이 개의치 않는다면 우선 괜찮습니다. 그러나 때로는 생각지 못한 큰 부상으로 이어지지 않는다는 보장도 없지요. 그러니 집안의 안전을 점검해 주세요. 가구의 각에 쿠션 시트를 붙이거나, 마룻바닥이 매끈한 재질이라면 미끄러지지 않도록 카펫을 까는 등 예방책을 강구해두세요.

자외선

Q 햇빛이 강할 때 주의할 점은?

자외선은 아이들에게도 좋지 않다고 하던데요. 되도록이면 밖에 안 나가게 하는 것이 좋을까요? 햇빛이 강한 계절에 밖에서 놀 때 주의 사항에 대해서도 알려 주세요.

시간대와 장소를 골라가며 외출을

요즘에 같은 질문을 많이 받습니다. 자외선의 영향을 염려하는 분들이 늘고 있다는 것을 실감해요. 확실히 요즘 들어 자외선의 양이 늘고 있는 것으로 알려졌습니다. 그러나 아기나 아이들에게는 집 밖의 해방된 공간에서 마음껏 몸을 움직이며 노는 것, 또 자연의 공기를 체감하는 경험이 아주 중요한 일입니다. 그러니 집 밖에서 놀게 하는 것을 전제로 대책을 세워 보세요.

햇살이 강한 시간대(오전 10시~오후 2시)에는 장시간 외출을 피하고, 밖에 나갈 때는 모자를 씌우거나 그늘에서 놀게 하세요. 자외선 차단 크림을 바르는 것도 좋지만, 땀을 흘리면 지워지므로 부지런히 덧발라 주어야 합니다. 또한 '발랐다'고 과도하게 기대하지 않는 것이 좋습니다. 적당한 휴식과 충분한 수분 보충도 잊지 마세요.

Q **잠에 방해가 되는 열대야, 에어컨을 틀고 자도 될까?**

밤에는 아직 잠을 자기 힘든지 자주 눈을 뜨고 칭얼댑니다. 에어컨이나 선풍기를 틀고 자도 되나요?

문제없습니다. 칭얼거릴 때는 알맞게 대응을

찌는 듯한 더위에 잠을 이루지 못할 때는 에어컨을 켜도 상관없습니다. 에어컨의 냉방이나 선풍기 바람이 직접 닿지 않도록 주의하세요.

다만 칭얼거리거나 자다 깨서 우는 것은 더워서 못 자겠다는 이유뿐만 아니라 성장해가는 단계에서는 극히 평범한 일입니다. 너무 민감하게 받아들이지 않는 것이 중요합니다.

'아직 잘 자는 법을 모르니 어쩔 수가 없겠구나' 하고 받아들이세요. 그럴 때는 손을 잡아 주거나 등을 가볍게 두드려 주는 정도면 괜찮습니다.

Q **텔레비전을 가까이 가서 보네요**

유아용 방송 프로그램을 좋아합니다. 멀리 떼어놓아도 슬쩍 텔레비전 앞으로 다가가 텔레비전을 잡고 일어나기도 해서, 문득 아기를 보면 큰 화면이 바로 눈앞에 있을 때도 있어요.

너무 가까이 가지 않도록 신경 써 주세요

텔레비전이 좋다고 해도 이 시기는 내용보다는 번쩍이는 화면과 소리의 자극에 흥미를 빼앗긴 것이라고 봅니다. 텔레비전은 일방통행이어서 아기가 주도할 수 있는 것이 아니에요. 그러니 지금 시기에 너무 장시간 보여 주는 것은 피하는 것이 좋습니다.

가까이서 보는 것이 걱정이라면 텔레비전 앞에 탁자를 놓는 등 아기가 너무 가까이 가지 못하도록 하는 방법을 생각해 보세요. 그리고 텔레비전이 아닌 다른 것에 관심을 둘 수 있도록 새로운 흥미의 대상을 찾아보세요.

유모차

Q **유모차 위에 일어서요**

외출 때 유모차를 이용하는데, 잡고 걷기가 시작된 뒤로는 유모차에 탄 채로 일어서려고 합니다. 안전벨트를 채워도 빠져나갑니다. 좋은 대책 없을까요?

인형이나 장난감을 가지고 놀게 해 보세요

활발한 아기여서 몸이 절로 움직여지는 모양입니다. 그러나 언제 어디에서 위험이 생길지는 모를 일이므로 충분히 주의해야겠지요. 유모차를 이용할 때는 벨트나 끈을 별도로 준비해서 안전벨트를 이중으로 착용시키는 등 벨트에서 빠져나가지 못하도록 손을 써야 합니다.

또 아기가 좋아하는 인형이나 장난감을 유모차에 태우는 것도 효과가 있습니다. "오늘은 곰돌이랑 같이 타자. 꼭 안고 있어야 돼" 하고 말을 거는 등 좋아하는 장난감에 정신을 팔게 하면, 앉아 있을 때도 비교적 얌전히 있게 됩니다.

아무리 해도 위험하다고 느껴질 때는 유모차 사용을 그만두는 것도 필요합니다. 아이를 업어 주거나, 만약 동행이 있다면 함께 손을 잡고 가는 등 아기를 맡기는 방법도 있습니다. 어디까지나 아기의 안전을 최우선으로 생각하세요.

Q **하루의 수면량이 모자란 감이 있어요**

낮잠을 거의 자지·않고 밤에도 몇 번씩 깹니다. 수면 시간이 짧아 잠이 모자랄 것 같은데 괜찮을까요?

개인차가 있으니 걱정하지 마세요

낮잠 시간은 아기들마다 개인차가 있습니다. 깨우지 않아도 자연스럽게 눈을 뜬다면, 30분에서 1시간 정도만 자도 문제는 없습니다. 아기는 필요한 만큼 수면을 취하므로 걱정 마세요.

밤중에 일어나는 것은 수면 패턴과 관계있습니다. 잠의 깊이는 아침에 일어날 때까지 줄곧 일정한 것이 아니라 '얕은 잠(렘 수면, REM Sleep)'과 '깊은 잠(논렘 수면, Non-REM Sleep)'이 주기적으로 반복됩니다. 얕은 잠을 잘 때 아기가 깨기도 하는 것은 정상적인 일입니다. 성장과 함께 잘 자는 법을 익히면, 얕은 잠을 잘 때도 깨지 않고 아침을 맞게 됩니다.

Q **보채며 젖을 찾는 것도 밤 울음증?**

생후 5개월쯤부터 밤에 몇 번씩 깨기 시작하더니 요즘은 한 시간에서 한 시간 반마다 눈을 뜹니다. 큰 소리로 울지는 않지만, 칭얼거리며 일어나서 젖을 찾아요. 젖을 먹이면 5~10분 정도 후에 바로 다시 잠들어요. 이것도 밤에 일어나 우는 현상 중 하나인가요?

젖을 주는 것 외의 해결 방법을 찾아 보세요

밤에 푹 자게 하려면 하루의 리듬을 만드는 것이 중요합니다. 아침에는 일찍 일어나 오전 중에 충분히 몸을 움직이고, 밝기나 생활 잡음 등 낮이라는 것을 느낄 수 있도록 합니다. 또한 밤이 되면 조용하고 어두운 환경을 만들어 주세요. 낮과 밤의 분위기에 차별을 주는 것이 포인트입니다.

우선 밤에 잠들기 전에 젖을 충분히 먹여두세요. 그리고 밤중에 보채도 큰 소리로 울지 않는다면, 젖을 물리는 것 외의 방법으로 재우는 것이 어떨까요. 아기 곁에서 함께 자거나 등을 가볍게 어르거나 손을 잡아 주는 거죠.

지금까지 보채면 젖을 주는 것이 습관이 되었으니 젖을 찾는 것일 뿐, 실제로 배가 고픈 것은 아닐지도 모릅니다. 젖 물리기 외의 방법을 시도해 보세요.

생활
리듬

Q 아빠의 늦은 귀가로 아기가 늦게까지 깨 있어요

서서히 생활 리듬이 자리 잡히고 있습니다. 그런데 취침 시간과 아빠의 귀가 시간이 겹쳐지면 아빠를 만난 기쁨에 흥분해서 결국 밤늦게까지 깨어 있습니다. 생활 리듬 확립을 위해 억지로라도 일찍 재우는 것이 좋을까요?

생활 리듬을 우선하도록 아빠도 도와주세요

생활 리듬은 아기의 건강에 아주 중요한 요소입니다. 또 리듬이 갖추어지면, 아기 양육도 원활해져 엄마도 편해집니다. 귀가한 아빠와의 시간은 하루 중에서도 손꼽히게 즐거운 시간일 거예요. 하지만 리듬을 무너뜨리지 않기 위해서는 늦어도 밤 9시 전까지는 아기를 재우는 원칙을 지키는 것이 좋겠지요. 자녀 양육에 실패한 경우는 생활 리듬의 혼란이 원인이 되는 일이 적지 않습니다. 그러니 아빠도 양해하고 협조하세요.

귀가가 늦을 때는 아기의 수면을 우선해서 아빠와 갖는 시간을 없애야 합니다. 엄마가 아기를 재우고 있을 때는 아빠가 아기에게 얼굴을 보이지 않도록 하세요. 아기가 건강하고 기분 좋게 무럭무럭 자라게 하기 위해서이니, 당분간만 자제하세요. 그리고 아기와 아빠가 함께하는 시간은 아침 시간을 이용하세요.

Q 수유 간격이 아직도 짧아요

젖이 예전에 비해 잘 불지 않습니다. 그 때문인지 수유 간격이 좀처럼 길어지지 않고, 아기도 조금씩만 먹어요.

수유
리듬

이유식 양을 늘리고 상태를 지켜 보세요

생후 7~8개월은 이유식도 한 단계 진행된 시기입니다. 모유나 분유만으로 배가 채워지던 것에서 이유식이 식사의 중심이 되어가는 이행기이기도 합니다. 그러므로 아기가 조금만 먹더라도 '젖이 모자란가?' 하고 생각하기보다는 한 회에 주는 이유식의 양을 늘리는 것이 어떨까요.

젖이 잘 불지 않는 것은 아기가 막 태어났을 때와는 상황이 다르니 당연한 것입니다. '부는' 상태에 익숙해졌으므로 충분히 젖이 차 있어도 엄마가 그것을 느끼지 못하게 되었을 수도 있지요. 이유식을 많이 먹이면 수유 간격도 서서히 넓어지게 되겠지요.

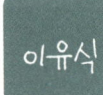

Q 이유식을 메인으로 하는 포인트는?

이유식을 잘 먹지만, 매번 분유도 꽤 많은 양을 함께 먹습니다. 이유식 후반기에 들어설 때는 메인을 분유에서 이유식으로 전환시키고 싶은데, 언제쯤부터 어떤 식으로 줄여가는 것이 좋을까요?

이유식을 늘리면 분유량은 줄어듭니다

아기는 배가 고프면 먹을 것을 원합니다. 반대로 배가 부르면 원치 않습니다. 무리를 하거나 참는 일은 기본적으로 하지 않습니다. 지금 꽤 많은 양의 분유를 먹는다면, 아직 '먹고 싶은' 것이겠죠. 이제 이유식도 후반기로 접어들게 되니, 그 식욕을 이유식으로 돌려 보세요. '배부른 상태'의 균형은 분유를 줄이기보다 이유식을 늘리며 조절해 보세요. 이유식으로 배가 어느 정도 부르면, 분유의 양은 자연히 줄어듭니다.

아기 식욕에는 개인차가 있습니다. 많이 먹는 아기도 있고, 조금 먹는 아기도 있습니다. 이유식을 몇 그램 먹었다, 분유를 몇 밀리미터 먹었다는 것에 연연하지 말고, 이제부터는 아기에게 맡겨 보세요.

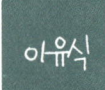

Q 이유식의 양과 시간이 모두 일정하지 않아요

아기가 이유식을 아주 잘 먹습니다. 그런데 이유식을 주는 시간이 매일 일정하지 않아요. 먹는 양도 매일 달라 걱정됩니다.

생활 리듬이 자리 잡으면 해결됩니다

이유식의 시간과 양은 생활 리듬 전반 속에서 생각해 보세요. 일어나는 시간과 낮잠 시간의 리듬이 정해져 있지 않으면, 이유식을 먹이는 시간이 계속 바뀌는 것도 당연합니다. 식욕에도 변덕이 생겨서 먹는 양이 매일 바뀔 수도 있어요.

일어나는 시간과 낮잠 시간이나 횟수 등의 리듬이 완성되면, 이유식을 주는 시간이나 아기가 먹는 양도 자연히 일정해질 거예요.

Q 이유식을 많이 먹으면 모유를 먹지 않게 되나요?

이유식을 다 먹은 다음 젖을 물리면, 먹을 때도 있고 안 먹을 때도 있습니다. 이유식의 양이 너무 많았던 것인지 걱정이 될 때가 있어요.

이유식

성장에 따른 자연스러운 흐름입니다

이유식이 늘어나면 모유나 분유가 줄어드는 것이 당연하지요. 또 이유식 메뉴에 따라서는 수분이 많은 것도 있지요. 그 수분으로 아기는 배가 불러지므로, 이유식 뒤에 젖을 먹지 않을 때가 생기는 것은 조금도 이상한 일이 아닙니다.

'엄마 젖-이유식-일반 식사'로 이어지는 것이 성장에 따른 자연스러운 흐름입니다. 젖을 먹지 않을 때가 있다는 것은 그 흐름에 따른 성장 과정이므로 오히려 좋은 경향이라고 받아들이세요.

아기의 발육이 순조롭고 건강하다면, 한 끼 한 끼의 이유식과 젖의 양을 별로 신경 쓸 필요는 없습니다.

Q 식기에 손을 넣고 엉망으로 만들어요

이유식을 주면 식기 속에 손을 담그려고 합니다. 손으로 주물럭거리며 놀고 싶은 모양이에요. "안돼!" 하고 넣으려는 손을 들어 올리면 맹렬히 항의하고, 그 후에는 울면서 먹지 않습니다. 하고 싶은 대로 하게 놔둬야 할까요?

놀면서
먹기

💬 아기가 주물러도 상관없는 메뉴를 준비해 보세요

이유식 중반기가 되면 모유나 분유 이외의 음식에도 익숙해져서, 아기는 '여유'를 보입니다. 그러면 음식에 대한 흥미가 끓어오르는데, 손으로 주무르고 싶어 하는 것은 그 흥미에서 비롯되는 것이지요. 즉 "이건 뭐지?", "이건 어떤 감촉일까?" 하고 눈앞에 있는 음식의 정체를 확인하고자 손을 뻗고, 그 결과 주물럭거리게 됩니다. 결코 음식을 주무르며 엉망으로 만들려고 하는 의도가 아니라는 것을 이해하고, "이 음식에 흥미가 아주 많구나" 하는 정도로 받아들여 주세요.

그리고 아기가 손으로 만져도 괜찮은 것을 한 가지 준비해두는 것은 어떨까요. 그것에 흥미를 돌려 '확인 작업'을 할 때를 틈타 다른 음식을 숟가락으로 먹게 하세요.

손으로 만져도 되는 메뉴가 한 가지 있으면, 기분을 망쳐 울며 먹지 않는 일도 없을 것입니다.

치열

❓ 벌어진 치아 사이 그대로 놔두어도 될까요?

윗니가 두 개 났는데, 사이가 약간 벌어졌어요. 먼저 있던 아랫니 두 개는 치열이 괜찮은 편인데 어떻게 해야 할까요?

💬 딱딱한 음식을 꼭꼭 씹어 턱을 튼튼하게

잇몸에서 쏙 튀어나오는 자그마한 젖니가 정말 귀엽지요? 이가 처음 날 때는 아무래도 치열이 비스듬하거나 치아 사이가 벌어진 형태로 자라기가 쉽습니다. 그러나 그 상태가 그대로 고정되는 것은 아닙니다. 다음에 자라는 옆자리 치아에 의해서 점점 정렬되지요. 위아래 네 개씩 이가 날 무렵이 되면, 치열 걱정은 사라질 겁니다.

다만 치열이 좋고 나쁜 것은 '턱뼈의 발달'과도 관련이 있다는 것을 기억해두세요. 턱이 작으면 이가 모두 자랄 수 있을 만큼 자리를 확보하지 못해서 치열이 나빠지는 경향이 있습니다. 그것은 이가 자라는 방식이라기보다는 오히려 턱의 크기 문제입니다.

어른과 같은 식사를 하면, 딱딱한 것을 꼭꼭 씹게 해서 턱을 튼튼하게 만들어 주세요.

Q **이를 갈아서 걱정이에요. 이가 상하지 않나요?**

윗니가 네 개, 아랫니가 세 개 났습니다. 이가 가려운지 항상 오도독거리며 이를 가는데요. 이가 상하지나 않을지 걱정이 됩니다.

이갈기

안전과 청결을 신경 쓰고, 빨기 장난감을 주세요

이가 굉장히 빨리 자라는 편이네요. 이 시기는 빨기 놀이, 이를 위한 장난감을 주세요. 장난감을 고르는 포인트는 '입에 상처를 내지 않는 것', '삼킬 위험이 없는 것', '간단히 씻을 수 있어 청결이 유지되는 것'입니다. 이 세 가지를 명심하세요. 장난감을 쥐어 주면 반드시 입으로 가져가는 시기이므로, 이 세 가지를 모두 갖추어야 합니다.

빨기 놀이를 하면 침을 많이 흘리고, 입 주변이 트기도 합니다. 그것이 신경 쓰여서 빨기 놀이 장난감을 주기 싫다고 느끼는 엄마가 있을 수도 있습니다. 그러나 아기의 발육에 있어서 빨기 놀이는 중요한 의미를 가집니다. 침이 많이 흐르니까, 입 주변이 트니까 등의 이유로 피하지 말고, '장난감은 주고 (피부) 관리하자'는 자세를 갖으세요.

Q 또래 아이들과의 접촉은 꼭 필요한가요?

같은 또래 아이들과 만날 기회가 많지 않은데, 만남이 꼭 필요한가요?

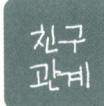 아직 함께 어울려 놀지 못해요

뒤집기를 하거나 상반신을 일으키고 혼자 엎드리는 등 움직임이 활발해지는 시기입니다. 장난감에도 흥미가 가득해서 만지거나 입에 물고 맛을 보는 등의 행동도 이 시기부터 시작하지요. 여러 가지 것에 관심을 갖는 아기를 보면, 같은 월령 친구와 만나 놀아야 하지 않을까 고민하게 됩니다.

그러나 친구와 함께 어울려 놀기에는 아직 무리가 있습니다. 친구와 같은 장소에 있어도 각자 자기 세계에서 놀 뿐 아직은 함께 어울려 놀지 않습니다.

단 엄마에게는 아기의 친구들이나 그 엄마들과의 접촉에 의미가 있습니다. 육아 동아리나 공원에 적극적으로 나가 자연스레 아기들과 엄마들을 만나는 기회를 갖도록 하세요.

Q 어디까지 좋을 대로 시켜야 할까?

아기 때는 무엇이든지 하고 싶어 하는 것을 하고 싶을 때까지 하게 놔두는 것이 좋다고 들었는데, 위험하거나 예의가 없이 굴면 금세 그만두게 합니다. 지금부터 예절 교육은 신경 쓸 필요 없이 아기의 행동 범위를 넓히는 것이 좋을까요? 어디까지 하고 싶은 대로 하게 놔두어야 할지 잘 모르겠어요.

위험한 것 외에는 되도록 할 수 있게 놔두세요

몸의 움직임이 활발해지고 행동반경도 넓어지는 것이 바로 이 시기입니다. 아기에게는 하고 싶어 하는 일을 자유롭게, 또 충분히 하게 하는 것이 중요합니다. 단 자유에도 제약은 있어야 합니다. '위험한 일'은 하지 못하게 하는 자세를 분명히 가지고 아기와 마주해야 합니다.

물론 아기는 무엇이 위험한 일인지를 모르므로 그 판단은 어른이 해야 합니다. 사는 곳의 환경이나 가족 구성 등 각 가정마다 위험한 일에는 차이가 있습니다. 그러니 우리 집에서 '해도 되는 것'과 '안 되는 것'의 선을 확실하게 나누어야 합니다. 또 예방책을 펼 수 있는 부분에서는 미리 그 방법을 생각하고 실행해두어야 아기에게 금지시키는 것들이 적어질 수 있습니다.

단 생활 속에서는 아기의 마음을 받아들이고, 내용에 따라서 너그럽게 봐 줄 때가 있는 것도 괜찮지 않을까요. 지금 예의에 어긋나게 구는 행동이 장래까지 쭉 이어지는 것은 아니니까요.

CHAPTER 2
생후 8개월 아기의 성장 발달

저쪽으로 가고 싶어, 혼자 먹을래 등 여러 가지 면에서
기분을 주장하기 시작합니다.

체중 증가가 완만해지고, 체형은 호리호리해집니다

➜ 아기의 발육이 항상 같은 속도로 진행되는 것은 아닙니다. 키가 크는 시기가 있으면 몸무게가 부쩍 느는 시기도 있습니다. 생후 7~8개월을 넘어서면 몸무게 증가는 점점 완만해지고, 체형도 약간 호리호리해집니다.

기기 시작하는 아기도 있습니다

➜ 혼자 앉기가 부쩍 능숙해져 시야가 넓어지면서, '저쪽으로 가고 싶어!' 하는 욕구가 생깁니다. 빠른 아이 중에는 벌써 기어다니기 시작하는 아기도 있습니다.

기어다니는 스타일도 각양각색. 엉덩이를 치켜들고 기는 것 외에도, 배를 바닥에 대고 기거나 앉은 채로 엉덩이를 움직여 이동하는 아기도 있습니다.

아기가 활발히 움직이면, 그것이 이른지 늦은지도 신경 쓰이죠. 하지만 발달은 개인차가 큰 것이니 아기들 각자가 자기에게 맞는 속도로 성장하고 있다는 것을 지켜봐 주세요.

낯가림 대책은 관찰시키고 안심시킬 것

➜ 아기가 모르는 사람의 얼굴을 빤히 쳐다볼 수 있게 되면, 낯가림이 시작되었다는 신호입니다. 엄마나 아빠 등 가까운 사람이 누구인지 알게 된 아기는 모르는 얼굴을 보면 공포와 불안을 느낍니다. 얼굴을 빤히 쳐다보는 것은 그 얼굴이 나와 친한 사람 얼굴인지 아닌지를 구분하기 위해서입니다.

이 시기를 헤쳐 나가려면, 아기에게 관찰할 시간을 주어야 합니다. 평소에 접하지 않았던 사람은 아기와는 눈을 맞추지 말고, 엄마나 아빠와 즐겁게 대화하는 모습을 보여 주는 것이 좋습니다. 엄마나 아빠와 친밀한 사람이라는 것을 알면, 불안과 무서움도 사라집니다.

먹지 않는다고 억지로 먹이지는 마세요

➡ 이유식을 시작하고 시간이 좀 지나면 아기도 질리기 시작하는지 먹다가 안 먹다가 합니다. 먹지 않는 음식이 생기기도 하고요. 그러나 억지로 먹이는 것은 금물입니다. '식사는 즐겁게'라는 문구를 항상 마음속에 새겨야 합니다.

아기가 스스로 먹고 싶어 하면서, 자기도 모르게 손으로 음식을 헤젓고 엉망으로 만들 때도 있지요. 그것은 먹으려는 의욕을 나타내는 겁니다. 명백히 음식을 가지고 장난치는 것이 아니라면, 어느 정도는 자유롭게 할 수 있게 해 주세요.

생후 8개월 아기의
성장 발달 Q&A

Q **발달 순서가 거꾸로, 다리에 주는 부담은?**

신체 발달 순서가 다른 아기들과 정반대입니다. 혼자 앉을 수 있게 되더니 뒤집기를 시작하고, 아직 기기도 전에 벽을 잡고 일어서서 걷기도 해 당장이라도 걸음마를 시작할 것 같습니다. 다른 아기들과 발달 순서가 달라서 혹시라도 다리에 부담이 되지 않을지 걱정이에요.

발달순

발달은 아기에게 맞는 순서대로 진행됩니다

아기의 몸은 꼭 정해진 순서에 따라서 발달되는 것이 아닙니다. 발달에도 난이도가 낮은 동작에서 점점 높은 동작으로 진행되는 기본 흐름이 있지만, 실제로는 기기 전에 벽을 잡고 일어설 수 있는 아기들도 많이 있습니다. 발달 순서를 건너뛰더라도 보다 난이도가 높은 운동이 가능한 단계에 도달했다면, 중간 단계의 운동을 건너뛰어도 상관없습니다.

금방이라도 혼자 걷기 시작할 것 같다는 걱정도 과한 것입니다. 생후 9개월쯤에 걸음마를 시작하는 아기도 있고, 아기가 알아서 자연스럽게 걸음마를 시작한다면 솔직하게 기뻐해 주세요. 물론 발에 부담이 생길 걱정도 없습니다.

발달은 그 아기에게 가장 적합한 형태로 진행됩니다. 걷는 것이 아직 부담스럽다면, 부담이 사라질 때까지 시기를 기다려 걸음마를 시작하는 것이 발달의 메커니즘입니다. 발달의 순서와 속도를 개성으로 받아들여 주세요.

발열

Q 원인도 모르는 열이 지속되는데

39도의 열이 납니다. 열 이외의 특별한 다른 증상이 눈에 띄지는 않아서 약을 먹이고 상태를 지켜보고 있습니다. 나흘 동안 38도의 열이 계속됐지만, 결국 열의 원인은 알 수 없었어요. 이 시기의 아기에게 자주 있는 일인가요?

열 이외의 증상에도 주목하세요

아기가 39도 전후의 열을 내는 것은 결코 드문 일이 아닙니다. 낮 동안의 흥분이 밤에 발열로 이어지는 경우도 있고, 무언가에 감염된 것이라면 발열은 며칠 동안 계속됩니다.

발열 그 자체는 무엇인가 원인을 나타내는 하나의 신호이므로, 열이 난 것만으로 원인을 밝혀낼 수는 없습니다. 다른 증상과 더불어 볼 필요가 있습니다. 발열이 있어도 기분 좋게 놀고 있다면 우선은 괜찮습니다.

발열 이외에 젖을 먹지 않거나, 울음을 그치지 않거나, 보채거나, 발진이 나고, 구토를 하는 등의 증상이 나타나면 소아과를 찾으세요.

어찌 되었든 발열이 나타나면 충분한 수분 섭취가 중요합니다.

Q **보행기 사용이 발달에 영향을 줄까?**

보행기를 태우면 아기가 신나 합니다. 아기에게 보행기는 좋지 않다는 이야기를 들었습니다. 기거나 걷는 것의 발달에 어떤 영향을 줄까요?

😊 혼자 앉기가 안정적으로 가능해지면 괜찮아요

양손을 짚지 않고 혼자 앉을 수 있게 되는 것은 보행기에 태워도 되는 하나의 기준이 되기도 합니다. 아기가 양손으로 자기 몸을 지탱하지 않고 앉을 수 있는 것은 척추를 지탱하는 근육의 발달이 착실히 이루어져서 자세의 균형도 잡을 수 있게 되었다는 뜻이에요. 즉 기기에서 일어서기 단계로 발전할 준비가 된 시점이라고 할 수 있습니다.

단 신체 발달에는 한 가지가 가능해지면 다음 단계로 진행되는 '흐름'이 존재하므로, 그것에 앞서 무언가를 하게 하는 것은 별 의미가 없는 일입니다. 그러므로 앞뒤로 넘어지거나 비틀대지 않고 앉아 있을 수 있는지를 살펴보는 것이 중요합니다.

몸을 스스로 지탱할 수 있고 즐겁게 보행기를 탄다면, 오히려 걱정해야 할 부분은 뒤집힐 위험입니다. 높이 차이가 있는 곳이나 계단 가까이에서는 타지 못하도록 눈을 떼지 말고 지켜보세요.

Q **자기 이름은 언제쯤 알아듣나요?**

친구 이름을 불러도 돌아보고, 목소리에는 반응하는 것 같아요. 자기 이름을 인식하거나 '바이바이' 등 말을 할 수 있게 되는 것은 언제부터인가요? 또 가르치는 데 요령이 있나요?

비교적 이른 시기부터 밥을 "맘마"라고 하거나 부모를 엄마 아빠로 구별해 인식할 수 있게 되는 것은 대상이 보이기 때문입니다. 그러나 이름은 추상적인 것이라서, 그것이 자기를 부르는 것이라고 인식하는 것은 아기의 자아가 자라나 성장하는 한 살을 넘어서부터 입니다.

'바이바이' 등의 동작도 어른의 흉내를 내서 하는 것은 이르지만, 그 것이 '작별'을 뜻한다는 것을 아는 것은 적어도 첫돌이 지난 다음부 터입니다.

그 이전 시기는 동작을 가르치기보다 아기가 하는 것을 진심으로 '귀여워라', '재미있다'라고 느끼고, 그것을 솔직하게 표현하는 것 이 중요합니다. "어머, 바이바이했구나!" 하고 한껏 기쁨을 표현해 주세요.

헤르니아

Q 딱 한 번 생겼던 헤르니아, 그냥 놔두어도 될까?

생후 1개월 때 '서혜부 탈장(Inguinal Hernia)'이 발견되어 그 후는 경과를 관찰 중입니다. 헤르니아는 지금까지 한 번밖에 나온 적 이 없고, 정기 검진 때 진찰을 받아 보는 정도예요. 이대로 헤르니아 가 나오지 않으면 그냥 놔두어도 되는 건가요?

🙂 잘 관찰한 다음 주치의와 상담을

서혜부 탈장은 허벅지 위쪽으로 장 등 내장기 중 일부가 빠 져 나오는 병입니다. 남자 아이들에게서 많이 발견되고, 장 등이 돌 출되어 사타구니가 부풀어 오르거나 원래대로 돌아오거나 합니다. 여자 아이들에게는 비교적 잘 발생하지 않지만, 발생할 경우는 난소가 빠져나오기도 합니다.

질문에서는 한 번 헤르니아가 나온 후로는 나온 적이 없다고 하셨는데, 재발 가능성이 완전히 사라진 것은 아닙니다. 큰 소리로 운 후나 기저귀를 갈 때, 또 목욕을 시킬 때 부풀어 오른 부분이 없는지를 관찰하세요. 한 살쯤을 기준으로 빠져나오는 부분을 닫는 수술을 받을지 주치의와 상담해서 결정해야 합니다.

요즘은 서혜부 탈장 수술을 입원 없이 할 수 있는 병원도 있고, 흉터도 거의 눈에 띄지 않을 정도이므로 너무 걱정할 필요는 없습니다.

Q 첫 발열로 헤르페스 진단을 받았어요

생후 8개월에 처음으로 열이 났습니다. 열은 하루 만에 내렸는데, 그 후 입 주위에 수포가 생겨서 병원을 찾았더니 '헤르페스(단순포진)'라는 진단이 나왔어요. 헤르페스의 원인은 무엇인가요?

헤르
페스

항체 검사를 받아 보는 것도 좋습니다

헤르페스 바이러스는 접촉에 의해 감염되는 바이러스입니다. 일반적으로 헤르페스라고 하면, '단순 헤르페스(Herpes Simplex Virus)'를 가리키며, 아기에게 발생할 경우는 '구내염'이 나타나는 경우가 많습니다. 혹시 가족 중에 헤르페스 바이러스에 감염된 적이 있는 사람이 있나요? 만약 없다면 이 월령 아기에게 헤르페스 진단을 내린 것은 조금 의문스럽군요.

헤르페스 바이러스로 대표되는 감염 증상에도 몇 가지 형태가 있습니다. 단순 헤르페스는 1형, 또는 2형 헤르페스 바이러스입니다. 그외에도 6형, 7형 등이 있는데, 이 6형과 7형인 '사람 헤르페스 바이러스(Human Herpes Virus)'가 '돌발성 발진'의 발생 원인입니다.

몇 형 헤르페스 바이러스인지를 판단하려면 항체를 검사해야 합니다. 신경이 많이 쓰인다면, 소아과를 찾아 항체 검사를 받아보도록 하세요.

Q 로타 바이러스 대처법을 알려주세요

생후 6개월 때 로타 바이러스(Rota virus) 장염에 걸렸습니다. 병원에서 재발한다고 하던데, 주의할 점을 알려주세요. 또 대체 로타 바이러스가 무엇인가요?

예방은 손 씻기로, 걸리면 수분 보충을

로타 바이러스는 유아에게 구토와 설사를 일으키는 바이러스입니다. 설사로 흰 변을 본다고 해서 '백색변성 설사증'이라고 불리기도 하지요.

아기가 로타 바이러스 장염에 걸렸을 때는 구토와 설사로 인한 탈수 증상을 일으킬 수 있으므로 충분한 수분을 공급해 주면서 경과를 지켜보아야 합니다. 초가을부터 겨울에 걸쳐 감염되는 경우가 많고, 재감염이 되기도 하므로 병원에서 '재발한다'고 표현한 것 같네요.

감염 확률이 높아지는 계절에는 외출에서 돌아오면 특히 손을 자주 씻는 등 주의를 늦추지 말아야 합니다.

Q 이유식 진행과 함께 변비가 잦아졌어요

이유식이 진행되면서 변비가 잦아졌습니다. 몰트 엑기스, 요구르트 등 변비에 좋다는 걸 먹여도 효과가 없습니다.

😊 적극적인 수분 공급을

이유식을 시작하면 변비가 생기는 아기들이 많습니다. 모유만 먹던 시기와 비교해서 수분 섭취량이 줄어들기 때문인데요.

그러니 변비 해소를 위해서는 가장 먼저 아기가 적극적으로 수분을 섭취해야 합니다. 마실 수 있는 것이라면 무엇이든 상관없습니다. 유산균 음료는 변을 부드럽게 만드는 효과가 있고, 사과 주스나 오렌지 주스 등도 좋습니다. 과당이 들어간 주스, 즉 생주스를 주는 것이 좋습니다.

하지만 단 음료를 너무 많이 마시지는 않도록 주의해 주세요.

Q 마시고 먹는 양이 적어서 몸무게가 늘지 않아요

몸무게가 잘 늘지 않습니다. 아직은 모유가 더 좋은지 이유식을 잘 먹을 때도, 잘 안 먹을 때도 있네요. 정신이 딴 데 팔리면 모유도 잘 먹지 않는 것 같아요.

체중
증가

😊 배가 고플 시간에 이유식을 주세요

이 월령이 되면 키와 몸무게의 증가치가 안정됩니다. 카우프 지수로 살펴보면 잘 알 수 있지요. 지수가 조금씩 상승 곡선을 그리고 있다면, 다소 체중 증가가 완만하더라도 그것이 이 시기 성장의 진행 방식입니다. 먹는 양, 마시는 양이 조금 늘어난 것만으로 갑자기 몸무게가 늘어나는 것은 아닙니다.

단 성장과 함께 모유만으로는 필요한 영양분을 모두 섭취할 수 없으므로 이유식을 주식으로 진행시키는 것이 좋습니다. 이유식은 가능한 한 아기가 '배가 고픈 시간'에 주도록 하세요. 그런 다음 아기가 좋아하는 모유를 주는 것도 괜찮겠지요.

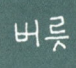

버릇

ⓠ 고추를 발로 차는 버릇, 그냥 놔두어도 괜찮은가요?

한 달 전쯤부터 아기가 고추를 발로 차기 시작했어요. 간혹 너무 세게 차서 고추가 빨개질 때도 있습니다. 간지러워 보이지는 않는데, 이 버릇을 고치게 해야 하지 않을까요?

어쩌다 보니 같은 움직임이 계속 되는 것뿐입니다

이 정도 월령이 되면 팔다리의 움직임이 활발해집니다. 발로 걷어차거나 손을 머리에 갖다 대는 등 움직임의 한도가 넓어지므로, 아기는 그것이 즐거운 것이지요. 한창 같은 움직임을 반복하며 혼자 놀기를 시작합니다.

그러나 아직 복잡한 움직임은 불가능하므로 일정한 움직임이 많습니다. 그 움직임은 아기마다 다른 개성을 갖습니다. 머리에 올린 손으로 머리카락을 움켜쥐는 아이나 귀 만지기를 좋아하는 아이 등 제각각입니다.

위 질문의 경우는 우연히 들어 올린 발이 고추에 닿은 것일 뿐이니 걱정할 필요는 없습니다.

호기심

ⓠ 얼굴에 관심을 보이며 할퀴기도 합니다

얼굴을 가까이 대면 손가락으로 눈이나 입을 찔러서 정말 무서워요. 수유 중에도 얼굴에 관심을 보이며 할퀴거나 머리카락을 잡아당기기도 합니다.

손을 잡고 만지게해 주세요

관심이 가는 것에 손을 뻗어 장난을 치는 것은 호기심 가득한 아기들에게는 자연스러운 일입니다. 그러나 실제로 상처를 입히

는 것은 바람직하지 않지요. 머리카락은 잡아당기지 못하도록 묶는
등 우선 '방지책'을 강구해 보세요.

또 엄마가 아기의 손을 잡고 함께 얼굴을 만지게 해 주는 것도 한 가
지 방법입니다. "자, 이게 엄마 코, 이건 눈" 하고 호기심을 충족시켜
준 다음, "이제 끝!" 하고 마무리해 주세요. 그래도 계속해서 얼굴을
할퀴거나 찌르려고 한다면 "아프니까 하지 말아요", "여기는 장난치
면 안 돼" 하고 확실히 엄마의 기분을 전달하세요.

대신할 수 있는 장난감을 주어 관심을 그쪽으로 돌리게 해도 좋아요.

Q 엄마 모습을 보면 안아달라는 표현을 합니다

엄마 뒤를 쫓아다니기 시작했습니다. 엄마 말고 다른 사람이
안아도 울지는 않지만, 엄마의 모습을 발견하면 바로 손을 뻗어 "아
~ 아~" 하고 부릅니다. 이럴 때 곧장 엄마가 가서 안아 주면 언제까
지나 다른 사람에게 익숙해지지 않을 것 같은데요.

안아 주기를 원한다면 확실히 응해 주세요

엄마에 대한 애착이 자라고 있고, 아주 좋은 발달을 하고 있
습니다. 다른 사람에게 안겨서 울지 않는 것도 엄마와의 관계가 신뢰
의 끈으로 묶여 있기 때문입니다. 100퍼센트 안심할 수 있는 엄마라
는 존재가 있음으로서 타인도 받아들일 수 있게 되지요.

그런 아기의 마음을 생각해 보면, 엄마의 모습을 발견하고 "아~ 아
~" 하고 부를 때 어떻게 대응할지 확실해지지요. 가장 마음의 안식
처가 되는 사람이 안아 주기를 원하는 것이니, 그 마음에 꼭 맞게 응
해 주세요. 안아 주지 않으면 엄마를 향한 신뢰가 무너질 수도 있습
니다.

안아 줄 수 없는 상황이라면 모습을 보이지 마세요. 그것이 아기의 마음에 맞춘 대응입니다.

혼자 놀기

Q 혼자 놀지 못해요. 응석을 부리는 시기인가요?

저녁 식사 때가 되면 혼자 오래 놀지 못하고, 엄마 얼굴을 보면 울면서 안아달라고 팔을 뻗습니다. 예전에는 장난감으로 달래면 거기에 집중하고 잘 놀았는데, 지금은 휙 던집니다. 응석을 부리는 월령대인가요?

모습이 보이는 곳에서 반드시 말을 걸어 주세요

정서가 발달하면서 아기의 생각이나 감정도 복잡해집니다. 지금까지는 장난감에 정신이 팔리면 엄마를 잊기도 했는데, 이제는 장난감을 가지고 놀 때도 엄마가 생각납니다. 특히 저녁 준비로 바쁠 때는 불안이 더해져서 엄마가 오게 하려고 안아달라고 하는 것이 아닐까요.

대응 방법은 모습이 보이는 곳에서 집안일을 하면서 반드시 말을 걸어 주는 것입니다. "잠깐만 기다려, 이것만 하고 바로 갈께"처럼요. 울음을 터트려도 이렇게 말을 걸어 주면, 짧은 시간 동안은 어떻게든 막아낼 수 있지요.

그리고 재빨리 집안일을 마치고 나면 "오래 기다렸지, 괜찮아? 얌전히 잘 기다리네, 우리 아기 장하다!" 하고 많이 안아 주세요.

아기 재우기

Q 엄마 젖이나 안기 없이 재우는 방법은?

자기 전에는 꼭 안고 등을 가볍게 쳐 줍니다. 길 때는 30분 이상 안겨 있기도 해서 보채기 시작하면 바로 젖을 물립니다. 젖을 주거나 안아 주지 않고 재울 수 있는 방법은?

 잠들기 전에 이불에 눕히면 혼자 자는 감각을 익힐 수 있어요

안아서 재우지 않고 아기가 알아서 잠들게 하려면, 안아서 재우면서 완전히 잠들기 직전 눈이 풀렸을 때쯤 이불에 눕히는 것이 포인트입니다. 그때 아기가 운다면 "자자" 하고 손을 잡거나 등을 만져 주세요. 자장가를 불러 주는 것도 좋습니다.

그래도 계속 운다면 다시 '안아서 재우면서 완전히 잠들기 전 이불에'를 반복합니다. 그러면 점점 아기는 몸이 누운 것이 잠들기 쉽다는 것을 알게 됩니다. 그 상태에서 안심하고 스스로 몸에 힘을 빼고 눈을 감아 잠들게 됩니다. 그 감각을 체감하는 것이 중요합니다. 스스로 자는 감각을 알면 잠이 얕아졌을 때도 보채거나 울음을 터트리는 일은 없어집니다.

Q **엄마 젖이 없이는 밤에 잠을 자지 않아요**

아기가 밤에 몇 번씩 자다 깨서 보챕니다. 그래서 곁에서 젖을 물리고 자던 채로 아침이 되요. 이유식은 잘 먹고 완전 모유만 먹이는데, 아직까지는 원하는 만큼 젖을 주어도 될까요?

아기
재우기

아빠가 아기와 함께 자고 밤에 젖 물리기는 이제 그만

이유식을 다 먹은 다음에는 아기가 원하는 만큼 젖을 주어도 됩니다.

이 시기에는 정서면도 발달을 시작해서, 마음에 다양한 생각을 품습니다. 몸을 활발히 움직이는 것으로 심신이 기분 좋게 피곤해지면 잠도 깊어지지요. 하지만 아직 움직임이 그 정도까지 가능하지 못하므

로 자다 깨서 칭얼거리는 것이 아닐까 싶네요. 모든 아기들에게 나타나는 발달과 발육의 과정입니다. 내키는 대로 몸을 움직일 수 있게 되면, 낮의 활동으로 정서적인 발산이 가능해지고 밤에는 중간에 깨지 않고 푹 잘 수 있게 됩니다.

엄마가 계속 아이 곁에서 함께 잔다면 젖을 물리고 자는 것도 그만두기 힘들죠. 그러니 아기 곁에서는 아빠가 함께 자 주세요. 영양적으로 밤에 모유가 필요한 것은 아니므로, 밤에 아기 곁에서 자는 것은 아빠여도 상관없습니다.

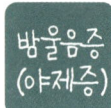

밤울음증
(야제증)

Q **밤에 두 시간 간격으로 울어대요**

밤에 많을 때는 두 시간 간격으로 울음을 터트릴 때가 있습니다. 울 때는 엄마 배 위에서 엎드려서 재우지 않으면 잠을 자지 않아요.

아기가 잠들도록 도와주세요

아기가 처음부터 밥을 잘 먹거나 걸을 수 있는 것이 아니죠. 그와 마찬가지로 밤 울음증도 '잘 자지 못해서' 그런다고 생각해 보세요.

대책으로는 우선 목을 말라 하거나 더워하는 등 아기의 불쾌감의 원인을 찾아 해결해 주세요. 안아 주거나 곁에서 함께 자는 등 안심하고 잠들 수 있게 해 주세요. 또 수건이나 거즈를 손에 쥐어야 잘 자는 아기라면, 수건이나 거즈를 활용하는 것도 좋습니다.

몸이 성장하고 발달해서 생활 전체가 정돈되면 밤 울음증도 서서히 사라집니다. 조금만 더 참아 보세요.

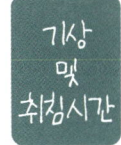

Q 아침에 항상 같은 시간에 깨우는 것이 좋을까요?

아침에는 자연히 눈을 뜰 때까지 재우는 편인데, 매일 아침 같은 시간에 깨우는 것이 좋을까요? 아무리 늦어도 9시 전에는 꼭 눈을 뜨는데요.

일부러 깨우지 말고 일어나는 분위기를 연출해 주세요

이 시기에는 생활 리듬을 갖추는 것이 중요합니다. 생활 리듬을 갖추는 열쇠는 아침에 같은 시간에 일어나는 것에 있습니다. 그러나 전날 밤 잠이 들 때의 상태나 잠의 깊이는 그날그날 다르므로, "일어날 시간이다!" 하고 매일 똑같은 시간에 억지로 깨울 필요는 없습니다.

단 아기가 스스로 일어나게 분위기를 연출하는 것은 괜찮습니다. 가족이 일어난 후 조금 지나서 커튼을 열고 실내에 자연스러운 아침 태양빛을 쬐이고, 식사 준비나 출근 준비 등 생활 소음을 들려 주세요. 그리고 9시까지 기다리지 말고, 7시 반에서 8시쯤 되면 "아직도 자?", "이제 일어나 볼까?" 등의 말을 걸어 주세요. 일어나는 자극으로 엄마의 밝은 목소리에 비할 것이 없습니다.

Q 졸려 보이는데 자지 않아요. 아기를 일찍 재우려면?

밤에 졸려 보이는데도 계속 기어다니거나 놀면서 잠을 자지 않습니다. 시간이 지나면 보채기 시작해서 곁에서 함께 자거나 등을 쓰다듬어 주고, 젖을 물려도 보지만 별로 효과가 없어요. 더 일찍 재우려면 어떻게 해야 할까요?

잠들기 위한 환경 조성을

잠들기 위해서는 몸에서 힘을 빼고, 눈을 감고 안정된 상태가 되어야 합니다. 아직 그것이 잘 되지 않는 시기이므로 할 수 있는 환경을 만들어 주는 것이 포인트입니다.

몸에서 힘을 뺄 수 있도록 마음을 안정시켜 주고 안심감을 느끼게 해 주는 것이 가장 첫 번째 단계입니다. 눕히기 전에 안고 잠시 조용한 목소리로 말을 걸어 주면 효과가 있다고 해요. 눈을 감게 하려면 자극이 없는 상태인 것도 중요합니다. 텔레비전 소리나 대화 소리, 방의 밝기 등이 과도한 자극이 되는지 어떤지를 점검해 보세요.

안정 상태는 편안한 곳에 누우면서 생겨납니다. 푹신푹신한 느낌이나 몸이 둘러싸인 느낌은 편안함으로 이어집니다. 침대나 이불을 바꿔 주세요.

또 너무 피곤하면 흥분 상태가 가라앉지 않아 보채기 쉬우므로 자기 전에는 잠시 조용한 시간을 갖도록 합니다.

Q 낮잠을 별로 자지 않는데 괜찮을까요?

낮잠을 별로 자지 않아요.

'재우는 것'이 아니라 '쉬게 하는 것'이라고 생각하세요

기본적으로 낮잠을 안 자서 발육에 악영향이 생기는 경우는 없습니다. 낮잠을 '꼭 재워야 하는 것'으로 생각하지 말고, 자연스러운 분위기 속에서 휴식 시간을 갖는 정도로 생각해 보면 어떨까요.

졸려 보인다면 "같이 쉬자" 하고 소파에 걸터앉아 스킨십을 하거나 조용한 놀이를 하면 어느새 잠이 드는 경우가 곧잘 있습니다. 만약 자지 않아도 휴식을 취한다면 문제없습니다.

지금은 낮과 밤의 리듬이 자리 잡히는 과정의 중간입니다. 조금 더 자라면 몸을 활발히 움직일 수 있게 되어 기분 좋은 피곤함으로 오후에는 자연히 눈꺼풀이 무거워지게 됩니다.

Q 혼자 숟가락 등을 쓸 수 있게 되는 것은 언제쯤인가요?

이유식

식욕이 왕성해서 분유도 잘 먹고 이유식도 잘 먹습니다. 그러나 혼자 젖병이나 컵, 숟가락을 잡고 먹으려고 하지 않아요. 언제쯤부터 혼자 잡고 먹게 될까요?

스스로 하고 싶어 하도록 흥미를 끌어 보세요

이유식이 중반기로 접어들면, 엄마는 '스스로 먹었으면' 하고 느끼게 됩니다. 그러나 무리하게 숟가락 사용법이나 컵을 잡는 방법을 가르치는 것은 참으세요. 아기가 스스로 하고 싶어지기를 기다리는 것이 기본입니다. 이 시기는 그것을 위한 환경을 갖추는 것이 먼저라고 생각하는 것이 좋습니다.

예를 들면 식기 옆에 숟가락을 놓아두거나, "이게 숟가락이야" 하고 주의를 끌어 보세요. 흥미를 느낀 아기는 숟가락을 들고 입에 넣거나 식기를 때려 보겠지요. 때로는 숟가락으로 이유식을 떠서 아기 손에 쥐어 주는 것도 좋습니다. 중요한 것은 숟가락이라는 '신기한' 것을 여러 가지로 사용해 보는 것입니다. 그것이 써 보고 싶은 의욕으로 이어지게 됩니다.

Q 이유식 양이 늘지 않아요, 어떻게 하면 더 먹을까요?

이유식

이유식 양이 늘지 않고 수유 횟수도 줄지 않습니다. 죽 한 입, 과일도 겨우 두 입 먹습니다. 어떻게 먹는 양을 늘려야 할까요?

😊 **몸무게가 늘고 있다면 괜찮습니다**

일반적인 이유식의 진행 방식은 어디까지나 기준일 뿐이니까 그대로 따라 하지 않아도 문제없습니다. 몸무게가 조금씩이나마 늘고 있다면 걱정할 필요도 없습니다. 아마도 아직 모유가 더 좋은 모양이지요.

지금 상황에서 중요한 것은 엄마가 당황하지 않는 것입니다. 아기에게 맡기고, 천천히 꾸준하게 진행시켜 보세요. 이유식 시작이 조금 늦어져도 이제부터 운동량이 늘어나면 당연히 몸이 영양 섭취를 필요로 하게 됩니다. 억지로 수유량을 줄이는 것은 아기에게 훨씬 더 스트레스가 될 수 있습니다.

언젠가 '먹는 것도 즐겁구나' 하고 조금씩 알게 됩니다. 그때까지는 여러 가지 방법을 써가면서 메뉴를 연구하고 아기를 지켜봐 주세요.

**배변
훈련**

Q 아기 변기에 도전하는 요령을 알려 주세요

한곳에 얌전히 앉아 있을 수 있게 되어서 아기 변기에 앉혀 보려는데 요령을 알려 주세요. 식후에는 거의 바로 잠이 들어서 타이밍을 잡기 어려워요.

😄 **너무 서두르지 말고 시기를 보면서 시도해 보세요**

아기 변기를 쓰게 하려면, 앉는 것은 물론 방광에 소변이 모아지는 것, 뇌에서 조절해서 모아진 소변을 배출시키는 것이 필요합니다. 이 시기는 그러한 기능이 충분히 발달되지 않았습니다. 너무 서두르지 마세요.

아기 변기에 앉히면 변을 잘 볼 수도 있습니다. 그러나 그것은 어디까지나 '어쩌다 보니' 변을 본 것이라서, 그대로 기저귀를 떼었다가는 낭패를 볼 수 있습니다.

한번 아기 변기에서 변을 보고 나면, 엄마는 '다음번에도!' 하고 기대해서 몇 번이고 아기 변기에 앉힙니다. 그러면 아기는 스트레스를 받지요.

기저귀가 젖지 않는 시간이 1시간 반에서 2시간 정도가 된 다음부터 시작하는 것이 훨씬 수월합니다. 물론 아기에게도 스트레스가 되지 않습니다.

Q 자동차 이동은 얼마나? 온천에 들어가도 될까요?

자동차로 여행할 때는 어느 정도 거리의 이동이 가능할까요? 아기가 온천에 들어가도 되나요?

여행

아기의 리듬으로 무리 없는 계획을 세우세요

이 시기 아기는 외출이 '즐겁다'고 느낄 만큼 정서적인 면이 성장하지 않았습니다. 가장 쾌적한 것은 잘 짜인 생활 리듬으로 생활하는 것입니다. 그러므로 식사나 수면 등 아기의 리듬을 무너뜨리지 않는 범위 내에서 외출 계획을 세우는 것이 포인트입니다.

여행을 떠난다면, 사전에 면밀히 조사를 해둡시다. 목적지에 도착하기까지 휴식을 취할 수 있는 장소가 있는지, 도로는 얼마나 막힐지, 숙소는 아기를 데리고 묵기에 알맞은지 등 정보를 모아 검토해 보고, 목적지와 나서는 시간을 정하세요.

온천에는 오랫동안 들어가지 말고 나올 때도 샤워를 시켜 상쾌하게 해 주세요.

CHAPTER 3
생후 9개월 아기의 성장 발달

"주세요", "이리 와" 등 건네는 말의 뜻을 알게 되고,
대화가 점점 더 즐거워져요.

기기에서 짚고 일어서기로. 갑자기 혼자 일어서는 아기도 있습니다

➜ 잘 기어다니게 되면서 자기가 가고 싶은 곳을 향해 열심히 이동하는 모습을 볼 수 있습니다. 잡기 쉬운 소파나 가구에 손을 뻗어 기세 좋게 잡고 일어서기 시작하는 아기도 있습니다.

행동반경이 매일매일 넓어지므로 아기의 눈높이에서 위험한 물건이 없는지를 점검해 보세요. 또 '어제까지 괜찮던' 장소가 '오늘은 위험' 해질 수도 있다는 것을 명심해야 합니다.

어른이 하는 말의 뜻을 조금씩 이해할 수 있습니다

➜ 이제 엄마나 아빠가 하는 말을 조금씩 이해할 수 있게 됩니다. "주세요"라고 하면 손에 든 장난감을 건네 주거나, "밖에 나갈까?"라는 권유에 고개를 끄덕이는 등 아직 말은 하지 못하지만, 엄마 아빠와의 대화를 통해 아기의 세계에는 말의 '뿌리'가 깊게 심어지고 있습니다. 아기에게 시시때때로 말을 걸어 주세요.

엄마 뒤만 졸졸 따라다니는 아이, 대책은 함께 하기

➜ 이 월령에는 엄마 뒤만 졸졸 따라다니는 아기들이 생기기 시작합니다. 엄마의 모습이 보이지 않으면 울면서 찾는 등 불안해하는 조짐이 보인다면, 곧바로 아기의 곁으로 돌아와서 엄마는 항상 곁에 있다는 확신을 주며 안심시켜 주세요. 그렇게 하면 엄마 뒤를 쫓는 행동이 길어지는 느낌을 받을 수도 있겠지만, 사실은 그 반대입니다. '언제나 (엄마와) 함께 한다'라는 안심감을 갖으면, 엄마 뒤를 쫓는 행동도 금세 마무리됩니다.

이유식으로 세끼를 줄 때는 생활 리듬도 함께 고려하세요

➔ 슬슬 세끼 식이 확립될 시기입니다. 식사에는 아기가 먹는 기능이 발달함과 동시에 생활 리듬이 깊게 관여합니다. 특히 낮잠과 밀접한 관계를 맺습니다. 타이밍이 엇나가면, 먹이려고 할 때 벌써 잠이 들어 있을지도 모릅니다. 오전 중에 한 번, 오후에 한 번. 일정한 시간에 낮잠을 자는 생활 리듬이 정착되지 않으면, 하루 세끼 식사를 진행하기 힘들 수 있습니다. 세끼 이유식을 시작할 때는 생활 리듬과 더불어 고려하고, 실패해도 또 다시 시도해 보세요.

또한 순조롭게 진행된다면 아기에게 '잇몸으로 씹을 수 있는 강도'의 이유식을 주세요.

생후 9개월 아기의 성장 발달 Q&A

Q **변덕스러운 식습관 때문인지 키가 작고 몸무게가 덜 나가는 편이에요**

이유식을 먹을 때 변덕이 많아서인지 키와 몸무게가 다른 아기들에 비해 적은 편이에요. 다른 발달이 늦은 편은 아니지만, 조금 걱정됩니다. 이 아이의 발달 속도라고 생각하고 신경 쓰지 말아야 할까요?

카우프 지수를 확인해 보세요

발달 속도는 아기들마다 개인차가 있으므로 다른 아기들과 비교해 체형이 작고 큰 것을 신경 쓸 필요는 없습니다. 조금 더 월령이 높아지고 운동량이 늘면, 식사량도 늘고 그에 따라 키와 몸무게도 함께 늘게 됩니다. 카우프 지수가 일정한 수치로 늘고 있다면 전혀 문제가 없습니다.

하루하루를 생각하면 먹는 날, 먹지 않는 날이 있어서 식사량 차이가 있어 보일 수 있습니다. 하지만 식사량은 '일주일 전체 동안 이 정도만 먹으면 되겠지' 하고 대강 잡는 것이 좋지 않을까요.

이제부터 점점 아기는 활동적이 됩니다. 에너지의 소비량이 늘면 식욕도 분명히 왕성해집니다.

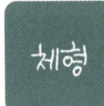

Q 체형이 커서 운동이 서툴러 보여요

몸무게가 10킬로그램이 넘어요. 몸이 큰 탓인지 운동이 서툴러서 길 때도 뒤로밖에 못 기는데 괜찮을까요?

서툴다고 단정 짓지 마세요

아기는 처음부터 앞으로 기지 못합니다. 처음에는 손발의 움직임이 불균형적이고, 손으로 바닥을 누르는 힘이 세므로 뒤로 물러나거나 배꼽을 중심으로 해서 빙글빙글 도는 등의 움직임이 되는 것이 보통입니다. 그런 훈련 경험이 쌓이면서 언젠가는 앞으로 길 수 있으니 당분간 지켜보세요.

이 시기에 몸무게가 10킬로그램인 것은 분명히 큰 편이지만, 그것이 꼭 비만으로 이어지지는 않습니다. 통통한 체형의 아기도 성장을 하면서 날씬해집니다.

게다가 체형이 커서 운동이 서툴다는 것은 지나친 생각입니다. 운동 능력은 이제부터 더욱더 발달해가므로, 잡고 서기나 걸음마는 아주 능숙하게 할 수 있을지도 모를 일입니다.

이 단계에서 서툴다고 단정 짓는 것은 시기상조입니다. 아기의 가능성을 즐기면서 크게 보며 키우세요.

기어 다니기

Q 엉덩이를 높이 들고 기어다니는 아기, 걱정돼요

아주 씩씩하게 돌아다니는데, 일반적인 기기 방법이 아니라 무릎을 바닥에 대지 않고 기어다니는 (엉덩이를 높이 들고) 일이 많습니다. 보통 기어다니기를 하지 않아도 괜찮은 건가요?

발달 단계가 진행되고 있다는 증거니 걱정 마세요

아기 몸의 발달은 개인차가 큽니다. 이른 아이도 있고 늦는 아이도 있지요. 목을 가누지 못하면 뒤집기나 혼자 앉기도 불가능하지만, 혼자 앉기가 가능해지면 그때부터 기는 단계를 건너뛰고 갑자기 잡고 일어서기를 하는 아기도 적지 않습니다.

위 질문의 경우처럼 '일반적인' 기기를 거의 하지 않고, 엉덩이를 들고 기어다니는 아기도 있습니다. 그러나 그것은 다음 발달 단계로 진행되고 있다는 뜻이므로 전혀 걱정할 필요 없습니다.

아주 씩씩하게 돌아다닌다니 호기심도 왕성한 아이인 것 같군요. 엉덩이를 들고 열심히 기다가 어느 순간 잡고 일어서기를 시작하고, 그후에 걸음마로 진행될 겁니다.

Q 중이염이 계속 재발해서 걱정이에요

생후 7개월 때 처음 중이염에 걸렸습니다. 콧물이 나왔나 싶으면 금세 귀에서 고름이 나오기를 대여섯 번은 반복했어요.

중이염

완전히 나을 때까지 올바른 치료를

열이 나고, 귀를 만지면 아파하고, 귀에서 고름이 나온다면, 그때마다 병원을 찾아 진찰을 받는 것이 가장 좋은 방법입니다. 중이염은 자주 재발하는 병입니다.

만성화되면 청력이 나빠질 수도 있으므로 의사가 완전히 나았다고 할 때까지 꾸준히 치료를 계속하세요.

아기 때는 콧속과 중이를 연결하는 비관(鼻管)이 두껍고 짧아서 감기에 걸리면 중이에 병원균이 침입하기 쉽지요. 그 때문에 중이염이 되기도 쉽습니다. 내이와 중이가 발달하면 중이염에 잘 걸리지 않습니다. 그때까지는 주의하며 지켜보세요.

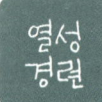

열성 경련

Q 경련 방지 좌약이 필요할까?

큰아이가 '열성 경련'을 일으킨 적이 있어서 작은 아이가 돌발성 발진으로 고열을 낼 때면 너무 불안했습니다. 아직은 열도 잘 나지 않고 건강하지만, 미리 큰아이처럼 경련 방지 좌약을 처방받는 것이 좋을까요?

😊 열이 높아지기 전에 진찰을 받으세요

엄마나 아빠가 어릴 때, 또는 형제가 열성 경련을 일으킨 적이 있는 경우는 작은 아이도 열성 경련을 일으킬 가능성이 낮지 않습니다.

단 현재는 열을 내는 일도 거의 없이 건강하고 열성 경련도 일으키지 않았으므로, 이 단계에서 경련 방지 좌약을 처방받는 것은 권하고 싶지 않습니다.

경련 방지 약에는 쉽게 잠이 오는 부작용도 있으므로, 지금 단계에서는 안이하게 약에 의존하지 말고, 열이 높아지기 전에 서둘러 병원에 가는 것을 예방책으로 생각하세요.

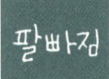

팔빠짐

Q 팔꿈치가 빠져 걱정이에요. 주의점을 알려주세요!

지금까지 두 번이나 양쪽 팔꿈치가 빠진 적이 있어요. 이제 점점 더 많이 움직이게 될 텐데 걱정이네요. 놀 때나 밤에 팔이 빠지지 않게 하려면 어떤 점에 주의해야 할까요?

갑자기 팔을 잡아당기지 말도록 하세요

팔꿈치 관절이 빠지는 현상을 '소아 주내장' 이라고 합니다. 이것은 갑자기 팔을 잡아당겼을 때 순간적으로 한 방향에 힘이 세게 가해지면서 일어납니다.

한번 빠지면 습관이 되기 쉽지만, 초등학교에 들어갈 때까지는 낫는 것이 통례입니다. 팔꿈치 관절을 싸고 있는 관절포(점액낭)란 부분이 성숙해 제 기능을 시작하면 팔꿈치가 잘 빠지지 않기 때문입니다.

주의할 점은 누운 상태에서 팔을 잡아당겨 깨우지 말 것, 그리고 아기가 손을 잡고 걸을 때 주의할 것 등입니다. 특히 발걸음이 정확하지 않은 아기가 넘어질 뻔할 때 잡은 손에 무의식적으로 힘을 주게 되죠. 불안정한 태세를 잡아당겨 올리는 셈이 되므로 가장 주의해야 합니다.

팔꿈치가 빠져도 다시 끼우면 통증이 사라지고, 훗날 영향을 끼칠 일도 없으므로 주의를 기울이며 성장을 기다리세요.

Q 악화를 막기 위한 병원 진찰 타이밍은?

큰아이 때는 섭씨 38도를 넘는 열이 나면 병원을 찾았습니다. 동생이 태어난 후에는 동생에게 옮길까 걱정이 되어서 약간의 열이나 설사, 발진에도 곧장 병원을 찾는데 이렇게 해도 괜찮을까요?

병원은 언제

열의 온도보다 아기 기분에 유의하세요

원래 열이 나지 않는 생후 3개월까지의 기간은 열에 대해 신경을 곤두세워야 하지만, 그 이후는 서서히 담담하게 받아들이는 자세가 필요합니다.

열이 날 때 아기가 축 늘어진 모습을 보이거나 불러도 반응이 늦는 등의 증상이 있다면, 곧장 병원에 데려가세요. 중요한 것은 열이 나는 것이 아니라 전체 상태가 어떤지 입니다. 건강할 때와 비교해서 어떤 상태인지를 살펴보세요.

세 살까지는 아기 스스로가 면역력을 확보해가는 시기이므로, 엄마가 '담담하게 받아들이는' 자세가 중요합니다.

손발톱

Q 너무 바싹 깎을까 걱정이 돼요

곧잘 움직이게 되어서인지 손톱의 양옆이 구부러질 때가 있습니다. 너무 짧게 자르면 점점 더 짧게 자르게 될까 무서운데, 신경 쓰지 말고 짧게 잘라야 할까요?

부지런히 잘라 주고 손거스러미는 떼어내지 마세요

아기의 손발톱은 스푼형으로 휘어 있어 각이 날카로운 형태를 띠고 있습니다. 또 손발톱이 아직 얇고, 표면은 울퉁불퉁하죠. 물건을 잡거나 여기저기 기어다니면 손가락에 힘이 들어가서 손톱이 부러지기 쉽고 손톱가에 거스러미가 눈에 띕니다.

손거스러미가 생기면 떼어내지 말고 잘라내도록 하세요. 억지로 떼어내면 그 부분에 해로운 세균이 들어가 곧잘 염증을 일으키기도 합니다.

가장 좋은 손톱 관리법은 부지런히 깎아 주는 것입니다. 너무 바싹 자를까 무섭다면 손톱이 부서지거나 손톱 양옆에 손거스러미가 생기지 않는 부분을 찾아내서 그 부분까지 부지런히 잘라 주세요.

Q 벌레에 물리지 않게 하려면?

벌레에 물려 부었던 적이 있습니다. 벌레에 잘 물리지 않게 하는 방법은 없을까요? 피부에 직접 바르는 방충제는 아기가 핥아도 되는 것인가요?

벌레에 물리기 쉬운 저녁 시간에는 외출을 피하세요

아기는 신진대사가 활발해서 체온도 높고 이산화탄소 등의 방출도 왕성합니다. 따라서 그것을 감지하는 모기의 표적이 되기 쉽지요.

피부에 바르는 방충제도 많은 양을 바르는 것은 바람직하지 않습니다. 외출할 때는 피부가 되도록 노출되지 않도록 긴 옷을 입히고, 방충제도 옷 위에 바르는 것이 좋을 수도 있습니다. 그리고 가능하면 모기가 나타나기 쉬운 밤에는 밖에 나가지 않는 등 물릴 상황을 피하는 것이 최선책이 아닐까요?

Q 머리나 얼굴까지 심하게 때려요

손뼉 치는 것을 아주 좋아합니다. 그 모습 자체는 무척 귀엽지만, 거기서 더 나아가 꽤 심하게 머리나 얼굴을 찰싹찰싹 때립니다. 기분이 좋지 않을 때도 가끔 그런 행동을 하며 화를 냅니다. 이것도 성장의 한 과정인가요?

성장의 한 과정입니다. 걱정 마세요

손뼉을 치면 소리가 나지요. 양 손바닥이 부딪치는 감각도, 소리가 나는 것도 아기에게는 무척이나 호기심을 자극시키는 재미있고 신나는 놀이입니다. 정신없이 손뼉을 치다가 정서적인 조절이 불가능해져 화를 내거나 우는 것이 자연스러운 흐름이겠지요.

질문대로 이것은 성장의 한 과정입니다. 조금 더 성장하면 정서적인 면도 발달해서 조절할 수 있으므로 크게 걱정할 필요는 없습니다.

단 손뼉을 치는 아기의 모습이 귀엽다고 어른이 먼저 "큰 소리가 나네, 굉장하다!" 하고 부추기면 손뼉을 치는 것 이상으로 발전할 수 있으니 주의하세요.

겁많은 아이

Q 모래밭이나 잔디에 내려놓으면 겁을 내요

아기가 요즘 겁쟁이가 되었어요. 모래밭이나 잔디에 내려 주려고 하면 굉장히 겁을 냅니다. 원래 이럴 때인가요?

신중파인 아기, 익숙해질 때까지 지켜 보세요

아기에는 '처음 하는 경험'에 대해 금세 호기심을 발휘하는 타입과 신중한 타입이 있습니다. 엄마가 '겁쟁이인가?' 하고 느끼는 것은 아기가 신중파이기 때문이 아닐까요. 잔디나 모래의 감각은 집의 카펫이나 바닥재의 감각과는 다르고, 보는 것도 처음이죠. 좀처럼 적응이 안 되는 것도 이상할 것이 없습니다.

중요한 것은 아이 나름의 방법으로 적응하는 것입니다. 우선 엄마가 안고 잔디 위에 앉거나 모래밭에서 노는 친구들을 보는 것으로 시작하는 것은 어떨까요. 그런 중에 "잔디 기분 좋아 보여", "모래밭은 재미있는 곳인가 보네" 하고 말해 주세요. 아기에게 안심감이 생기면 곧 적응할 수 있게 됩니다.

안심감을 갖지 못하는데, 엄마가 억지로 적응시키려 하면 역효과가 납니다. "겁쟁이를 어쩌면 좋아"가 아닌 "이 아이의 방식으로 극복하려고 하는구나" 하는 자세로 지켜봐 주세요.

Q 가끔 가다 물어요. 어떻게 해야 할까요?

이가 자라면서 간지러운지 가끔 아빠나 엄마를 물어요. 이럴 때는 어떻게 해야 하나요?

깨무는 것보다 즐거운 스킨십을 알려 주세요

이가 나기 시작할 때 간지러워하며 무는 것은 극히 자연스러우며, 아기에게는 인사와 같은 행동입니다. 물론 아빠나 엄마를 아프게 하려는 의도는 전혀 없습니다.

단 물리면 아프고 기분이 나쁘다는 것을 아기에게 확실히 전달하세요. "아프니까 그만 하렴", "물면 싫어" 하고 그때마다 알아듣게 말해 주세요.

중요한 것은 그 다음입니다. 물지 못하게 한 다음 즐거운 스킨십을 합니다. "착하지" 하며 머리를 쓰다듬고 볼을 만져 주거나, 등을 가볍게 때리고 악수를 하는 등 무는 것보다 훨씬 더 즐겁고 엄마 아빠도 좋아하는 스킨십을 직접 체험하면 "무는 건 재미 없네"라고 느끼게 될 겁니다.

Q 입에 뭐든지 다 넣습니다. 언제까지 계속될까요?

요즘 잠깐 눈을 돌리면 뭐든지 입에 넣습니다. 화장지를 잘게 찢어 먹기도 해요. 장난감을 입에 물고 있으면, 금세 삼키지나 않을까 걱정이 됩니다. 언제까지 계속될까요?

기어다닐 때가 절정, 위험한 물건은 보관에 주의하세요

아기는 모든 것에 흥미진진하죠. 이 시기에는 작은 물건을 잡으면 곧장 입으로 가져갑니다. '위험물'은 아기의 손이 닿지 않는

205

곳에 보관해두세요.

특히 담배(물을 부은 재떨이의 담뱃재), 조그만 장난감, 버튼형 건전지는 먹으면 위험한 것들입니다. 이것들을 놓는 장소를 확실히 점검하세요.

또한 이러한 행동은 기어다닐 때가 절정이므로, 그렇게 오래 지속되지는 않습니다.

침
흘리기

Q 하루에 대여섯 장씩 턱받이를 갈아 줘요
아직도 침을 줄줄 흘리고 양도 많아 하루에 턱받이를 대여섯 장씩 갈아 주어야 합니다. 원래 침이 이렇게 많이 흐르나요? 또 언제까지 계속될까요?

침을 흘리는 것은 지극히 정상입니다
이 월령에 침을 많이 흘리는 것은 지극히 정상적인 일입니다. 이유식이 시작되는 시기부터 흘리는 침의 양도 늘고 세 살이 될 때까지 계속 침을 흘리는 아기도 있습니다.

그렇다면 침은 왜 흘리는 것일까요? 정답은 아기가 침을 흘리는 것을 아무렇지 않게 생각하기 때문입니다. 어른은 침을 흘리는 것을 창피해하거나 한심한 일이라고 느끼고 의식적으로 흘리지 않으려고 하지만, 아기들은 그렇게 느끼지 않습니다. 놀이에 집중하다 보면 침을 꿀꺽 삼키는 것 따위는 안중에도 없지요.

단 침에서 냄새가 나거나 흘리는 침의 양이 급격하게 늘었을 때는 신경을 좀 써야 할 필요가 있습니다. 입안에 염증이 생겼을 가능성도 있으므로, 그런 증상이 보인다면 주의해 주세요.

Q 아기를 업는 것과 안는 것 중 어떤 것이 안전한가요?

안기

아기를 안고 외출하던 중에 "앞으로 안으면 엄마가 넘어질 때 아기가 위험해요"라는 말을 들었습니다. 하지만 아기를 지켜볼 수 있어서 업기보다는 안고 다니는 것이 훨씬 안심이 됩니다. 업기와 안기, 둘 중 어떤 것이 더 안전한가요?

장점과 단점을 알고 상황에 맞추어 판단하세요

아기를 업는 것과 안는 것 모두 장단점이 있습니다. 앞으로 안으면 항상 아기의 상태를 확인할 수 있어 안심은 되지만, 발밑이 보이지 않아 계단이나 울퉁불퉁한 곳에서는 무언가가 발에 채이거나 넘어질 수도 있으니 충분한 주의가 필요합니다.

또 짐이 있으면 손이 모자라서 위험한 순간에 신속히 아기를 손으로 감싸기 힘듭니다. 앞에 중량이 실리는 탓에 몸이 뒤로 젖혀진 자세가 되기 쉬워 허리에 부담이 가는 점도 들 수 있지요.

업는 것은 양손을 자유롭게 쓸 수 있다는 것이 가장 큰 장점입니다. 그 반면 아기를 그때그때 확인할 수 없어서 모자나 머리카락이 아기의 얼굴에 붙어도 모르고 지나가기 쉽지요.

업기와 안기의 장점과 단점을 파악해서 상황에 따라 알맞게 활용하세요.

Q 식사 변덕이 심해서 걱정이에요

식사 변덕

가끔씩 식사하는 데 변덕을 부릴 때가 있어요. 밥 한 그릇을 먹는 날이 있으면, 두 입만 먹고 더는 먹지 않는 날도 있습니다. 특히 아침밥은 거의 먹지 않아 걱정입니다. 편식이 원인 같지도 않아요.

일주일 단위의 긴 간격으로 생각하세요

어른에게도 식욕이 왕성한 날과 식욕이 별로 생기지 않는 날이 있지요. 아기들도 마찬가지입니다. 한 끼 한 끼에 관심을 가지면 신경이 쓰이니, 조금 긴 간격으로 생각하는 것이 어떨까요. 잘 먹는 날, 먹지 않는 날이 있어도 일주일 단위로 필요한 양을 먹으면 괜찮다는 자세로 임하세요.

아침에 일어났을 때는 공복감을 별로 느끼지 않아 아침을 잘 먹지 않기도 합니다. 그럴 땐 아이와 함께 체조를 하는 등 몸을 좀 움직이게 한 뒤에 아침밥을 주도록 하세요. 그러면 적당히 배가 고파져 식욕을 느끼게 됩니다.

한 살이 넘으면 활동량이 늘어 식사 변덕이 사라집니다.

편식

Q 죽이나 과일을 잘 먹지 않아요

죽을 싫어해서 입에 넣는 순간 화를 냅니다. 간을 하거나 건더기를 넣기도 하는데, 그래도 상황이 별로 나아지지 않습니다. 빵이나 우동은 굉장히 좋아해서 잘 먹는데요. 과일도 싫은지 잘 먹지 않습니다.

씹는 맛이 있는 음식을 먹고 싶은가 봐요

빵이나 우동처럼 입 안에서 으깨거나 씹는 음식을 적극적으로 먹고 있는 것 같으니, 죽처럼 부드러운 음식은 이제 마무리할 단계가 되었네요.

이유식을 진행하는 과정상 슬슬 후반으로 들어설 시기라고 생각되지만, 그것은 어디까지나 기준입니다. 너무 연연하지 마세요. 아기가 신나게 먹는 것을 주세요.

아기가 좋아하는 음식은 맛보다도 '식감' 으로 좌우되는 경우가 많습
니다. 퍼석하거나 부슬부슬한 식감의 음식을 잘 못 먹는 아기도 많은
것 같으니, 위 질문의 경우는 죽이 그런 경우에 포함되는 것이 아닐
까요.

맛에 의한 편식이 시작되는 것은 조금 더 자란 뒤의 일입니다. 지금
은 맛에 신경 쓰기보다는 아기가 좋아하는 식감을 우선해서 메뉴를
짜 보는 것이 어떨까요.

Q **달라는 만큼 주어도 될까요?**
먹는 것을 아주 좋아해요. 눈앞에 있는 것을 다 먹어서 몸에
부담이 가지 않을까 걱정입니다. 먹고 싶어 하는 만큼 다 주어도 될
까요?

식사량

서서히 식사 메인으로 바꾸어 주세요
아기는 기본적으로 자기 몸에 부담이 되게 먹지 않습니다.
엄마가 만든 밥이 맛있어서 술술 들어가니 계속 먹는 것이겠지요. 이
제 세끼 식사로 바꿀 시기입니다.

서서히 어른과 같은 식사로 옮겨가기 시작할 시기이므로 이유식을
많이 먹고 있다면, 식후에 분유를 차에 섞거나 분유를 줄인 만큼의
양을 간식으로 주어도 괜찮을 시기일지도 모릅니다.

걸음마를 하면 운동량도 훌쩍 늡니다. 먹는 만큼 움직임으로 에너지
소비를 하죠. 아기의 성장을 그래프에 비유하자면 '점' 이 아닌 '선'
으로 보아 주세요.

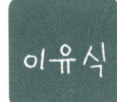

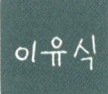 이유식을 냉동시키느라 매일 같은 메뉴를 주게 돼요

Q 이유식을 한 번에 많이 만들어놓고 냉동시켜 보관하다 보니 계속 같은 메뉴를 계속 주게 돼서 고민입니다. 아기도 더 변화가 있는 식사를 좋아하겠죠?

냉동 보관방법을 이용해서 메뉴에 변화를 주세요

이유식은 만드는 양이 적어 끼니 때마다 만들어 주기가 번거롭지요. 한 번에 많이 만들어두고 냉동 보관하는 것도 좋은 방법입니다. 냉동을 시킬 때는 이런 방법을 써 보세요. 간을 하기 전 단계에 조리해서 조금씩 나누어 냉동하는 것이죠. 그러면 같은 식재료로 소금 간을 할 수도 있고, 케첩 맛을 낼 수도 있는 등 맛에 변화를 줄 수 있습니다. 또 냉동한 재료에 새로운 재료를 넣어 새로운 메뉴를 만들 수도 있죠.

단 아기가 매일 메뉴가 바뀌는 것을 좋아하느냐 하면, 의외로 꼭 그렇지만도 않습니다. 오히려 익숙한 맛이나 식감을 좋아하는 것이 이 시기의 아기입니다. 여러 가지 맛과 식감에 적응시키는 것은 중요하지만, '매일 다른 메뉴'를 고집할 필요는 없습니다.

고형물을 먹기 힘들어해요. 아기마다 개인차가 있나요?

Q 아직 첫 이 하나가 조금 나고 있는 상태인데, 이유식의 고형물을 먹기 힘들어합니다. 일반적인 육아서에 써 있는 생후 9개월의 이유식을 주기에는 아직 무리에요. 개인차일 뿐이니 걱정 안 해도 될까요?

😄 **잇몸으로 으깰 수 있는 강도의 이유식을 준비해 주세요**

흔히 말하는 고형물을 잘 먹을 수 있으려면, 어금니가 자라서 입에 넣은 것을 으깰 수 있어야 합니다. 어금니가 자라는 것은 일반적으로는 두 살 이후이므로, 그때까지는 어금니가 없이도 씹어 먹을 수 있는 이유식을 준비해 주세요.

이 월령의 이유식은 고형물이라고 해도 실제로는 잇몸으로 으깰 수 있을 정도의 강도여야 합니다. 부드럽게 데친 채소 등 잇몸으로 으깰 수 있는 이유식을 준비해 주세요.

또 이유식의 진행 기준은 어디까지나 '기준' 일 뿐이니, 아기가 무리 없이 먹을 수 있는 이유식을 준비해 주세요.

🅠 **가족 식사 시간에 이유식 시간을 맞추기는 이를까?**

저녁 이유식은 가족과 저녁 식사 시간에 함께 먹어서 굉장히 신나게 먹습니다. 아침과 점심도 가족들과 같은 시간에 함께 먹이려고 하는데 아직 이를까요?

식사
시간

😄 **갑자기 바꾸지 말고 천천히 맞춰가세요**

식사는 원래 가족과 함께 하는 것이지요. 함께 먹으면 즐거운 식욕도 돋우어지고요. 아기의 식사 시간을 가족들 식사 시간에 맞추는 것에 큰 무리가 없다면 상관없습니다.

예를 들어 아침은 모유와 분유를 중심으로 주고 가벼운 이유식을 함께 주도록 하세요. 점심까지는 간격이 생기니까 10시쯤에 음료와 간식을 섭취시켜 주세요. 점심은 이유식을 엄마와 함께 즐겁게 먹고, 식후에 모유나 분유를 줍니다. 그리고 저녁 식사 때까지 공복으로 버티는 것은 힘드니, 낮 3시쯤에는 간식을 준비해 주세요. 간식은 이유식에 가까운 메뉴를 적은 양만 주면 됩니다.

가족들이 함께 모여 먹는 저녁 식사 후에는 자기 전에 모유나 분유를 주어 하루의 식사를 마무리합니다. 무리하지 말고 간식의 메뉴도 이리저리 바꿔가면서 식사 시간을 맞추어 보세요.

단유

Q 분유로 바꿨더니 먹지 않아요

아기가 한 살이 되면 단유를 시작하려고 합니다. 미리 분유 맛에 적응시키려고 가끔 모유 대신 분유를 주기도 하는데, 잘 먹으려고 하지 않고 또 먹으면 금세 토해냅니다. 이러다가 단유를 못하는 것은 아닐지 걱정됩니다.

여러 가지 맛을 경험시켜 주세요

엄마 젖 대신에 분유를 주었을 때, 아기가 먹지 않는 것을 너무 걱정할 필요는 없습니다. 분유는 모유가 아니고, 또 모유와 맛도 전혀 달라서 아기가 적응하는 데 시간이 필요합니다. 아무리 영양이 풍부한 분유도 모유를 대신할 수는 없어요.

자연스레 단유를 진행하려면 즐겁게 이유식을 진행하면서 여러 가지 맛에 익숙해지게 하는 것이 중요합니다. 계속해서 새로운 맛을 경험하다 보면, '이거 엄마 젖보다 맛있는 걸', '엄마 젖이랑 맛이 다르지만 이것도 아주 좋아' 할 때가 생깁니다. 그런 실감을 통해서 아기는 모유보다 맛있는 맛, 모유보다 즐거운 것에 흥미를 느낍니다.

단유라는 한 가지에만 얽매이지 마세요. 아기의 흥미의 세계를 넓혀 주고, 그 속에서 젖을 말리는 것을 생각해 보세요.

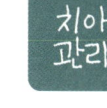

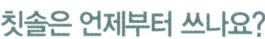

치아
관리

Q **칫솔은 언제부터 쓰나요?**

앞니가 위에 네 개, 아래 두 개 났습니다. 매 식후와 목욕할 때마다 거즈 수건으로 닦아 주고 있는데, 언제부터 칫솔을 사용할 수 있을까요?

억지로 닦지 말고 흥미를 유발시키세요

이를 닦아 줄 때는 거즈 수건이나 시중에서 판매하는 '손가락 칫솔'을 손가락에 끼워 닦아 주세요.

만약 아기가 싫어한다면 억지로 닦지 마세요. 어떻게든 깨끗하게 이를 닦아 주고 싶은 엄마 마음을 모르는 것은 아닙니다. 하지만 아기가 싫어하는데도 억지로 이를 닦으면, 자칫 칫솔을 입에 넣는 행위 자체를 싫어하게 될 가능성도 있습니다.

지금 단계에서는 아기가 입속에 칫솔을 넣는 것에 익숙해지게 하는 것이 중요합니다. 또 처음에는 요령 있게 이를 잘 닦지 못하는 것이 더 당연하니 실제로 이가 깨끗하게 닦이지 않았다고 너무 실망하지 마세요. 양치를 마친 다음 즐거운 분위기 속에서 엄마나 아빠가 깨끗하게 마무리해 주세요.

CHAPTER 4
생후 10개월 아기의 성장 발달

기는 속도가 빨라지고, 밝게 웃는 입 속에는 앙증맞은 앞니가 보여요.

짚고 일어서기에서 잡고 걷기로

→ 이 월령은 많은 아기들이 한창 씩씩하게 잘 기어다니고 있을 시기입니다. 짚고 일어서기를 시작하고, 눈 깜짝할 사이에 바로 잡고 걷는 아기도 있어서 발달 단계에 차이가 생깁니다.

아기 입장에서 생각해 보면 손으로 무언가를 잡고 있더라도 '일어서기'나 '한 발짝 앞으로 내딛기'에는 용기가 필요하다는 것을 알 수 있습니다. 신중한 성격의 아기라면 그 용기가 좀처럼 나지 않을 수도 있습니다.

엄마 아빠는 서두르지 말고 지켜봐 주세요.

엄지손가락과 검지로 작은 물건을 집을 수 있습니다

→ 손가락을 잘 쓰게 되면서, 엄지와 검지로 작은 물건도 집어들 수 있습니다.

아기들은 손을 잘 쓰게 되면 뭐든지 잡아 입으로 가져갑니다. 그러니 아기 주변에는 '위험물'을 놓지 말도록 하세요. 행동 범위가 나날이 넓어지므로 아기가 잘 돌아다니는 곳은 부지런히 점검해서 아기가 자유롭게 돌아다닐 공간을 마련해 주세요.

"바이바이" 등 어른 흉내를 냅니다

→ 몸의 발육과 함께 아기의 인지능력도 나날이 발달합니다. 예를 들어 생후 6개월경이 되면 '까꿍 놀이'를 아주 좋아하게 되는데, 이것은 상대방의 얼굴을 인지하고 있다는 증거입니다. 또 그만큼 기억하는 기능이 발달했다는 뜻이기도 합니다.

그리고 이 시기는 평소에 엄마 아빠가 잘하는 동작을 지켜보고, 그것을 흉내 내기도 합니다. "바이바이" 하며 손을 흔들거나 거울 앞에서 머리를 빗는 등 행동을 기억하고 모방하는 기능이 발달하고 있다는 뜻입니다.

앞니가 위아래 네 개씩 다 자라면 치아 관리를 시작하세요

→ 이가 자랄 때는 개인차가 크게 생기는데, 위아래 앞니가 각각 네 개씩 다 자라나면 본격적으로 치아 관리를 시작하는 것이 좋습니다. 단 대부분의 아기는 칫솔을 입에 넣으면 울면서 싫어합니다. 이 시기는 이를 깨끗하게 닦는 것보다 치아 관리 습관을 들이는 것이 우선입니다. 조금씩 칫솔에 익숙해지도록 해 주세요. 억지로 칫솔을 입에 넣으면 양치를 싫어하게 될 수도 있으니 주의하세요.

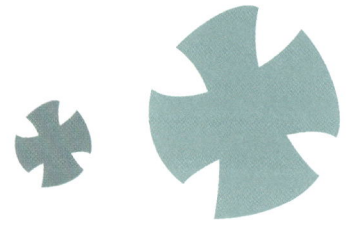

생후 10개월 아기의 성장 발달 Q&A

기어다니기

Q **짚고 일어서기는 되는데, 기어다니지 않아요**

짚고 일어서기는 성공했는데, 아직 기지 않아요. 이동할 때는 똑바로 앉은 상태에서 손은 쓰지 않고 발을 움직이며 돌아다닙니다. 기는 단계를 건너뛰어도 발육에는 문제가 없다고 들었지만, 다리나 허리가 약해지지 않을까요?

다음 단계로 진행되었다면 문제 없습니다

발달 단계에는 개인차가 아주 큽니다. 위 질문처럼 기지 않는 아기도 많이 있으므로 기본적으로 다음 단계(짚고 일어서기)를 할 수 있게 되었다면, 그전 단계(기어다니기)는 건너뛰어도 특별한 문제는 없습니다.

바닥에 앉은 자세로 다리와 엉덩이를 써서 앞으로 나가는 아기의 행동을 '셔플링(Bottom Shuffling)'이라고 합니다. 왜 그런 자세를 하는지는 밝혀지지 않았지만, 요는 '앞으로 나가는' 것이 가능해지는 발달과 의욕이 있다는 뜻입니다. 아기에게 셔플링 자세로 이동하는 것이 편한 것일 수도 있겠지요.

다리나 허리가 약해지지 않을까 걱정할 필요는 없습니다.

말

Q 아직 말을 못합니다. 주의점은?

슬슬 '엄마' 같은 단어를 말해야 할 것 같은데, 아직 아무 말도 못합니다. 남자 아이인데 성별에 따라 말을 시작하는 시기가 달라지기도 하나요? 아기가 말을 빨리 하도록 일상생활 속에서 신경써 줄 점은 어떤 것들이 있을까요?

지금은 '축적'의 시기, 말을 많이 걸어 주세요

'엄마'나 '아빠' 등 뜻이 있는 단어를 말하기 시작하는 것은 한 살을 전후입니다. 이 월령의 아기에게는 아직 조금 서두르는 감이 있네요.

단 이제 '손가락 가리키기' 등도 시작되었을 테니, 말은 내뱉지 않아도 개를 가리키며 "앙앙" 하고 소리를 내거나 엄마가 이야기할 때 입술을 쳐다보며 흉내 내려고 하지는 않나요? 이런 모습이 보이기 시작한다면, 얼마 안 가 말을 시작하게 될 거예요.

말을 늦게 시작하고 빨리 시작하는 것에 있어 남녀차이에 대한 연구 결과는 없지만, 아기를 둘러싼 생활환경에 좌우된다고 합니다. 사람들이 말을 많이 걸어 주면 아기의 안에 많은 말들이 '축적' 되겠지요? 더 많이 말을 걸어 주세요.

아토피

Q 아토피가 아닐지 걱정이에요

아직 진찰을 받은 것은 아니지만, 아토피성 피부염 같아서 걱정입니다. 지금부터 식사 제한을 하지 않아도 괜찮다는 사람과 알레르기 검사를 얼른 하라는 사람이 있는데, 어떻게 대처하는 것이 좋을까요? 전보다는 피부가 많이 나은 것 같은데요.

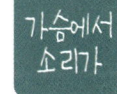

 앞선 걱정 보다 믿을 수 있는 전문가에게

아기의 피부 트러블은 엄마의 걱정 중에서도 필두에 있지 않을까 싶네요. 피부는 아직 얇아서 트러블이 생기기 쉬운 것도 사실인데, 그것이 곧 아토피를 걱정해야 하는 것인지 판단하는 데는 좀 더 신중할 필요가 있습니다.

걱정이 된다면 병원을 찾아 검사를 받아 보는 것도 한 가지 방법이지만, 검사가 꼭 만능은 아닙니다. 또 이 시기 아기는 성장 속도가 빨라서 그만큼 다양한 영양분을 필요로 하니 무턱대고 식사를 제한하는 것은 권하고 싶지 않습니다. 식사를 제한할 필요가 있다는 진단을 받는다면 전문가의 지도를 받아야 합니다.

Q 감기도 잘 걸리고 가슴에서 쌕쌕 소리가 나요

큰아이는 거의 병치레를 하지 않는데, 작은 아이는 감기에도 잘 걸리고 설사도 자주 합니다. 감기에 걸리면 바로 가슴에서 쌕쌕 소리가 나는데 원인이 무엇인가요?

가슴에서
소리가

감기에 걸리지 않는 아기는 없어요, 전조와 예방에 신경 쓰세요

감기 같은 전염병의 바이러스는 대부분 '밖'에서 가지고 들어옵니다. 큰아이가 집단생활을 하면서 집으로 옮겨올 수도 있겠지요. 어린이집이나 유치원에 오가는 등 외출할 일이 많을 테니까요. 물론 엄마 아빠가 밖에서 옮아올 수도 있겠지요.

즉 작은 아이가 감기에 걸릴 가능성은 큰아이가 어렸을 때보다 높다고 할 수 있습니다. 특별히 몸이 약해서 감기에 잘 걸리는 것은 아닙니다.

가슴에서 쌕쌕 소리가 들리는 것은 아기들이 감기에 걸렸을 때 나타나는 특징입니다. 아직 기관지가 좁아서 특히 분비물이 많은 코감기나 목감기에 걸리면 쌕쌕 소리가 나기 쉽습니다. 이것도 기관지가 약하다는 뜻은 아니므로 너무 걱정하지 않아도 됩니다.

감기는 걸리면 증상이 심해지지 않게 예방하고, 전조에도 신경을 써 주세요.

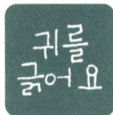

Q 귀를 긁다가 피가 났어요, 어떻게 하죠?

오른쪽 귀를 자주 긁어서 이비인후과에 데려갔더니 귀를 청결하게 유지시키라고 하셨어요. 목욕할 때 깨끗하게 씻어 주고 있는데, 그래도 계속 긁습니다. 가끔 귀 뒤쪽이 찢어져서 피가 날 때가 있어서 신경이 쓰입니다.

🙂 아기에게 귀는 놀이 도구, 한 번 더 진찰을 받아 보세요

이 시기가 되면 아기의 손은 움직이는 범위가 크게 넓어집니다. 몸 양옆에서만 조금씩 움직이던 것이 전방을 향한 큰 움직임으로 바뀌고, 점점 몸의 뒤쪽까지 움직일 수 있게 됩니다.

그때 손에 닿는 것이 바로 귀입니다. "응? 이게 뭐지?" 하고 아기는 귀를 새로운 장난감으로 생각합니다. 졸리거나 놀고 싶을 때 귀는 손으로 쥐고 놀 수 있는 아주 유용한 장난감입니다.

단 귀 주변의 피부는 약하고 또 아기의 손은 항상 축축하므로 만지작거리다가 습진이 생길 수도 있습니다. 그러한 경과를 유심히 관찰하도록 하세요.

만약 귀 뒷부분에서 피가 난다면 소아과를 찾아 진찰을 받아 보세요.

Q **콧속에 손가락을 넣거나 만지작거리는 게 걱정이에요**

자주 콧속에 손가락을 넣거나 손으로 코를 만지작거리는데, 혹시 비염이 있는 건 아닐까요? 졸릴 때는 더더욱 손으로 코를 비벼 댑니다.

코를 만지작

가끔 하는 움직임, 일종의 놀이입니다

이 월령은 손을 움직일 수 있는 범위가 넓어지는 시기입니다. 지금까지는 얼굴 앞쪽까지밖에 움직이지 못했던 손을 귀에서 그 뒤쪽까지 움직이면서 점점 섬세하게 손을 움직이게 됩니다.

이 시기에는 자주 귀를 만지작거리거나, 졸릴 때 머리카락을 움켜쥐는 등의 행동을 보이게 됩니다. 단 머리를 만지거나 귀를 만지작거리려는 의도가 아닙니다. 손을 움직이다 보니 그곳에 머리카락이 있고 귀가 있더라 하는 식이지요.

질문의 경우도 손을 움직이다 코를 만지고, 손가락을 움직이다 콧속으로 넣게 된 것입니다. 아기에게는 일종의 놀이와 같은 개념입니다. 다만 콧속에 손가락을 넣다가 점막에 상처가 나서 코피를 흘리게 될 수도 있으므로 손톱은 부지런히 잘라 주세요.

Q **좋은 시력을 유지하려면 어떤 점에 신경 써야 할까요?**

지금은 눈이 아주 좋아서 멀리 있는 사람이나 새, 또 작은 곤충들도 잘 봅니다. 계속해서 이런 좋은 시력을 유지하려면, 엄마 아빠가 어떻게 신경을 써 주어야 할까요?

시력 발달

비디오나 텔레비전은 적당히 보여 주세요

아이들의 시력은 세 살 전후까지 성숙 과정을 거칩니다. 월령이 늘어나면서 서서히 시력이 높아지므로, 지금 단계에서는 시력이 좋아지는 것을 방해받지 않아야 합니다.

아기는 움직이는 것에 관심을 갖고 바라보지요. 아기가 좋아하는 DVD나 비디오가 바로 그런 관심의 대상이 됩니다. 아직은 텔레비전 화면을 뚫어져라 바라보는 일은 그렇게 많지 않을 텐데요, 자라면서 그런 시간이 점점 늘어나게 될 겁니다. 그럴 때는 아기가 어두운 곳에서 텔레비전을 보거나 장시간 화면을 계속 바라보지 않도록 주의하세요.

또 먼 곳을 보는 습관은 눈의 발달에 아주 좋은 습관입니다. 산책을 나가 먼 곳을 바라볼 기회를 많이 만들어 주세요.

체온변화

Q 하루 동안 체온 변화가 너무 큰데요?

아기가 처음 열이 난 뒤부터 매일매일 꼭 가정용 전자 체온계로 체온을 잽니다. 그런데 하루 동안 체온의 변화가 너무 많아요. 아침에 섭씨 36도 중반이었던 것이 낮에는 섭씨 37도 후반, 밤에는 섭씨 37도를 조금 넘기도 합니다. 체온 조절 기능이 아직 덜 발달했나요?

체온은 개인차나 환경으로 변화합니다

아기의 체온은 하루에도 몇 번씩 변화합니다. 아침에 일어났을 때는 체온이 조금 높고, 식사 후에도 체온이 올라갑니다. 개인차나 환경에 따라서도 바뀌지요. 예를 들어 마른 아이가 얇은 옷을 입으면 그렇지 않은 경우와 비교해서 체온이 더 크게 떨어질 수 있습니다. 문의하신 온도 차이는 이 월령이 체온 조절 기능도 갖추어지기 시작하는 시기이므로 보통이라고 생각해도 좋습니다.

또 정확한 체온을 재기에는 수은 체온계가 가장 좋습니다. 전자 체온
계는 어른의 체온을 기준으로 만들어진 것이므로 아기에게 사용할
때는 다소 오차가 발생할 수 있습니다.

Q 신발은 언제부터 물려 신을 수 있을까요?

신발

잡고 걷기에 성공해서 곧 혼자서 걸을 수 있을 것 같습니다.
다른 아이들이 신던 신발을 물려 신으면, 먼저 신던 아이의 걷는 버
릇 때문에 신발 모양이나 밑창이 변해서 별로 좋지 않다고 하던데요.
언제쯤부터 큰아이들이 신던 신발을 물려 신을 수 있을까요?

걸음걸이가 바르게 자리 잡을 때부터

막 걷기 시작한 아기가 신발을 신기란 쉬운 일이 아닙니다.
여태 맨발이나 양말만으로 걸어 다니던 습관이 있어서 위화감을 느
끼게 되지요. 걷기 막 시작해서 능숙하게 걸을 수도 없으니 잠깐 신
기더라도 새 신발을 신겨 주세요. 기본적으로는 물려 신지 않는 것이
좋을 수도 있습니다.

걷기 시작하면 우선 집 안에서 맨발로 마음껏 걸어 다니게 해 주세
요. 바닥에서 느껴지는 발바닥의 감촉을 체감하는 것도 중요한 일입
니다.

그리고 걸음걸이가 정확해지면 그때 다른 아기가 신던 신발을 물려
신기는 것을 생각해 보세요.

Q 보행기를 계속 쓰면 좋지 않을까?

보행기

보행기를 타고 매일 방 안을 달립니다. 그런데 보행기에서
내려 주려면 보채기 시작해서 고민이에요. 보행기를 계속 타게 하는

것도 좋지 않을 것 같은데 말이죠. 또 혼자 일어서기에 좋은 연습 방법이 있다면 알려 주세요.

스스로 몸을 움직이는 즐거움을 우선해 보세요

조금 더 이른 월령이라면 혼자서 몸을 잘 지탱하지 못하니, '서는 자세'가 아기에게 다소 부담이 될 수는 있겠습니다.

그러나 이 월령에서는 혼자 기어다닐 수도 있고, 슬슬 혼자 일어서기도 시작합니다. 따라서 보행기가 아기에게 어떤 영향을 주지는 않는다고 생각하는 것이 좋습니다.

단 성장의 순간순간에서 아기는 그 시기 나름의 체험을 하므로, 아기가 성장해가는 매 순간순간에는 그 시기에만 경험할 수 있는 일들이 존재합니다. 그러므로 스스로 몸을 움직이게 하는 것이 아기에게는 더 의욕적으로 다양한 것에 도전할 수 있는 기회가 될 수 있습니다.

스스로 기어서 장난감을 가지러가는 즐거움, 제 힘으로 일어섰을 때 한층 넓어지는 시야와 풍경 등 손쉽게 움직일 수 있는 보행기를 탔을 때 느낄 수 있는 즐거움과는 다른 종류의 즐거움이 잔뜩 있기 때문이지요.

이제 슬슬 보행기를 벗어날 시기가 됐을 수도 있습니다. 보행기 없이 놀다 보면 별다른 연습 없이도 혼자 일어설 수 있습니다.

유모차

Q 유모차를 싫어하는 아기, 즐겁게 탈 날이 올까요?

예전부터 쭉 외출할 때 유모차에 태우면 왜 그런지 보채기만 합니다. 대신 아기띠를 묶고 안아 올리면 아주 좋아합니다. 언젠가 신나서 유모차에 탈 날이 오기는 할까요?

타면 재미 있다고 느끼도록 연출하세요

이 시기에 엄마가 안아 주는 것을 아주 좋아하는 것은 당연한 일이지요. 엄마의 따스함과 상냥함에 에워싸여 안기는 좋은 기분은 무엇과도 바꾸기 힘듭니다.

그러나 시간이 조금 더 지나면 호기심이 싹트기 시작하며, 주변 풍경에도 관심을 갖기 시작합니다. 두리번두리번 주위를 둘러보려면 엄마에게 안긴 자세가 불편해지기도 하지요. 그러면 곧 몸이 자유롭게 움직이고 시선을 이리저리 돌릴 수 있는 유모차를 즐겁게 타게 되리라고 생각됩니다.

문제 해결 포인트는 '유모차는 재미있어' 라는 감각을 아기에게 갖게 하는 것입니다. 이를 위해 몇 가지 연출을 해 보세요. 예를 들면 아기가 좋아하는 토끼 인형을 유모차에 태우고 "토순아, 조금만 옆으로 가서 ○○이도 앉게 해 줘. 자, 토순이랑 같이 타자." 하고 말을 해 주세요. 이런 즐거운 분위기 속에서는 서툴던 것도 극복할 수 있지 않을까요.

엄마는 무조건 안아 준다는 이미지가 있어서 유모차에 타지 않는 경우도 있다고 합니다. 이런 경우는 아빠나 할아버지 할머니가 '태우는 역할' 을 맡는 것도 좋습니다. 엄마 외의 사람이라면 의외로 유모차에 저항하지 않을 경우가 있어요.

Q **손가락 빨기가 계속되는 것은 스트레스 때문인가요?**

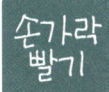

갓난아기 때부터 왼손 엄지손가락을 빠는 버릇이 있습니다. 자기 전에는 꼭 손가락을 빨고, 공갈 젖꼭지를 물려도 빨지 않고, 젖병도 요즘은 쓰지 않습니다. 손가락을 빠는 것은 스트레스가 쌓였다는 뜻이라고 하던데 걱정이 되네요.

잠이 들기 위해 빠는 것이지 스트레스와는 상관없어요

입술에 닿은 것을 빠는 것을 '흡인 반사(빨기 반사)'라고 하는데, 이 반사 덕분에 갓 태어난 아기도 엄마 젖을 먹을 수 있습니다.

갑자기 손가락이 입술에 닿으면 자연히 빠는 것이 손가락 빨기의 시작입니다. 자기 전에 꼭 빠는 것은 손가락을 빨면 안심이 되고 평온을 느끼기 때문이지요. 잠들기 위한 행동 중 한 가지이므로 조금도 걱정할 필요가 없고, 물론 스트레스와도 전혀 상관이 없습니다.

아기는 이제부터 점점 더 성장하고 운동 기능도 발달합니다. 손가락과 손을 자유롭게 쓸 수 있게 되면, 장난감을 주무르는 것이 손가락을 빠는 것보다 훨씬 더 재미있다고 느낄 겁니다.

또한 두 살이 넘으면 손가락 빨기는 물론, 무언가를 씹는 등 입과 관련된 걱정은 거의 없어집니다.

목욕 고민

머리를 감기면 마구 울어요, 좋은 대책은?

Q 예전에는 괜찮았는데 요즘 들어 머리를 감기면 울며불며 굉장히 싫어합니다. 엄마의 심장 소리가 들리도록 안아 주고, 아기가 좋아하는 노래를 불러 주며 샤워기로 약하게 헹구어 줍니다. 그 외에 아기가 얌전히 머리를 감을 수 있게 하는 좋은 방법이 있을까요?

앉아서 감겨 보세요

머리 감기를 싫어하는 것은 거품이 눈에 들어갔거나 헹굴 때 힘들었거나 엄마가 눈치 채지 못한 어떤 계기가 있었을 것 같군요. 눕힌 자세로 머리를 감기는 것을 싫어할 수도 있으니 혼자 안정적으로 잘 앉는 아기라면 앉은 자세로 머리를 감겨 주면 어떨까요.

거품을 낸 머리는 헹구기 전에 젖은 수건으로 닦아내고, 헹구는 시간을 단축시키는 것도 방법입니다. 샤워기 물이 얼굴에 닿는 것은 싫어하니 마른 수건을 4등분해서 얼굴을 덮어 주는 것도 좋습니다. 마른 수건은 3장 정도 준비해두고, 수건이 젖으면 바로 마른 수건으로 교체해 주세요.

샤워기로 헹구어낼 때 아기에게 "푸우" 하는 소리를 내게 하면, 숨을 내뱉느라 코나 입에 물이 들어가지 않아요.

Q 한번 화를 내면 기분을 풀지 않아요

짜증

아기가 잘 움직이면서 활발해졌는데, 그만큼 화를 내는 횟수가 많아졌습니다. 자기 마음에 들지 않으면 바닥을 때리거나 허둥대기도 합니다. 안고 달래려고 해도 난동을 부리고 좀처럼 기분을 풀지 않아요.

아기가 스스로 화를 누를 때까지 기다리세요

희로애락을 표현하는 것은 정서가 발달했다는 증거입니다. 화를 잘 내게 된 것도 성장의 결과라고 생각하세요.

단 화를 내는 것에 대처하기란 여간 성가신 것이 아닙니다. 외로워하거나 슬퍼할 때는 안아 주면 나아지기도 하지만, 화를 낼 때는 안거나 달래도 아기가 잘 삭히지 못하기 때문이지요. 우선 그 점을 알아두세요.

아기가 화를 낼 때 대처하는 방법으로 중요한 것은 발산시키는 것입니다. 무언가를 주거나 밖으로 데리고 나가서 화를 어물쩍 넘기려고 하면 역효과가 생깁니다. 아기 스스로 어떻게든 화를 조절해서 풀릴 때까지 기다리세요. "화가 났구나", "마음에 안 드는구나" 정도로 말을 걸고, 잠시 아기가 하고 싶은 대로 하게 내버려두세요. 화는 그리 오래 지속되지 않습니다.

아기가 안정되면 "어머, 바깥 좀 봐. 꽃이 피었네"처럼 기분 전환을 꾀해 보는 것이 좋겠지요.

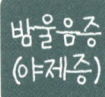

Q 평소와 다른 것이 있으면 밤중에 울음을 터트려요

평소처럼 공원이나 놀이터에 가는 외출은 괜찮은데, 모르는 사람을 만나거나 정기 검진에 가거나 했던 날이면 밤중에 심하게 울어요. 아기의 밤 울음증은 언제까지 계속되나요?

낮 시간의 흥분을 가라앉혀 주세요

지금은 언제나 곁에서 자신을 돌봐주는 사람에 대한 애착이 강해지는 시기입니다. 엄마와의 유대감이 무척 깊어지지요. 모르는 사람을 만나거나 낯선 장소에 가면 신경이 날카로워지는 것은 그 반작용입니다.

낮에 신경이 곤두서는 일이 있으면, 밤이 되어도 그 영향으로 좀처럼 잠이 들지 못합니다. 그 결과 밤에 우는 것이 일반적인 밤 울음증의 메커니즘이지요.

그러니 아기의 신경이 날카로워질 상황에는 웃음을 지으며 "괜찮아" 하고 안아 주는 등 엄마의 역할이 중요합니다. 아기는 그런 경험을 통해서 익숙하지 않은 환경, 사태를 극복하게 됩니다.

첫 돌이 지나 걸음마도 능숙해지면 활동량이 늘어 피로감이 커지므로 밤에는 푹 자고 밤 울음증도 점차 사라집니다.

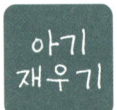

Q 안아 주지 않고 재우는 방법은?

밤에 잘 때 아기가 보채면 30분 정도 계속 안아 줍니다. 낮잠을 잘 때는 보채지 않고 잠이 잘 드는데, 밤에도 잘 재우는 방법이 있을까요?

환경 조성으로 원활한 잠을

낮에 자는 잠과 밤에 자는 잠은 그 의미가 조금 다릅니다. 아직 체력이 부족해서 피곤하면 깨 있지 못하고 잠을 자는 것이 낮잠입니다. 그리고 밤에 자는 잠은 생체 리듬이 정립되어 휴식을 원하고, 그에 따라 다음날의 활동을 위해 취하는 것입니다. 낮에 쌓인 적당한 피로를 느끼고 안심이 되어 몸의 힘을 빼고 눈을 감으면 잠이 드는 것이 자연스러운 형태의 밤잠인데, 이 시기의 아기는 밤잠이 드는 방법을 잘 모릅니다. 그래서 환경 조성이 중요합니다.

자기 전에는 조용한 놀이를 해서 기분을 안정시킵니다. 방도 조명을 끄고 텔레비전의 소리 등도 줄여 조용한 분위기를 연출합니다. 이렇게 적절한 환경 조성이 아기의 원활한 잠을 도와줍니다.

Q 낮잠은 얼마나 자는 것이 좋은가요?

낮잠 시간이 적은 것 같아요. 오래 자면 2시간 정도이고, 겨우 잠이 들어도 금세 일어납니다. 어떻게 하면 낮잠을 푹 자게 할 수 있을까요?

낮잠

아기는 필요한 만큼만 잡니다

몸을 움직이느라 체력이 소모되어 휴식을 필요해지면 취하는 것이 낮잠입니다. 그러니 아기들마다 낮잠 시간이 다른 것은 당연한 일이지요.

이 시기에는 오전과 오후 한 번씩 낮잠을 재우는 경우가 많은데, 오전 중에는 한 시간 반 정도로 길게 재우고 오후에는 30~40분 정도만 짧게 재우는 것이 비교적 많은 낮잠 패턴입니다.

30분만 자고 일어나면 너무 일찍 일어났다고 생각할 수 있지만, 아기는 필요한 만큼 자는 것입니다. 아기가 밤에 푹 잘 자고 발육도 순조롭고 건강하다면, 낮잠 시간에 관해서는 너무 신경을 쓸 필요가 없습니다.

조금 더 월령이 들면, 온몸을 움직이는 놀이가 늘어 체력 소모가 많아집니다. 그러면 낮잠 패턴도 바뀌어서 엄마 입에서 곧 "어머, 잘 자네" 하는 말이 나오게 될 거예요.

식사량

Q 식사량이 적은데 분유도 먹지 않아 걱정이에요

온종일 무척 잘 움직이고 씩씩하게 잘 놀아서 분명히 배가 고플 텐데, 의외로 식사량이 적고 분유도 잘 먹지 않습니다. 키와 몸무게도 또래와 비교했을 때 작은 편이에요. 이렇게 가다가는 점점 발육이 늦어지지 않을까요?

'먹기=즐거움'이 되도록 환경을 만들어 보세요

이 시기 아기의 발육은 어느 정도 궤도에 진입한 상태입니다. 키와 몸무게의 균형을 나타내는 카우프 지수의 변화를 살펴보면, 어느 월령에서부터인가 지수가 거의 일정해졌을 겁니다. 키와 몸무게의 증가 자체는 별로 좋지 않아도, 이 두 가지가 균형 있게 발육해 가는 것이 중요합니다. 물론 키도 몸무게도 균형이 잡히면 문제없으며, 이 시기는 그 성장 곡선도 완만해지는 것이 보통입니다.

단 움직임도 활발해지는 시기이므로 식사량과의 균형이 과제가 됩니다. 그러니 아기가 먹는 것이 즐겁다고 느끼는 환경을 만들어 주세요. 놀면서 먹고 주위를 어지럽혀도 즐거워한다면, 계속 하게 놔두세요. 그런 환경에서 아기도 자연스레 식사가 즐거워지고, 먹는 양도 늘어납니다.

또 하루 두 끼 식사에서 세 끼 식사로 바뀌는 시기이므로, 그 리듬을 규칙적으로 만들어가는 것도 먹지 않는 걱정을 해결하는 방법이 될 수 있습니다.

Q **아기가 식사 도중에 놀아요**

세끼를 먹이기 시작했습니다. 그런데 아기가 식사 도중에 의자에서 일어나는 등 놀기만 하고 도통 밥을 먹지 않아요. 결국 나중에 배고파서 간식을 주는데, 식사를 잘하게 하려면 어떻게 해야 할까요?

놀면서 먹기

세끼 식사를 규칙적으로 하는 습관을 키워 주세요

아기에게는 보는 것, 듣는 것, 만지는 것 모두가 놀이의 대상인데 식사도 예외는 아닙니다.

'놀면서 먹기'가 시작되는 것은 조금씩 자아가 싹트기 시작했다는 증거라고 할 수 있습니다. 지금은 음식을 손으로 주물럭거리면서 놀거나, 먹기 싫을 때는 먹지 않고 놀기만 하는 등의 징후가 나타나는 시기입니다.

이 시기는 식사량에 너무 연연하지 않아도 괜찮습니다. 걷기 시작하면 운동량도 늘어나서 자연히 몸이 더 많은 식사량을 요구합니다. 지금은 식사량이나 간식량에 연연하기보다 세끼 식사를 규칙적으로 하는 습관을 먼저 키워 주도록 하세요. 먹지 않고 놀기만 해도 아직은 괜찮습니다.

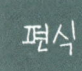

Q 싫어하는 음식은 그냥 삼켜요

아기가 분유와 우유를 싫어해서 이유식에 섞어 주어도 먹지 않아요. 좋아하는 음식은 계속 입에 넣고 씹는데, 싫어하는 음식은 씹지도 않고 삼킵니다.

당분간은 주지 말고 조리법을 바꿔가며 재도전하세요

아기 입장에서는 여러 가지 이유식을 먹어 보니 분유보다 더 맛있는 것이 많아 이제 분유가 질린 것일 수도 있습니다. 분유뿐만 아니라 아기가 싫어하는 것을 다른 무언가에 섞어 먹이려고 하면 역효과가 일어날 수도 있습니다. 아기도 싫어하는 맛에는 민감하기 때문이지요.

그러니 당분간 아기가 싫어하는 음식은 주지 말고, 이리저리 조리법을 바꿔가면서 음식의 형태나 분위기를 바꾼 다음에 다시 주세요.

또한 아직은 편식이 확실하게 자리 잡는 시기가 아니니, 아기가 이건 싫어한다고 단정 지을 필요는 없어요. 포기하지 말고 언제든 다시 식탁에 올릴 기회를 마련해 보세요.

Q 치약을 쓰는 게 좋을까요?

젖니가 위아래 각각 네 개씩 자라서 본격적으로 양치를 시작하려고 합니다. 지금까지는 거즈 수건으로만 닦아 주었는데, 양치를 시작하려면 아기용 치약을 쓰는 것이 좋을까요?

아주 조금만 묻혀서 즐겁게 양치시키세요

젖니는 충치가 생기기 쉬우므로 일찍부터 칫솔에 적응시키고, 이를 깨끗이 하는 습관을 들이는 것이 좋습니다.

치약은 불소 성분이 들어 있는 것을 고르고, 칫솔도 아기용 칫솔을 사용합니다. 칫솔모가 닿는 정도로도 이에 붙은 이물질은 떨어지니 너무 박박 닦을 필요는 없어요. 치약은 성냥의 머리 부분만큼 극소량만 써도 충분합니다. 칫솔에 물을 묻히면 치약 맛이 입속에 퍼져서 싫어하는 아기도 있으니 물을 묻히지 말고 쓰도록 하세요.

아기들은 칫솔을 입 속에 넣는 것을 싫어하니 이를 닦을 때는 엄마가 웃으면서 재미있게 닦아 주세요. 또 평소 엄마 아빠가 즐겁게 양치하는 모습을 아기에게 자주 보여 주세요.

Q 친구와 함께 놀기에는 아직 이른가요?

놀이터에 데려가면 신이 나서 잘 노는데, 친구들과는 어울리지 않고 혼자서만 놀아요. 아직 시기가 너무 이른 걸까요?

**친구
관계**

집 밖에서 많은 경험을 쌓게 해 주세요

아기가 신나한다면 놀이터에서 놀기에 이른 시기는 아니지요. 지금은 친구들과 노는 것보다 장난감에 훨씬 더 정신이 팔린 것 같습니다. 다른 아이들의 모습에 흥미를 보이기 시작한다면 머지않아 함께 놀게 될 거예요.

'어서 빨리 어울려 놀았으면' 하는 엄마 아빠의 마음은 잠시 접어두고, 우선은 집 밖에서 아기에게 많은 경험을 시켜 집 밖의 환경에 익숙해질 수 있게 해 주세요.

CHAPTER 5
생후 11개월 아기의
성장 발달

주변 사물을 '손으로 가리켜 인식' 하는 아기.
한창 말의 씨앗이 모이고 있어요.

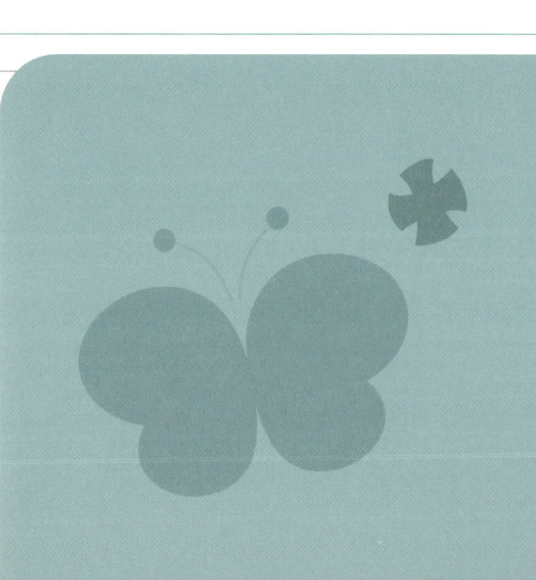

손가락으로 가리키기가 절정에. 말로 대답해 주세요

➜ '손가락 가리키기'는 사물의 존재에 관심을 표시하게 되었다는 신호입니다. 아기가 손가락으로 가리키면 그 의미를 알았다고 아기에게 전달해 주는 것이 중요합니다. 예를 들어 개를 손으로 가리키면 "멍멍이네" 하고 말로 대답해 주세요. 아기가 자기 행동을 이해받고, 동시에 그런 대화가 말의 싹이 되어 아기 안에서 자라나게 됩니다.

그림책이나 텔레비전 등에 관심을 보입니다

➜ 그림책이나 텔레비전에 관심을 기울이는 아기도 생깁니다. 그림책은 '아기용'을 강조하는 책들이 시중에 많이 나와 있지만, 아기는 처음에는 단순한 그림들을 좋아합니다. 엄마 아빠와 아기가 함께 그림을 보고 책장을 넘기는 것만으로도 즐거워합니다.

또 텔레비전이나 DVD를 어떻게 보여 줄 것인지 고민하는 엄마 아빠도 많을 텐데, 너무 어릴 때부터 장시간 보여 주는 것은 한번 생각해 보아야 할 문제입니다. 보여 줄 프로그램과 시간을 정해두고 적절히 시간을 조절해 주세요.

가족이 함께 모여 즐거운 식사 시간 가지기

➜ 생활 리듬이 잡히고 하루에 세 끼 식사를 잘 진행하고 있다면, 이제 식사 시간을 어른들과 같은 시간대로 맞추어 보세요. 가족과 함께 즐겁게 식사를 하거나 엄마 아빠가 맛있게 식사하는 모습을 보면서, 아기도 먹는 것에 대한 흥미나 의욕이 쑥쑥 자랍니다.

또한 먹는 양에도 개인차가 나타납니다. 많이 먹는 아기가 있으면 적게 먹는 아기도 있고, 이것은 어른도 마찬가지이지요. 억지로 먹이는 것은 금물입니다.

짜증도 기분 표현 중 한 가지로 받아들이기

→ 좋고 싫음을 확실히 표현하기 시작합니다. 또 자기 마음대로 되지 않으면 짜증을 내며 울기도 합니다. 이것은 마음이 착실히 자라고 있다는 표시이므로, 아기의 생각을 확실히 받아들여 주세요. 예를 들면 "이게 싫었구나" 하고 말로 아기에게 전달하는 것이 중요합니다. 또 이 시기 아기들은 관심을 다른 곳으로 돌려 주면 자연스레 짜증을 멈추고 해소하기도 합니다.

생후 11개월 아기의
성장 발달 Q&A

Q **손을 잡고 걷게 하는 것은 고관절에 영향을 줄까?**

걸음마

우리 아이는 아직 혼자 일어서지 못해 걸음마를 시작하지 못했습니다. 하지만 앉아 있는 어른 등을 잡고 일어서거나 어른 손을 붙잡고 한발 한발 걷는 것을 좋아합니다. 걸음마를 못할 때부터 일부러 걷게 하면 고관절에 무리를 주어 심하면 O형 다리가 되기도 한다던데요.

😊 *걷고 싶어 하는 마음을 소중히 해 주세요*

아직 걸음마를 떼지 못한 아기들이 무언가를 붙잡고 걷거나 엄마 아빠가 잡아 주는 손에 의지해 걷는 것은 지극히 당연한 일입니다. 아기가 자신의 의지로 그렇게 걷는 것이라면, 흔쾌히 아기의 손을 잡아 주세요.

아기는 자기 몸에 좋지 않은 일은 본능적으로 하려 들지 않습니다. 무언가를 잡으면서라도 걷고 싶어한다면, 혼자 걸음마를 시작할 신체적 준비를 마쳤다는 의미입니다. 이 시기에는 고관절이 완성되었다고 생각해도 좋으며, 단순히 이런 이유로 장차 O자형 다리가 되는 것 또한 아닙니다.

발을 움직이면 앞으로 나갈 수 있다는 사실이 좋아서 어쩔 줄 모르는 것일 테니, 그런 아기의 호기심도 소중히 받아들여 주세요.

긁기

Q 보채기 시작하면 피가 날 때까지 긁는 습관이 있습니다

머리에서 귀, 턱까지를 쉴 새 없이 긁는 습관이 있습니다. 피부가 건조해 간지러운가 싶어서 보습 케어를 해 주어도 멈추질 않아요. 심할 때는 피가 날 때까지 긁기도 하는데, 좋은 대처 방법이 없을까요?

피가 날 때까지 긁는다면 소아과 진료가 필요합니다

두피와 얼굴은 피지 분비가 특히 활발해서 습진이 생기기 쉬운 부위입니다. 실제로 아기의 피부 상태를 볼 수 없으니 질문만으로는 적절한 대답을 드릴 수 없으나, 가능한 범위 내에서 답을 드리자면 아기는 단순히 '버릇' 때문에 피가 날 때까지 스스로에게 상처를 내지는 않습니다.

졸려서 칭얼대거나 무언가 불쾌한 일이 있어 보채며 울 때는 아기의 체온이 올라갑니다. 습진은 이런 상태에 있을 때에 간지러움을 더합니다. 아이의 손톱이 너무 길지는 않나요? 보습 케어는 충분했나요? 이러한 환경적 요인을 우선 충족시켜 주세요.

그래도 아이가 계속해서 피부를 긁고, 긁은 부위에 진물이 생길 정도라면, 소아과에 방문해 진료를 받아 보는 것이 어떨까요? 피부 상태를 실제로 확인한다면, 적절한 대처도 가능할 뿐더러 아기 피부의 부담도 덜어질 것입니다.

다양한 트러블과 맞닥뜨릴 기회가 적지 않은 아기들. 그럴 때는 전문가들이 아기들의 강력한 편이 되어 준답니다.

Q **설소대가 짧으면 말하는 데 영향을 줄까요?**

병원에서 아이의 설소대가 짧다는 말을 들었습니다. 그 밖에 별다른 문제는 없다고 하는데, 혹시 말하는 데 지장이 있지는 않을까요? 설소대를 잘라야 한다면 몇 살 전까지 자르는 것이 좋을까요?

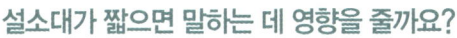

자를 필요는 없습니다. 성장을 지켜 보세요

설소대는 성장과 함께 길어지니 그 밖에 별다른 문제가 없다고 한다면 걱정할 필요가 없습니다.

설소대를 자르기 적당한 시기에 대해 질문하셨는데, 보통은 설소대를 자르지 않습니다. 또 일본 소아과학회에서는 '자를 필요가 없다'라고 의견을 통일해 성명을 내기도 했었지요.

또한 말하는 데 영향을 끼치지 않을까 하는 걱정을 하지만, 현재까지 그런 사실을 뒷받침할 근거가 없습니다. 성장을 지켜봐 주세요.

Q **튀어나온 배꼽이 들어갈까요?**

생후 10개월이 지나며 배꼽이 튀어나오기 시작했습니다. 나중에 들어가나요?

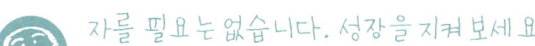

복근이 생기면 자연히 들어갑니다

엄마 뱃속에서 아기의 생명을 키워 주던 것이 탯줄입니다. 엄마가 아기에게 영양분을 전해 줄 때 쓰이던 배꼽 줄은 출생 후 똑 떨어지고, 그 후에 '배꼽'이 남습니다. 배꼽은 진물이 나거나 돌출이 되는 등 성장 과정에서 여러 가지 걱정을 불러일으키기도 하는데, '돌출된 배꼽'도 그중 하나입니다.

배꼽은 복벽에 바로 이어진 탯줄과 붙어 있던 아주 민감한 부위입니다. 아기가 울면 복압이 생기며 복근이 발달하지 않은 배꼽 주변 부분이 볼록 튀어나오게 됩니다. 개인차가 있으므로 나오는 방식은 가지각색이며, 크게 부풀었다가 줄어들기를 반복하면서 그 부위의 피부가 많이 쳐지게 됩니다. 큰 목소리로 자주 우는 아기 등 더욱 강한 복압이 가해지면, 배꼽도 더 크게 돌출하는 경향이 있습니다. 그러나 복근이 붙기 시작하면, 배꼽 돌출도 서서히 안으로 들어가니까 이 걱정도 한때입니다.

단 생후 10개월부터 신경 쓰이기 시작했다면, 혹시 모르니 검진 때 상담을 해 보세요.

손발톱

Q 손톱이 부서지는 것은 영양에 문제가 있는 걸까요?

건강하고 식욕이 좋아 무엇이든 잘 먹는 아기인데 요즘은 키와 몸무게가 모두 잘 늘지 않습니다. 게다가 손톱이 갈라져 여러 겹이 되거나 심지어는 부서지기도 합니다. 영양 섭취에 문제가 있는 걸까요?

손톱이 얇은 것이 원인입니다. 영양 부족을 걱정하지 마세요

이 시기의 아기들은 한창 열심히 기어다니고, 집고 일어서기나 잡고 걷기도 합니다. 앉아만 있던 때보다는 훨씬 움직임이 활발해집니다. 키와 몸무게 모두 잘 늘지 않는다고 느끼는 것은 그런 행동 패턴의 변화가 영향을 끼친 것입니다.

지금은 체중이 조금밖에 늘지 않더라도 씩씩하고 식욕도 있다면 걱정하지 않아도 됩니다.

또 아기의 손발톱은 아직 얇아요. 그러니 손톱이 갈라져 여러 겹이 되거나 부서지는 것은 이 시기 아기들에게 드문 일이 아닙니다.

무엇이든 잘 먹는다면 영양 부족을 걱정할 필요는 없습니다. 성장 기준은 카우프 지수를 통해 살펴볼 수 있는데, 몸무게(그램)를 키(센티미터)의 제곱으로 나눈 다음 10을 곱해서 나온 수치가 16~18 사이라면 평균치입니다.

정기 검진에서도 수치를 계산해 주므로 한 살 유아 정기 검진 때 상담해 보는 것이 어떨까요.

Q 철분 섭취를 위해 분유를 먹여야 하나요?

빈혈

생후 3개월쯤에 병원에서 빈혈 판정을 받고 5개월 동안 철분 시럽을 먹였습니다. 처방받은 약을 다 먹인 뒤부터는 식품으로 철분을 섭취시키려고 하는데, 특수 분유(Follow up milk) 등을 더해서 철분 섭취에 활용해야 할까요? 건강하다면 혈액 검사 등을 받지 않아도 괜찮을까요?

균형 잡힌 영양은 식사를 위주로

성장 속도가 빨라지는 시기에는 몸이 필요로 하는 철분을 만들어내기 위한 재료가 부족해져 빈혈 경향이 종종 나타나곤 합니다. 특히 식사가 바뀌는 시기 등에 잘 나타나므로 간 페이스트나 녹미채 밥 같은 균형 잡힌 영양을 고려한 이유식을 규칙적으로 진행시키는 것이 좋습니다. 그러면 특별히 철분 보충을 생각할 필요는 없으리라고 생각합니다.

또한 철분이 부족해지면 점막의 색이 희어집니다. 입술이나 눈꺼풀 안쪽(결막)의 부분에 붉은 빛이 돌지 않는다면 검사를 받아 보세요.

**대변
고민**

Q **단단한 대변과 무른 대변, 각각 원인이 뭔가요?**

하루에 3~4번씩 배변을 합니다. 같은 날에도 변이 단단할 때가 있고 무를 때가 있는데, 너무 묽은 변을 보면 걱정이 됩니다. 요즘 식사 양이나 메뉴가 일정치 않은데, 이것과 관계가 있을까요?

설사가 계속된다면 병원을 찾으세요

아기의 식사량과 내용, 몸 상태에 따라서 변의 상태는 변화합니다. 식사가 일정치 않다면, 그 영향일 가능성도 있습니다.

하루에 3~4번 배변을 한다면, 끼니 때마다 변을 본다는 뜻인가요? 그렇다면 이것도 정상 범위 안에 드니 문제는 없습니다.

다만 설사가 길어질 때는 무언가 원인이 있을 수도 있으니, 혹시 모를 상황을 대비해 소아과에서 진찰을 받아 보는 것이 좋습니다.

또 이 시기의 아기들은 물체를 확인하기 위해 일단 입에 넣고 맛을 보므로 위험한 물건은 가능한 한 아기의 손에 닿지 않는 곳에 보관해야 합니다. 좀 지저분한 것을 입에 넣는다고 해서 그것이 바로 영향을 끼치는 것은 아니지만, 나중에 걱정하기보다는 예방할 수 있을 때 예방하는 것이 좋겠습니다.

설사

Q **설사를 자주 합니다. 병원에 가야 하나요?**

태어나서 지금까지 감기에 걸린 적은 없는데 설사를 자주 합니다. 이틀 이상 계속되면 병원에 데려가려고 하는데 2~3일이면 낫습니다. 아프거나 기운 없어 보이지 않아도 병원에 가 보는 것이 좋을까요?

😊 이유식은 한 단계 전으로, 수분 보충도 충분히

이 월령 아기들의 변이 다소 물러졌다 단단해졌다 하는 것은 드문 일이 아닙니다만, 설사일 때는 무엇보다도 배를 쉬게 해 주는 것이 중요합니다.

변이 어떤 상태로 몇 번씩 나오는지, 식사 후에 나오는지 혹은 공복에도 설사를 하는지를 먼저 관찰하세요. 변의 상태를 고려하며 소화가 쉬운 음식을 중심으로 먹이거나, 이유식을 한 단계 전으로 되돌려 보세요. 변이 제법 묽은 듯싶으면 2단계 전까지 되돌려야 할지 모릅니다.

그리고 가장 중요한 것이 수분 보충입니다. 이 또래라면 유산균 음료 소량을 엷게 탄 분유에 섞어 주는 것도 좋은 방법입니다. 설사를 한다는 것은 장속 환경이 흐트러졌다는 뜻이니 유산균으로 정돈해 주는 것이지요.

그러나 시판되는 유산균 음료는 당분이 많이 함유되어 있으므로 이 점에 유의합시다.

❓ 제 뜻이 제대로 전달되지 않으면 화를 냅니다

요즘 제 뜻이 잘 전달되지 않으면 화를 냅니다. 이해하려고는 하지만, 화가 나서 어쩔 줄 몰라 하는 상태가 지속되는 경우도 있습니다. 보육원에 다니기 시작한 것도 영향이 있을까요?

짜증

😄 공감하며 받아 주고 기분을 바꾸는 말을 건네세요

아기는 '이렇게 느낀다' 거나 '이렇게 하고 싶다' 는 생각이 마음속에 있는데, 그것을 말이나 행동으로 표현하는 것이 불가능합니다. 그래서 답답함으로 안절부절못하거나 스트레스가 쌓이거나 하는 것이 한 살이 될 무렵의 아기들입니다.

이럴 때는 공감하는 자세로 대하는 것이 중요합니다. "그게 싫구나", "그래서 화가 나는구나" 하고 아이의 답답한 마음을 받아 주세요. 그리고 아기의 기분이 전환될 만한 말을 건네며 함께 놀자고 권유해 보세요. "그림책 읽을까?", "같이 블록 쌓기 할래?" 이런 식으로요.

보육원에 다니기 시작한 것도 영향이 있을 것입니다. 전과는 달리 모르는 사람들과도 접해야 하니 당황하는 것도 당연합니다. 그것을 극복하며 아기는 세상을 넓혀갑니다. 한 단계 발전을 위한 '시련'이라고 생각하세요.

아이 맡기기

Q 일을 다시 나가려는데 신경 쓸 점은?

이제 곧 직장에 복귀합니다. 아기는 친정에 맡길 예정인데, 맞벌이를 하며 아기와 시간을 보내고 아기를 대하는 방법 등 생활 속에서 신경 써야 할 부분이 있을까요?

함께 있는 시간을 즐겁게

외가에서 할머니 할아버지와 보내는 것은 아주 좋습니다. 많은 사람을 대하고 예쁨을 많이 받는 것은 아기에게는 훌륭한 경험입니다.

엄마와의 시간은 귀가 후가 중심이 될 텐데, 그 시간대는 저녁 식사 준비, 식사, 목욕, 잘 준비 등 해야 할 일이 쌓여 있지요. 일부러 놀 시간을 만들어내는 것은 어려울 테니, 여러 가지를 함께 하며 즐겁게 보내도록 하세요. 식사 준비를 하면서 "이제 곧 끝나니까 많이 먹으렴" 하고 말을 건네고, 지나다니면서 아기의 볼을 어루만져 주는 등. 함께 있는 시간은 어쨌든 즐겁게 보내도록 하세요.

Q 어린이집에 보내는 아이, 스킨십 부족이 걱정

조만간 아이를 어린이집에 보내려고 합니다. 함께 보내는 시간이 적어지면서 스킨십 부족이 생기지 않을까 고민이에요. 어떤 점에 주의해야 할까요?

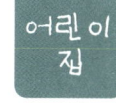 엄마와의 유대감은 갖추어졌을 테니 생활 리듬을 갖춰 주세요

스킨십 부족을 걱정하는 정도이니, 지금까지는 스킨십을 충분히 해온 것으로 보입니다. 그 속에서 엄마와 아기 간의 유대감은 자라 있습니다. 엄마를 좋아하는 마음도, 엄마가 사랑해 준다는 실감도 확실히 자리를 잡았을 겁니다. 그 튼튼한 유대감이 있다면, 함께 보내는 시간이 줄어도 큰 문제없습니다.

아기가 한 살이 되면 마음의 발달 면에서 엄마 외의 사람과의 접촉이 필요합니다. 어린이집 친구들이나 선생님과 함께 시간을 보내는 것은 자아가 싹트는 데 있어서 아주 중요합니다. 그런 의미에서 어린이집에 다니기 시작할 아주 좋은 타이밍으로 보입니다.

단 예전과는 생활 리듬이 바뀌므로, 아침에 일어나는 시간이나 식사시간 등 어린이집에 다니는 리듬에 잘 맞추어가는 것이 필요합니다. 어린이집에서 씩씩하게 마음껏 놀 수 있도록 생활 리듬과 건강관리에 신경 써 주세요.

Q 밤에 잘 깨는 아이, 해결 방법은?

수면
고민

아이가 한밤중에 서너 번 이상 자다 일어납니다. 2~3분 정도 젖을 물리면 또 금세 잠이 들긴 하지만, 밤 시간 내내 잘 재울 수 있는 좋은 방법이 없을까요? 산책도 자주 하고 밥도 잘 먹는데요.

아기가 혼자 걸으면 자연히 해소됩니다. 기다려 보세요

잠의 깊이는 일정하지 않아 깊었다 얕았다가 반복되는데, 어른들은 약 90분 간격, 아기들은 40~50분 간격으로 반복된다고 합니다. 밤중에 깨는 경우는 잠이 얕게 들었을 때입니다. 이때는 잠이 설깬 상황이므로 손가락을 빨다가 곧 다시 잠들기도 합니다.

위 질문의 경우, 손가락을 빠는 것과 같은 원리로 엄마 젖을 빨다가 잠이 드는 셈입니다. 영양이 모자라 엄마 젖을 필요로 하는 상황이 아니지요. '울어도 할 수 없다'는 각오만 있다면 한밤중에 설깬 아이에게 젖을 물리는 것은 그만두어도 별다른 문제없습니다.

하지만 엄마에게 부담이 안 된다면, 지금처럼아이가 깰 때마다 젖을 물려도 괜찮습니다. 아이가 혼자 걷게 되면서 활동량이 늘어나면 잠이 얕게 들었을 때도 깨지 않은 채로 다시 깊은 잠에 들게 되거든요.

체형

Q 배가 볼록 나온 아기, 뚱뚱한 건가요?

생후 10개월 정기 건강검진 때 체중이 10킬로그램을 넘었습니다. 잘 먹고 잘 움직이는데, 요즘 유독 배가 볼록 나온 것 같아서 바지를 입히면 답답해할까 걱정스러워요.

아기들은 다 배가 볼록합니다

배가 볼록한 것은 아기에게 공통된 체형입니다. 아직 복근이 발달하지 않은 시기이므로 먹는 만큼 배가 볼록 나오게 됩니다. 배가 쏙 들어간 아기는 없어요. 복근이 발달하기 시작하면 볼록한 배도 점차 들어가니 벌써부터 걱정할 필요는 없습니다.

아직은 비만이 문제가 되는 시기가 아니에요. 지금은 잘 먹고 잘 움직인다면 괜찮습니다.

Q 숟가락이나 손으로 먹지 않아요. 어떻게 하죠?

지금은 엄마가 숟가락으로 한입씩 떠 주면 아기는 입을 벌리기만 합니다. 간식 등을 내밀어도 손을 대지 않고 입을 벌립니다. 스스로 숟가락이나 손을 써서 먹도록 가르쳐야 할까요?

알아서 먹도록 놔두고 담담하게 지켜 보세요

아기는 손으로 쥐고 먹거나 숟가락을 핥거나 테이블을 두드리는 등 여러 가지 일을 하면서 먹는 법을 배워갑니다. 지금까지 숟가락으로 한입씩 먹여 주던 탓에 그 과정을 경험해 보지 못하고, 식사는 엄마가 숟가락으로 떠먹여 주는 것이라고 생각하는 것일 수도 있습니다.

음식을 늘어놓아도 혼자 먹으려고 하지 않는다면, "손으로 먹으렴", "숟가락으로 먹으렴" 하고 가르쳐 주고 당분간 지켜봐 주세요. 흘리거나 식탁이 지저분해져도 담담한 태도를 취하고, 아기가 하고 싶은 대로 놔두는 것이 요령입니다. '흘리고', '어지럽히는' 경험을 쌓으며 능숙하게 먹을 수 있게 되니까요.

Q 혼자 잘 먹지 못하는 아기, 식사량도 늘지 않아요

식사 시간에 혼자 먹고 싶어 하는 의욕이 강해서 먹여 주려고 하면 질색을 합니다. 숟가락을 쓰고 싶은지 대여섯 번씩 도전하는데, 결국 실패해서 손으로 집어 먹습니다. 그런데 손으로 먹는 것도 좀 서툴러서 식사량이 늘지 않습니다. 어떻게 식사를 도와주어야 할까요?

도움을 주기 보다 아기의 식사 경험이 쌓이도록

이 시기 아기의 전형적인 행동 패턴입니다. 자아가 싹트고 혼자 먹고 싶어 하는 마음이 자라므로 숟가락에도 관심이 지대합니다. 그러나 아직 능숙하게 사용하지 못하므로 곧 손으로 먹게 되지요. 아주 순조롭게 성장하는 모습이 눈에 보이는 듯합니다. 그대로 상태를 지켜보는 것이 가장 좋은 방법입니다.

엄마는 가능한 한 도와주지 마세요. 대신 스튜처럼 숟가락으로 먹는 음식과 주먹밥이나 채소 등 손으로 쉽게 먹을 수 있는 음식이 잘 조화된 메뉴를 짜 주세요.

숟가락을 쓰는 법, 먹는 법은 경험을 쌓여 능숙해지는 것이니, 그 과정에 방해가 되지 않도록 엄마는 숟가락으로 뜨기 쉽도록 요리를 모아 주는 정도만 도와주세요.

식사 예절

Q 앉아서 먹질 않아요. 억지로라도 고쳐야 할까요?

의자에 앉히면 칭얼대며 밥을 먹지 않습니다. 일어서거나 돌아다니면서는 잘 먹습니다. 습관이 되면 곤란한데, 억지로라도 고치게 해야 할지 고민이 많습니다.

먹고 싶은 의욕을 키워 주는 것이 우선

굉장히 활발한 아이 같네요. 게다가 이 시기는 가만히 있는 것이 서툰 시기이므로 억지로 자제시키면, 정반대로 행동하거나 소란스럽게 반응하는 경우가 많습니다.

식사에서 가장 중요한 것은 아이가 먹고 싶어 하는 의욕을 키워 주는 것입니다. 무리하게 예절바르게 먹이려고 하면, 그 의욕이 위축되고 맙니다. 두세 달이 더 지나면 식사에 집중하게 되고, 지금 식사 방법이 습관이 되는 것은 아니므로 당분간은 자유분방하게 놔두세요. 또 엄마 아빠가 자리 잡고 앉아 식사를 하면 아기도 점점 분위기에 적응합니다. 아기의 페이스에 좌우되지 말고 여유롭게 식사하세요.

Q 분유를 너무 많이 먹는 건가요? 우유로 바꿔야 할까요?

특수 분유(Follow up milk)를 오전과 오후에 낮잠 자기 전, 그리고 밤에 자기 전에 먹는 습관이 생겼습니다. 그냥 계속 주어도 될까요?

컵으로 바꾸면 분유 양도 줄어들어요

이 월령 아기가 먹는 특수 분유는 하루에 300~400밀리리터가 표준량입니다. 이것보다 더 많이 먹이고 있다면 대책을 생각하는 것도 나쁘지 않습니다.

만약 분유를 젖병으로 먹인다면, 낮에 먹이는 분유는 젖병이 아닌 컵으로 먹여 보세요. 젖병으로는 벌컥벌컥 많이 마셔도, 컵에 주면 마시기 힘들어서라도 양이 줄게 됩니다. 대략 반 컵에서 한 컵 정도만 주면 잘 먹습니다.

자기 전에 먹는 분유는 배가 고파서 찾는 것이 아니라 '잠들기 위해서' 찾는 것 같지 않던가요? 그렇다면 잠들기 위해서 분유를 대체할 다른 방식을 생각해 보세요. 자장가를 불러 주거나 그림책을 읽어 주거나 스킨십을 하는 등 여러 가지 방법을 시도해 보세요. 분유를 대신할 '즐거운 일'을 엄마와 아기가 함께 찾아보세요.

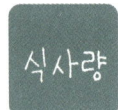

식사량

Q 간식과 식사, 아이가 먹고 싶어 하는 만큼 먹이면 될까요?

아이가 먹는 것을 좋아해 상당히 많이 먹는 편입니다. 적당히 그만 먹이려고 하면 울고요. 잘 씹지 않아 만복감을 느끼기 어려운 걸까요? 또 간식은 매일 주어도 괜찮은가요?

하루 세 번 식사 습관 만들기가 기본

식사량은 운동량과도 관계있습니다. 많이 움직이면 금세 허기져서 더 많이 먹고 싶어 하는 것일지도 모르지요.

아기들도 당연히 만복감을 느낍니다. 어른이 생각하는 적당량과 아기가 먹고 싶어 하는 양에는 차이가 있을 수도 있으나 식사의 기본은 하루 세 번 빠짐없이 챙겨 먹는 것이에요. 이 습관을 들이는 것이 아주 중요합니다.

우선 하루 세 번 식사량을 충족시켜 주세요. 간식을 너무 많이 주면 식사량이 줄 수 있으니 적당히 즐길 만큼의 분량만 주어야 합니다.

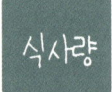

식사량

Q 밥을 다 먹으면 우는 아이, 양이 차지 않은 걸까요?

이유식이나 분유를 다 먹고 나면, 꼭 소리를 지르며 울어댑니다. 이유식이나 분유량이 크게 적지도 않았는데요. 아이가 만족할 때까지 더 줘야 하나요?

양을 조금 늘려 보고 만족스러운 식탁을

먹는 양에는 개인차가 있습니다. 아마도 먹는 것을 좋아하고 식욕도 왕성한 아기겠군요. 건강이나 컨디션도 좋고 그 이상 문제가 없다면, 이유식의 양을 조금 늘려도 상관없습니다. 표준량은 결코 그 아이의 '적당량'이 아닙니다. 아이에게 맞게 표준량을 늘리거나 줄여야 해요. 단 늘리더라도 한 숟갈, 두 숟갈 정도만 늘리면 아기가 만족하는 경우가 많습니다.

또한 여러 가지 요리를 늘어놓으면 눈부터 만족감을 줄 수 있어요. 메뉴 수를 늘리거나 이야기를 나누면서 천천히 먹게도 해 보세요. 게다가 "이것 봐, 당근이네, 아이 맛있어" 등 즐거운 대화가 끊이지 않는 식사가 아기의 만족감으로 직결됩니다.

Q 입에 쑤셔 넣으며 먹어요

손으로
먹기

손으로 음식을 집어 먹는데, 식욕이 왕성해 입 속에 잔뜩 쑤셔 넣고 먹거나 입속에 음식이 남아 있는데도 계속해서 음식을 집어 넣다가 목이 막히곤 합니다. 그릇에 조금씩 덜어 주려고는 하는데, 이대로 손으로 집어 먹게 놔두어도 괜찮을까요?

한입을 배우는 중. 숟가락을 쓸 수 있는 메뉴를 준비해 주세요

음식을 입 안 가득 넣고 먹는 것은 자신에게 어느 정도가 적정한 한입의 양인가를 배우는 중이기 때문입니다. '입속에 이만큼 넣으면 못 삼키는구나', '이 정도면 적당한가?' 이런 경험을 하지 않으면 능숙히 먹는 방법을 익힐 기회가 적습니다.

손으로 음식을 집어 먹는 것은 필요불가결한 학습과정이므로 충분히 익힐 때까지 내버려두세요. 주위에 시트 등을 깔아두면 뒷정리도 간단하게 할 수 있습니다.

그리고 메뉴에는 손으로 집어 먹기 쉬운 메뉴뿐만 아니라 숟가락을 쓰면 더 먹기 쉬운 스튜 등의 요리를 추가해 보세요. 손으로 집어 먹으며 '먹는 의욕'을 갖게 함과 동시에 숟가락을 사용하면 먹기 편하다는 것을 이해할 수 있습니다.

스튜 접시를 앞에 두고 아이가 주저하고 있다면, "자, 숟가락으로 먹으면 이렇게 예쁘게 먹을 수 있네" 하고 엄마가 시범을 보여 주세요. 숟가락에 절로 손이 가게 될 거예요.

치아 관리

Q 엄마 아빠가 이를 닦아 주면 싫어해요

이가 나기 시작한 시기와 자라는 속도가 빠르고, 끓인 물이나 엽차 등도 별로 마시려고 하지 않습니다. 식후 엄마나 아빠가 거즈 수건으로 이를 닦아 주는 것을 싫어해서 충치가 걱정됩니다. 불소를 발라 줄 생각인데 치아 관리에 주의할 점이 있다면 알려 주세요.

무리하게 닦아 주지 말고 생활 속에서 충치 예방을

매뉴얼대로 아기의 이를 닦아 주려고 너무 노력하다 보면, 아기가 싫어하는 것이 당연합니다. 싫어하지 않는 범위 내에서, 가능한 범위 내에서 닦아 주세요. 잇몸이 민감한 아기들은 엄마 아빠가 억지로 이를 닦아 주면 나중에 이 닦기를 싫어하게 되기도 합니다.

아기용 칫솔을 물려 주고 놀게 하는 것도 양치 '연습'의 하나입니다. 엽차나 끓인 물을 마시지 않는다면, 목이 말라할 때를 기다렸다가 주세요.

충치는 생활 속에서 충분히 예방이 가능합니다. 간식은 정해진 시간에 주고, 달거나 치아에 달라붙기 쉬운 음식은 가능한 한 피하는 등 할 수 있는 일부터 시작해 보세요.

월령이 조금 더 들면 모방을 시작하는 시기가 찾아옵니다. 무엇이든 흉내를 내기 시작하므로 엄마 아빠가 즐겁게 양치하는 모습을 보여 주세요.

Q **밤중에 젖을 먹는 것과 충치에는 어떤 상관관계가 있나요?**

졸리면 울면서 엄마 젖을 찾습니다. 아이를 재울 때나 밤중에 칭얼거릴 때 항상 젖을 물립니다. 충치가 되기 쉬우니 그만두는 것이 좋을까요? 가능하면 아기가 스스로 젖을 찾지 않을 때까지는 원하는 만큼 주고 싶은데요.

가능한 범위 내에서 수건 등으로 닦아내는 식의 대응을

아기가 엄마 젖을 찾는다면 아기가 원하는 만큼 주어도 좋습니다. 단 아기가 먼저 '찾는 것'은 엄마가 '주니까 먹는 것'과는 차이가 있지요. 영양적으로는 이제 엄마 젖이 아니어도 이유식으로 챙겨 줄 월령이므로, 밤중 수유는 점차 '잠드는 과정' 중에 하나로 각인되는 시기입니다.

아기에게 엄마 젖은 친숙한 안식처 역할을 합니다. 그러나 그것과도 언젠가는 이별할 때가 옵니다. 하지만 그 시기가 언제 찾아올지 먼저부터 아기에게 결정하게 하는 일은 불가능하지요. 젖을 계속 주고 싶다면 아기가 잠이 들었을 때 살짝 가능한 범위 내에서 거즈 수건으로 치아를 닦아 주는 것이 좋습니다.

또 단유를 목표로 한다면, 밤에 주는 모유를 대신할 '무언가'를 찾아 함께 단유를 해낼 마음을 갖는 것이 어떨까요.

CHAPTER 6
생후 12개월 아기의 성장 발달

기다리고 기다리던 첫돌이 다가옵니다.
아기와 엄마 아빠 모두 만 한 살이 되었네요.

체중은 태어났을 때의 약 3배가 됩니다

➜ 태어난 지 1년, 첫 돌을 맞을 즈음에 키는 태어났을 때의 약 1.5배, 몸무게는 대략 3배 정도가 됩니다. 근육도 붙고 전체적으로 말쑥해지므로 오동통한 아기 체형에서 벗어납니다.

이 시기 이후부터는 키와 몸무게가 모두 완만하게 늘어납니다. 다른 아이들과의 체격 차이도 아이의 '개성' 중 하나입니다. 체격이 크고 작은 것에 너무 연연하지 말고, 무엇보다 우리 아이가 건강하게 잘 지낼 수 있도록 신경써 주세요.

아장아장 걷기 시작하는 아이가 늘어납니다

➜ 한 살이 되기 전까지 약 반 정도의 아기들이 아장아장 걸음마를 시작합니다. 단 걸음마 역시 생후 10~11개월에 걷기 시작하는 아기도 있고, 한 살 반을 넘어야 겨우 한발을 내딛는 아이도 있을 만큼 개인차가 큽니다. 아이의 발달이 빠르면 빠를수록 좋은 것만은 아닙니다. 모든 아이들이 제각각 자기에게 맞는 발달 속도대로 단계를 밟아 갑니다. 다른 아이들과 비교하지 말고 우리 아이의 성장을 지켜보며 함께 기뻐해 주세요.

짧은 단어를 말할 수 있게 됩니다

➜ 이 월령에는 '엄마'나 '아빠', '멍멍이' 같이 단편적인 단어를 말할 수 있게 됩니다. 이제 주변에 있는 것들부터 하나둘씩 말할 수 있는 단어들이 늘어나기 시작합니다.

다만 몸의 발달과 마찬가지로 할 수 있는 말이나 그 종류에는 개인차가 발생합니다. 이 월령에는 능숙하게 대화를 이어나가지는 못하더라도 많은 양의 단어들을 듣고 구분해서 이해할 수 있게 됩니다. "저거 가져와"라는 말에 가져올 수 있게 될 정도입니다.

이제 아기의 입에서 어떤 말이 나올지 인내심을 가지고 즐겁게 기다려 보세요.

주식은 이유식, 간식은 부족한 만큼만 보충해 주는 형식으로

➡ 슬슬 이유식이 끝날 단계가 다가옵니다. 세끼 이유식을 꼬박꼬박 잘 먹고 있다면, 모유 수유는 점점 줄어들게 됩니다.

끼니와 끼니 사이에 아이가 배고파할 때는 간식을 주세요. 간식은 세끼 이유식으로 부족한 양을 보충해 주는 형식으로 주면 됩니다. 이유식의 내용과 양을 고려해서 간식으로 적당한 과일이나 유제품 등을 준비해 주세요.

생후 12개월 아기의
성장 발달 Q&A

Q **걸음마는 물론 아직 혼자 일어서지도 못 합니다**

한 살이 넘었는데 아직 걸음마를 떼지 못했을 뿐더러 혼자 일어서지도 못합니다. 발달이 늦어지는 것 아닌가요?

일어 서기

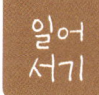 **개인차가 크니 여유를 갖고 지켜 보세요**

생후 10개월에 이미 걸음마를 시작한 아기가 있는 반면, 한 살 반이 되도록 걷지 못했다는 아기도 있습니다. 한 살에 혼자 일어 서지 못하는 아기도 결코 적지 않으며, 성장 발달에는 개인차가 대단 히 크다는 것을 우선 이해해야 합니다. 그리고 우리 아기 나름의 발 달을 여유 있게 지켜보는 자세를 갖는 것이 중요합니다.

혼자 일어설 수는 없어도 무언가를 잡고 일어서기는 하나요? 그렇다 면 다음 단계로 나아가기 위한 준비는 마친 것과 다름없습니다.

그러나 지탱했던 무언가에서 손을 놓고 일어서거나 균형을 잡고 걸 음마를 내딛는 것은 아기에게는 난생 처음 하는 경험입니다. 그러니 아직 걸음마를 시작할 동기부여가 덜 되었거나 신중한 아이일 가능 성이 높습니다.

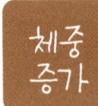

체중
증가

Q **어수선하게 먹느라 체중이 늘지 않아요**

평소에 수저를 쓰지 않고, 손으로 음식을 쥐거나 여기저기 던지며 먹습니다. 매일매일 먹는 양도 일정치 않고요. 그래서인지 요 몇 달간 체중이 잘 늘지 않아요. 키는 그럭저럭 자라고 있지만요.

키가 크고 있다면 괜찮습니다

체중 증가가 눈에 띌 정도가 아니어도 키가 자라고 있다면 별다른 문제는 없습니다. 지금은 옆보다는 위로 더 잘 자라는 시기라고 생각해 보세요. 언젠가 분명히 옆으로 자라는 시기도 찾아오겠지요. 걱정하지 마세요.

손으로 음식을 먹는 것도 이 시기 아기들에게는 보통 일입니다. 지금은 어지르며 먹는 것이 재미있을 시기여서, 먹는 것보다도 노는 것을 우선시하는 것입니다.

몇 개월이 더 지나고 운동량이 많아지면 자연히 식욕도 늘게 됩니다. 지금 상태는 오래 지속되는 것이 아니니 괜찮아요.

그렇지만 아이를 키우는 입장에서는 물론 아이가 음식을 먹는 것보다 노는 것에 집중하고, 매일매일 식사량이 다른 것에 대해 신경이 쓰이는 것이 당연합니다. 그렇다면 지금보다 한 단계 전에 먹이던 이유식을 메뉴에 첨가해 보면 어떨까요. 한 살 아기들에게 한입에 넣고 바로 삼켜도 될 만한 부드러운 음식을 먹이는 이유는 아기들이 아직 씹는 것에 능숙하지 않기 때문입니다.

그리고 지금은 아이가 좋아하는 음식과 싫어하는 음식을 만들지 않는 것이 중요합니다. 아이가 먹는 모습을 잘 관찰해서 모든 음식을 맛있게 먹을 수 있도록 신경 써야 합니다.

Q **결막염은 전염병인가요?**

아이가 결막염에 걸렸습니다. 증세는 비교적 가벼운 편이지만, 결막염에 걸렸을 때 주의해야 할 점은 무엇인가요? 다른 아기들과의 접촉은 피해야 할까요?

전염되지 않는 결막염도 있습니다

이 월령대 아기들이 잘 걸리는 결막염은 두 가지 종류입니다. 하나는 바이러스나 세균에 의한 감염성 결막염, 또 하나는 물리적인 자극에 의한 결막염입니다. 질문의 경우는 가벼운 결막염이었다고 하니, 아마 후자일 것 같네요.

감염성 결막염의 경우 전염이 될 수도 있습니다. 다 나을 때까지는 가능한 한 다른 아기들과 접촉을 피하는 것이 좋습니다. 손을 자주 씻고, 수건은 다른 가족들과 함께 쓰지 않도록 하세요.

눈을 비비는 등의 물리적인 자극에 의한 결막염은 대체로 전염성이 없습니다. 하지만 알 수 없는 이유로 눈이 간지러워 비비는 것이므로 증상이 지속될 경우 안과를 찾도록 하세요.

Q **감기 예방을 위한 주의점은?**

감기에 걸린 증상이 오래 지속되고 있습니다. 조금 나았나 싶으면, 금세 또 기침과 콧물이 나요. 밖에 나갔다 돌아오면 바로 손을 씻고, 방의 환기나 가습에도 신경 쓰고 있습니다. 다른 예방법에는 어떤 것들이 있나요?

완전한 예방은 불가능, 걸리면 적절한 대응을

이 시기의 아기들은 감기에도 잘 걸리고 열도 자주 납니다.

밖에 나갔다 돌아오면 손을 깨끗이 씻고 양치할 것, 집안 온도와 습도에 유의해 너무 건조해지지 않도록 배려할 것, 엄마 아빠가 밖에서 감기에 옮아오지 말 것 등등 기본적인 주의점을 지키도록 하세요.

중요한 것은 병을 필요 이상으로 두려워하지 않는 자세입니다. 아기들이 병에 걸리면서 자기 자신의 몸을 튼튼하게 단련하는 중이라고 발상의 전환을 하는 것은 어떨까요?

또 아무리 예방을 단단히 해도 병을 완전히 차단할 수는 없습니다. 그러니 적절히 대응해서 증상을 최소한으로 가라앉히고 빠른 시일 내에 소아과를 찾아 진찰을 받는 등 신속하게 회복할 수 있도록 노력하는 것에 중점을 두는 것이 좋습니다.

예방 접종

Q 유행성 이하선염과 수두 예방 접종은 꼭 해야 하나요?

어린이집에 다니게 되었습니다. 그전에 수두, 유행성 이하선염 예방 접종은 꼭 맞아야 하나요?

병에 대해 알아 두는 것이 우선, 그 후에 배우자와 상의를

유행성 이하선염은 타액선의 하나인 이하선이 부어 통증과 발열 증상이 나타나는 감염증입니다. 붓기는 일주일에서 열흘 정도 지속됩니다. 걸리면 특별한 치료 없이 통증 완화와 해열제를 처방받고 집에서 안정을 취하게 됩니다.

수두는 몸에 가려운 발진이 생기는 감염증입니다. 발진-수포-딱지 순서로 진행되고, 발진이 많이 날수록 높은 열이 나는 것이 특징입니다. 완전히 나을 때까지 최소 일주일은 걸리는데, 이른 단계에 항바이러스제인 '아시클로버'라는 약을 바르면 발진도 적고 치료도 빨라집니다.

예방 접종을 받는다면, 이러한 증상을 100퍼센트 막는 것은 불가능해도 해당 병에 걸릴 경우 증상이 한층 가벼워질 수 있습니다.

예방 접종을 받을지, 받지 않을지는 병에 대한 지식과 경제적 상황을 고려하여 판단하는 것이 좋습니다. 우리집은 맞벌이니까, 예방 접종은 필요 최소한으로 하고 싶다 등 여러 가지 사정과 아기에 대한 케어 전반을 고려해 부부가 상의한 뒤 결정하세요.

Q 독감 예방 접종은 맞는 것이 좋은가요?

아이가 태어난 뒤 처음 맞는 독감철입니다. 예방 접종을 받아야 할지 고민됩니다.

예방 접종

여러 가지 조건을 고려해 최선의 방법을 선택할 것

독감 예방 접종에 대해서는 여러 가정에서 맞힐지 말지 고민이 많으신 것 같습니다. 예방 접종을 맞혔는데도 독감에 걸렸다, 아직 어린데 맞혀도 좋을지, 매년 맞히지 않으면 효과도 없다고 하던데 등등. 최종적으로는 가정 사정을 고려한 뒤 판단을 내리는 것이 가장 좋습니다.

아이를 어린이집에 맡기고 일을 하는 엄마들은 예방 접종으로 독감을 완벽하게 예방할 수 없을지 몰라도, 보험 드는 셈치고 맞히기도 합니다.

독감 유행기는 1~2월 사이입니다. 예방 접종을 받게 한다면, 늦어도 12월 중에는 두 번째 접종을 마치고 면역력을 길러두어야 합니다.

예방 접종을 받지 않기로 했다면, 더더욱 매일 생활 속에 예방책을 세워두세요. 외출 후에 돌아오면 양치와 손 씻기, 사람이 많은 곳은 되도록 가지 않을 것, 이것은 가족 전원이 철저히 지켜야 할 것들입

니다. 마스크를 쓰고 외출하는 것만으로도 예방이 되므로 부모님은
이 시기에 마스크 휴대를 철저히 하는 것이 좋습니다.

깨물기

Q 엄마나 친구들을 깨무는 아기

자기 마음에 들지 않거나 흥분 상황에 갑자기 다가와 깨물곤
합니다. 가끔 엄마 외에 친구들도 깨물곤 해요. 어서 습관을 고쳐 주
어야 할 텐데 어떻게 해야 할까요? 말이 트일 때쯤 되면 고쳐질까요?

야단을 치면 알아들을 때까지는 우선 피하세요

이 시기의 아기들은 조금씩 자아가 생성되기 시작하며 자기
주장을 시작합니다. 화내거나 갑자기 괴성을 지르는 등 감정적인 표
현이 많다고들 합니다.

위 질문의 경우처럼 남을 깨물거나 괴성을 지르며 상대방에게 자신
의 감정을 어필하려 합니다. 그러나 그것이 잘못된 것이라는 인식이
없으며 혼이 나도 자기가 깨물어서 혼이 났다고 연결해 생각하지 못
합니다. 그러니 주의를 주어도 고쳐지지 않는 것이 당연합니다.

야단치거나 말로 주의를 주면 알아듣는 것은 3살을 넘어서면서부터
입니다. 그때까지는 아이가 깨물려는 눈치가 보이면 몇 번이고 피하
는 것밖에는 방법이 없다고 할 수 있습니다. 하지만 이러한 상황도
그리 오래 지속되지는 않으니 걱정 마세요.

버릇

Q 아이가 좋아하는 수건, 세탁도 할 수 없어요

목욕용 수건을 좋아해서 잘 때도 외출할 때도 손에서 놓지를
않습니다. 수건을 빨 수도 없어 고민입니다. 어떻게 하면 잠시라도
손에서 놓게 할 수 있을까요?

💬 억지로 빼앗는 것은 불쌍하니, 세탁은 잠든 후에

마음에 들어 하는 물건은 아이에게 안심하고 마음이 편안해지는 효과를 줍니다. 억지로 아이에게 수건을 빼앗지는 마세요. 세탁은 저녁에 아이가 잠들어 수건을 손에서 놓았을 때 하는 것이 좋겠죠.

걸음마가 시작되면, 아이의 세상이 훌쩍 넓어지며 신나는 일이 잔뜩 늘어납니다. 그러는 동안 수건을 찾는 아이의 횟수는 점점 줄어들게 될 거예요.

또 조금씩 엄마가 하는 말의 뜻을 이해할 수 있게 되니 "예쁜 수건, 깨끗하게 해 주자" 같은 말을 하는 것도 좋겠습니다.

Q 낮잠 시간이 길어지면 밤중에 자주 깰까요?

오전 오후 각각 한 번씩 낮잠을 재우는데 시간이 짧으면 금세 칭얼대기 시작합니다. 낮에 이렇게 졸려 하는 것은 밤중에 자다가 몇 번씩 깨는 것과 상관 있나요?

생활
리듬

💬 일어나는 시간을 앞당겨서 오전에는 몸을 잔뜩 움직일 수 있도록

낮잠 시간이 짧은 것과 밤중에 몇 번씩 자다 깨는 것은 상관이 있다고 봅니다. 밤에 깨지 않고 푹 자게 하는 방법 중 기본적인 것은 하루간의 생활 리듬입니다. 아침에는 일정한 이른 시간에 일어나 오전의 활동량을 늘려 주세요. 산책을 데려가거나 공원에서 놀게 하는 등 가능한 한 밖에서 몸을 움직이도록 합시다. 충분히 활동하고 지치면 자연스레 낮잠에 듭니다. 시간적으로는 단 한 시간이라도 괜찮습니다. 눈을 뜨면 다시 재울 필요는 없습니다.

이제부터는 체력도 점점 붙고, 활동 범위도 넓어지며, 활동량도 늘어

납니다. 그러니 낮잠 횟수도 두 번에서 오후 이른 시간에 한 번으로 줄이도록 하세요. 동시에 뇌도 발달해 잠드는 법도 능숙해지고 밤에 깨지 않고 잘 수 있게 됩니다.

생활 리듬

Q 맞벌이 부부여서 아이와 밤에 놀아 주면 취침 시간이 늦어집니다

맞벌이 부부인 탓에 어린이집에 아기를 데리러 가면 밤 8시가 넘을 때도 있습니다. 시간을 내서 함께 놀아 주다 보면 항상 밤 12시를 훌쩍 넘곤 합니다. 이러다가 저녁형 아기가 되지 않을까요?

아기의 리듬을 우선해 주세요

아기 몸의 리듬을 해치지 않으려면 아기의 생활 리듬이 저녁형으로 맞추어지는 것은 바람직하지 않습니다. 각 가정의 사정도 있겠지만, 평소에는 되도록 빠른 시간에 재우도록 하세요.

스킨십 시간이 부족하다면 휴일 낮 시간을 꼼꼼히 활용하면 어떨까요. 또는 일찍 자고 일찍 일어나는 것이 가능해지면 아침에 잠깐이라도 그러한 기회가 만들 수 있습니다.

목욕 시간

Q 목욕은 자기 전에 하는 것이 좋을까?

아빠는 귀가 시간이 늦고, 엄마는 저녁 식사 준비와 정리로 정신이 없어요. 그래서 목욕은 이른 시간에 마치는 편인데, 아기가 잠이 잘 드는 편은 아닙니다. 목욕 후 바로 재우는 것이 좋을까요?

식후 곧바로가 아니라면 편한 시간에 목욕시키세요

목욕은 청결 유지가 첫 번째 목적입니다. 목욕 후에 밖에서 놀게 하는 것은 곤란하지만, 다른 시간대라도 식후 곧바로가 아니라면 언제든 상관없습니다. 엄마가 편한 시간에 목욕을 시키면 됩니다. 잠에 드는 것은 아기의 기질에 따라 다양합니다. 좋은 타입이 있으면 나쁜 타입도 있어서 목욕과는 그렇게 관련이 없습니다.

오히려 목욕하고 나오자마자는 생기가 도는 아기도 많습니다. 취침 전에 목욕을 하면 쉽게 잠들지 않고 놀기 마련입니다. 취침 시간이 다가오면 어수선한 분위기를 마무리하고, 되도록 조용하고 여유 있게 보내는 것이 원활하게 잠들기 위한 포인트입니다.

Q 자면서 심하게 울 때가 있어요

잠이 들고 한 시간 정도 지났을 때나 이른 아침에 아기는 눈을 감고 자고 있는 모습인데 심하게 울어요. 공갈 젖꼭지를 물리거나 안아 주면 울음을 그치고 그대로 계속 잠을 잡니다. 꿈이라도 꾸는 걸까요?

밤 울음증 (야제증)

낮에 흥분했던 영향이 있을지도

아기의 잠은 전반적으로 얕고, 얕은 잠과 깊은 잠의 주기도 어른과 비교하면 짧다고 알려져 있습니다. 꿈을 꾸는지는 확실히 알 수 없겠지만, 어쨌든 지금은 밤에 잘 우는 시기입니다. 어떤 아기도, 어떤 엄마도 경험하는 일입니다.

이 시기의 아기는 외출하거나 친구와 왁자지껄하게 놀았던 날 밤에는 낮 동안의 흥분으로 좀처럼 잠이 들지 못하거나 밤에 우는 경우가 많습니다.

이런 날 밤은 흥분을 가라앉히기 위해 느긋하게 시간을 보내야 합니다. 평소보다 이른 시간에 목욕을 마치고 고요한 환경에서 재워 보는 것은 어떨까요.

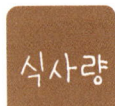

식사량

Q 모유가 더 좋은지 이유식을 먹지 않아요

아직도 엄마 젖을 무척 좋아해서 자주 밥을 먹지 않고 젖을 찾곤 합니다. 울며불며 젖을 달라고 하니 안 줄 수도 없어서 이유식이 잘 진행되지 않습니다. 분유도 싫어하고요. 무엇보다 전체적인 식사량이 적어 걱정입니다.

우선 먹는 의욕을 키워 주세요

모유의 영양만으로는 필요한 영양을 전부 섭취할 수 없는 것이 이 시기입니다. 이유식이 잘 진행되지 않아 고민을 하는 엄마들이 많습니다. 이유식을 '매력 있는 것'으로 만들어 보세요. 좋아하는 것이 있으면 그것을 자유로이 먹게 하세요. 손으로 집어 먹으면서 사방에 흐트러트려도 괜찮지 않을까요. 자유롭게 먹으면서 먹는 즐거움을 실감하게 되니까요. 지금은 먹는 의욕을 기르는 시기라고 생각하세요.

또 가족이 즐거운 분위기에서 함께 식사를 하는 것도 중요합니다. 엄마 아빠가 맛있게 식사를 하는 모습을 보여 주면, 아기도 먹고 싶은 의욕이 높아집니다.

그리고 낮에는 몸을 잔뜩 움직이게 해야 합니다. 움직이면 배가 고파져서 이유식에도 자연히 손이 갈 거예요.

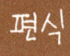

편식

Q 편식이 시작되서 고민이에요

편식이 너무 심해서 싫어하는 것은 입에 넣자마자 웩 하고 뱉습니다. 또 자기 마음에 들지 않는 일이 있으면 물건을 내던지거나 화를 내고는 합니다. 아기가 이럴 때는 어떻게 대처해야 할까요?

싫어한다고 단정 짓지 말고 유연히 대처하세요

자아가 싹트기 시작하고 자기 생각을 관철시키려고 하는 것이 이 시기입니다.

질문의 아기는 싫은 것은 아무리 해도 싫고, 안 되는 것은 절대 안 되는 자신의 생각을 확실히 표현하는 타입인가 봅니다.

단 음식의 취향은 성장과 함께 변합니다. 지금 먹지 않는다고 해서 싫어한다고 단정 짓지 않을 것, 그리고 유연한 대응을 하는 것이 중요합니다.

입에서 뱉어내도 "아아, 감자를 싫어하네, 어쩜담" 하고 낙심하지 말고 "뱉을 거야? 어머, 우리 감자 불쌍해서 어떡하니" 하고 받아친 다음, 시기를 보아 감자를 넣은 음식을 내놓아 보세요. 그렇게 대처하는 것이 좋습니다.

같은 재료로도 맛이나 조리법이 바뀌면 아무런 저항 없이 '덥석' 물게 되는 것도 드문 일이 아닙니다.

Q 컵 쓰기 연습의 요령을 알려 주세요

식사(손으로 집어 먹습니다)나 컵 쓰기 연습이 잘 되지 않아요. 특히 컵은 싫다고 울기까지 할 때가 있습니다. 이제 젖병은 그만 쓰게 하고 싶은데, 좋은 방법이 있다면 알려 주세요.

컵쓰기
연습

접시로 마시는 연습을 시켜 보세요

주스나 물을 컵으로 마시는 것은 아기들에게 의외로 어려운 일입니다. 흘리지 말라고 물이나 주스를 조금만 담으면 컵을 꽤 기울여야 하기 때문이지요.

얕고 가벼운 컵을 쓰게 하고, 기울이는 각도는 엄마가 옆에서 조절

해 주세요. 일단 물이 입술에 닿으면 그 다음에는 쉽게 마실 수 있습니다.

접시로 마시는 연습을 하는 방법도 있습니다. 스프나 국물 등을 작은 접시에 넣고 홀짝이며 마시게 하세요. 감각적으로는 컵으로 마시는 것과 같으므로 이것이 능숙해지면 컵으로 마시는 것도 금방입니다.

젖병을 하루빨리 그만 쓰게 하려고 초조해하기보다는 음료수 한 종류 정도는 '특별' 을 인정해도 되지 않을까요. 컵으로 능숙히 마실 수 있게 되면, 자연히 젖병을 쓰지 않게 됩니다.

주걱턱

Q 아랫입술이 윗입술보다 더 나왔는데 이후 어떻게 해야?

윗니가 두 개, 아랫니가 네 개 났습니다. 아랫니가 윗니보다 앞으로 나온 주걱턱(하악 전돌)입니다. 아직은 씹을 때 문제가 없어 보이는데, 이유식을 진행시킬 때 신경 써야 할 부분이 있을까요? 또 치료를 받을 필요는 없나요?

턱의 근육이 발달하면 해결됩니다

주걱턱이 될지는 이 월령에서 아직 알 수가 없습니다. 아직 턱이 작고, 턱에서 입 부근으로 이어지는 근육도 발달하지 못했고, 또 이가 다 난 것이 아니기 때문이죠.

치아의 맞물림이 어느 정도 정해지는 것은 어금니가 나고 딱딱한 것도 잘 씹을 수 있게 되어 턱 근육이 발달한 후입니다.

그때까지 중요한 것은 식사 메뉴를 다양하가 구성해야 한다는 것입니다. 너무 부드러운 음식만 먹이지 말고, 말린 오징어나 말린 감자 등을 간식으로 주어도 좋습니다.

그리고 계속 신경이 쓰인다면 병원을 찾아가 보세요. 혹은 한 살 반

검진에 치과 검진이 포함되어 있으므로, 그때 치과 의사에게 자세히
살펴봐달라고 하세요.

Q **단 과일은 충치가 되기 쉬울까**
식사 후에 과일을 잔뜩 먹는데, 단 과일을 먹으면 충치가 생
기기 쉬울 것 같아 걱정이에요.

과일에 든 과당으로는 충치가 잘 생기지 않아요
과일의 단맛을 내는 성분은 과당이라는 것인데, 과당은 당분
중에서도 충치가 잘 생기지 않는 편입니다. 충치가 생기기 쉬운 것은
사탕이나 과자에 들어 있는 자당(설탕)이므로, 과일은 많이 먹어도 거
의 문제가 되지 않습니다.
단 다 먹은 뒤에는 입 속에 과일 찌꺼기가 남지 않도록 물을 마시게
해서 깨끗하게 해 주세요.

Q **작은 돌이나 낙엽을 입에 넣어요. 어떻게 해야 그만둘까요?**
밥에 별로 관심이 없어서 많이 먹지도 않는데, 밖에 데리고
나가면 바닥에 떨어진 작은 돌이나 낙엽 등 뭐든지 입에 넣습니다.
먹는 것과 먹으면 안 되는 것을 언제부터 구별할 수 있게 될까요?

입으로 확인하기 위한 행동, 적당한 말을 걸어 주세요
이유식을 하루 세 번씩 먹게 되면서, 먹는 것에 대한 '신기
함'이 점점 사라져 다소 지겨워진 것일 수도 있습니다. 이 시기에는
자주 있는 일이고, 조금 지나면 바뀌므로 걱정할 필요 없습니다.
무엇이든지 입에 넣는 것은 먹으려는 것이 아니라 "이건 뭐지?" 하

고 확인해 보려는 행동입니다. 입은 감각에 민감한 부위이므로 우선 입으로 '테스트' 하는 것입니다.

먹는 것과 먹으면 안 되는 것의 구별은 이미 어렴풋이 하고 있습니다. 한 살이 되면 말을 알아들을 수 있으니, 그럴 때는 "그거 더러우니까 하지 말자", "그거 퉤 하자" 하고 말하세요. 그때마다 반복하며 말을 하는 것이 포인트입니다.

부정적인 "그만해!", "그런 거 먹지 마!" 같은 말투는 쓰지 말도록 하세요.

예 절 육 뇌

Q 위험한 것은 어떻게 가르쳐줘야 하나요?

엄마나 아빠가 하는 말을 알아듣기 시작했습니다. 그런데 몇 번이나 말해도 항상 위험한 곳에 올라가거나 전기 제품을 만지기도 합니다. 하면 안 되는 것과 위험한 것은 어떻게 가르쳐 주어야 할까요?

끈기 있게 아기가 알아듣는 말로 설명해 주세요

몸과 마음, 또 지력도 발달해서 주변이 잘 보이기 시작하는 시기입니다. 지금까지 안 보이던 것들도 보이고, '검색 활동' 이 무척 활발해집니다. 주변을 둘러보면 호기심을 자극하는 것들이 가득하지요. 손을 대지 않고는 못 견디는 것이 자연스러운 욕구입니다.

물론 아기에게는 그것이 위험한 장소라든가, 위험한 것이라는 판단이 불가능합니다. 그저 흥미를 끄는 대상일 뿐입니다. 그러므로 가능한 한 '위험' 은 멀리 두는 것이 중요합니다.

그리고 손이 닿는 범위 안에 있는 위험한 것은 그때마다 위험하다는 것을 가르쳐 주세요. 가스레인지라면 손을 잡고 옆까지 손을 가지고

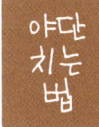

가서 "이건 앗 뜨거워!" 하는 식으로요.

아이가 알아듣는 말로 몇 번이고 반복해서 가르쳐 주는 것이 철칙입니다.

한창 장난이 심한데 어떻게 야단쳐야 할까요?

요즘 장난이 한창 심해졌습니다. 그중에서도 특히 종이 문에 손가락을 넣고 찢는 것이 마음에 들었나 봐요. 한 살 아기에게는 어떻게 야단을 치는 것이 좋을까요?

야단을 치지 말고, 마음껏 장난칠 수 있는 대상을 준비해 주세요

손가락을 쓰고 싶어서 근질근질해하는 시기입니다. 눈앞에 종이 문이 있다면 손가락을 절로 넣지요. 야단을 치면 그 순간은 아기가 놀라서 멈출지 몰라도, 그것이 하면 안 되는 것이라는 것을 이해한 것이 아닙니다. 얼마 안 가 또 종이 문을 보면 다시 '근질근질', '푹' 하게 됩니다.

이럴 때는 마음 놓고 장난칠 수 있는 것을 준비해 주세요. 다 읽은 신문을 마음껏 북북, 빈 화장지 곽에 모은 종이를 잡아당기며 휙휙 던질 수 있게 해 주세요. 손가락을 쓸 기회가 그 외에도 잔뜩 있다면, 종이 문에 대한 흥미도 엷어질 겁니다.

그래도 아기가 종이 문에 계속 집착한다면 종이 문을 떼는 방법도 있습니다. 하지만 일단은 '대체물'을 주세요.

13~24
month
?

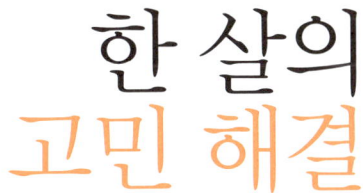

한 살의
고민 해결

PART 3

CHAPTER 1

생후 13개월~15개월
아기의 성장 발달

아장아장 제 발로 걸어 다니며 마냥 즐거운 나날들,
함께 산책 나가 주세요!

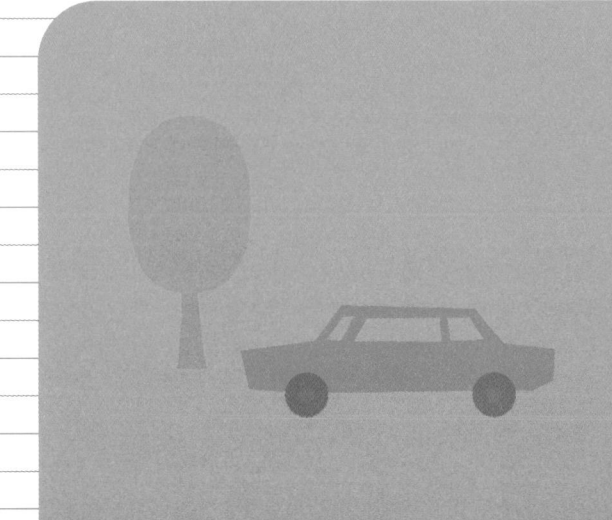

혼자 걸을 수 있어요

➡ 이 시기에 들어서면 대부분의 아이들이 걸을 수 있게 됩니다. 처음에는 양손을 위로 번쩍 치켜들고 균형을 잡아가며 아장아장 걷지만, 점점 능숙해져서 정확히 뚜벅뚜벅 걸을 수 있게 됩니다. 걷기 시작하는 시기에는 곧잘 넘어지기도 하니 항상 곁에서 큰 상처가 생기지 않도록 지켜봐 주세요.

또 아직 아기가 걷지 못한다고 꼭 신체 발달이 늦다는 뜻은 아닙니다. 신체 발달은 혼자 걸을 수 있을 만큼 진행되었지만, 첫 걸음을 언제 어떻게 내딛을까 고민하고 있는 것일지도 모릅니다. 여유를 가지고 기다려주세요.

구사하는 단어 수보다 더 중요한 것은 말에 대한 반응입니다

➡ 언어가 잘 발달하고 있는지 문득 궁금해지는 시기입니다. 아이가 내뱉는 말이 무엇이든, 구사하는 단어수가 적든 많든 간에 일단 말(혹은 그 비슷한 것)을 할 수 있다면, 언어 발달에 큰 문제는 없다고 보는 것이 좋습니다.

이 시기에는 말을 하는 것보다도 오히려 의사소통을 하기 위한 준비가 잘 되고 있는지가 더 중요합니다. 예를 들어 이름을 부르면 알아듣고, 장난을 치다가 혼이 나면 어렴풋이 혼나는 이유를 아이가 알아채는 등 상대방의 말에 대한 반응이 있나요? 그렇다면 아이의 안에서는 이미 의사소통을 위한 준비가 갖추어지고 있다는 뜻입니다. 아이가 말할 수 있는 단어의 개수보다는 의사소통을 위한 준비가 잘 갖추어지고 있는지에 더 관심을 가지고 지켜봐 주세요.

엄마 젖을 대신할 무언가를 찾아 젖을 떼기 시작하세요

➜ 젖 떼기(단유)를 계획하는 엄마가 하나둘씩 나타나는 시기입니다. 실제로 한 살에서 한 살 반 사이에 단유 성공률이 가장 높다고도 합니다. 그러나 젖을 떼는 타이밍을 결정하는 것이 쉽지만은 않습니다.

젖을 떼는 타이밍을 결정하는데 정답은 없습니다. 대개는 유치가 자라나 아기가 엄마 젖을 깨물게 되거나 엄마가 임신을 했을 때, 혹은 아기가 자기 전에만 젖을 찾게 되면서부터 단유를 시작합니다.

중요한 것은 젖을 뗀 뒤에도 아기가 생활 속에서 엄마 젖을 먹던 때 느꼈던 정서적 안정감을 찾을 수 있게 하는 것입니다. 쉬운 예로 스스로 먹는 즐거움을 느끼게 해 주거나, 장난감을 가지고 노는 것도 엄마 품에 안겨 젖을 먹던 때의 심리적 안정감에 버금갈 만큼 재미있다는 것을 알려 주는 것 등이 있습니다. 우리 아기에게는 무엇이 그만한 심리적 안정감을 대신해 줄 수 있을지 고민해 보세요.

생후 13개월~15개월
아기의 성장 발달 Q&A

Q **한 살이 넘었는데 걷질 않아요**
　조금 통통한 편이지만 건강하고 잘 움직이는 아이입니다. 하지만 한 살이 넘도록 혼자 걷지 못해 걱정입니다.

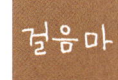
　　신중한 성격의 아기들은 성급히 걷지 않아요
　잘 움직이는 아이라면 우선 발달에는 큰 문제가 없는 것 같습니다.

잡고 일어서기 단계에서 걸음마를 시작하는 단계로 들어서는 시기는 그 이전의 어떤 성장 단계에서보다 훨씬 아기의 개성이 강하게 나타납니다. 아마도 아기의 성격이 좀 신중한 편이 아닐까 싶습니다. 잡고 있는 것에서 손을 떼고 첫발을 내딛기에는 아직 겁이 많이 나는 것일 수도 있겠지요. 여유를 가지고 조금 더 지켜보세요.

Q **자다 깼을 때 코피가 나기도**
　아침에 일어났을 때나 낮잠에서 깨어났을 때 가끔 코피가 날 때가 있어요. 피의 양은 적은 편인데 원인이 뭘까요?

걸음마

코피

코를 만지작거리다가 피가 났을 수도

비중격(콧구멍 사이 벽)의 앞쪽은 정맥이 모여 있어서 출혈이 일어나기 쉬운 부위입니다. 자는 동안 무의식적으로 코를 만지작거리다가 코피가 난 것일 수도 있습니다. 피의 양이 적고 금세 멈춘다면 큰 문제는 없습니다.

코에 무언가를 넣어 상처가 났을 가능성도 있으니, 코피가 잘 멎지 않을 경우에는 소아과를 찾아 콧속을 살펴보도록 하세요.

반점

Q 엷은 갈색 반점이 걱정돼요

태어날 때부터 배꼽 옆과 겨드랑이 밑에 엷은 갈색 반점이 있습니다. 둘 다 직경이 1센티미터 이하로 작고 색도 엷어 눈에 잘 띄지 않지만, 얼마 전 몸에 반점이 많으면 주의가 필요하다는 기사를 본 뒤로 걱정이 됩니다.

자라면서 점점 눈에 띄지 않게 됩니다

색도 엷고 눈에 띄지 않을 정도로 작은 반점이라면, 아이가 커갈수록 색도 점점 더 엷어질 테니 걱정할 필요 없습니다. 작은 반점은 거의 모든 아기들에게 있는 것이니 한두 개 정도는 크게 신경 쓰지 마세요.

'몸에 반점이 많으면 주의가 필요하다'는 기사에서 말하는 것은 아마 '밀크 커피 반점(카페오레 스팟, Cafe au lait spot)'이 아닐까 싶은데요. 엷은 커피색 반점이 온몸에 잔뜩 생기면, '신경섬유종증'이란 병과 관계 있는 경우도 있습니다.

그러나 위 질문의 경우에서는 두 개의 작은 반점뿐이므로 별다른 주의가 필요하지 않습니다.

습진

Q 반복되는 습진이 고민입니다

보통 2~3일이면 낫지만, 가끔 얼굴을 포함해 온몸에 습진이 생깁니다. 습진이 계속 재발해서 걱정이에요. 소아과에서 항히스타민제를 처방받아 먹이고 있습니다.

두드러기일 수도 있습니다. 추이를 지켜 보세요

항히스타민제를 처방했다면, 소아과에서는 두드러기로 진단했군요. 두드러기는 피곤할 때나 혹은 목욕만 해도 생기는 경우가 있습니다.

아기의 피부는 자율신경이 아직 덜 발달해 습진이 생기기 쉽습니다. 2~3일이면 나을 정도라면 잠시 추이를 지켜보세요.

해열제

Q 해열제는 어떻게 쓰는 것이 좋을까?

열이 있어도 아이가 건강해 보이면 해열제를 쓰지 않아도 상관없다는 말을 들었습니다. 아무리 그래도 열이 섭씨 40도를 넘으면 열성 경련이 일어나지 않을까요? 해열제의 올바른 사용법을 알려 주세요.

발열은 방위 반응입니다

열을 무작정 떨어뜨리지 않아야 회복이 더 빨라집니다. 열이 나는 것은 바이러스나 세균 등에 맞서 몸을 지키기 위해 싸우는 일종의 방위 반응으로, 몸이 체온을 높여 바이러스나 세균의 증가를 막는 것입니다.

물론 섭씨 40도가 넘는 고온의 열은 해열제를 써야 합니다. 다만 해열제는 바이러스나 세균 등 원인을 치료하지는 못하므로, 약의 효과가 유지되는 2~3시간 정도가 지나면 다시 열이 날 수도 있다는 것을 기억하세요. 열이 나면 우선 식혀 주어야 합니다.

열성 경련은 체온이 급상승했을 때나 열이 난 뒤 24시간 이내에 일어나는 경우가 많습니다. 또한 경련이 일어나는 조건은 열의 최고 온도가 무조건 섭씨 40도 이상이라는 법도 없습니다. 섭씨 37도, 38도의 열에서도 경련 발작은 일어날 수 있다는 것을 명심하세요.

Q 장기간의 발열은 어떤 영향이 있을까?

아이가 홍역에 걸려 일주일간 많이 아파했습니다. 일주일 내내 열이 났고 사흘 동안은 계속 섭씨 39도 정도의 열이 났는데, 고열이 뇌에 영향을 주지 않았을지 걱정이 됩니다. 뇌의 이상은 어떻게 알 수 있을까요?

발열 이외의 증상이 없다면 괜찮아요

열을 내는 것은 몸이 방위 반응을 일으킨다는 증거입니다. 몸속에서 일어난 '이상'과 싸운 결과가 열이 되어 나는 것이니 열이 나는 것 자체는 너무 걱정하지 마세요.

고열에 의해 몸에 어떤 이상이 나타나는 것은 열이 섭씨 42도를 넘을 경우이며, 이러한 경우는 굉장히 드뭅니다.

'뇌병'이 생긴다면 보통 홍역이 낫는 과정에서 경련을 일으키는 등 이상 증상이 나타나게 됩니다. 하지만 현 시점에서 의식 장애나 구토, 경련 등의 증상이 나타나지 않는다면 일단 괜찮습니다.

Q 정확한 말을 하지 못해요

아무리 기다려도 말을 정확히 하지 못합니다. 단어들의 의미는 다 이해하고 있는 것 같은데요.

지금은 축적의 시기. 말을 많이 걸어 주세요

이 시기에 말을 많이 하는 아이는 거의 없고, 한 살 반에도 말을 알아듣게 잘 하는 아이는 그렇게 많지 않습니다. 자기 이름이나 자기를 부르는 것을 알아듣는다면 문제는 없습니다.

이 시기는 축적의 시기이므로 엄마 아빠가 말을 많이 걸어 주고, 그림책을 읽어 주는 등 아이의 단어 축적량을 늘려 주세요.

Q 따뜻하게 입혔더니 땀띠가

감기에 걸리지 않게 따뜻한 옷을 입혀서 재웠더니 땀띠가 생겼습니다. 그렇다고 옷을 얇게 입히면 금세 감기에 걸립니다. 체온 조절의 요령을 알려주세요.

체온
조절

체온 상승의 타이밍을 알아 두세요

아이들은 모두 한 자세로 계속 자지 못합니다. 그래서 자다가 이불을 걷어차 감기에 걸리지 않을까 걱정되서 조금 두껍게 입혀 재우기도 하지요.

아이는 아직 외부 환경에 좌우되기 쉽고, 체온 조절이 미숙합니다. 그러니 체온이 높아질 때는 언제인지, 또 체온이 떨어지기 쉬울 때는 어떤 상황인지 그 타이밍을 알고 대처해야 합니다.

막 잠이 들었을 때는 체온이 높아집니다. 잘 때는 얇은 이불을 한 장 덮어 주고, 잠이 들면 한 장을 더 덮어 주세요. 아침 무렵에는 체온도 낮고 기온도 낮으므로 그 위에 얇은 이불을 한 장을 더 덮어 주세요. 하지만 가만히 한 자세로 계속 자는 것이 아닌 이상 계속 이렇게 하기는 어렵겠지요. 그러면 이불로 배를 둘러싸 주는 것은 어떨까요? 몸의 중심부를 따뜻하게 하는 것만으로도 추위를 어느 정도 이겨낼 수 있습니다.

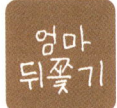

Q 항상 엄마 뒤를 쫓는 아이, 괜찮을까요?

같은 또래의 아이들이 모인 곳에 아이를 데려가도 어울리지 않고 엄마 뒤만 쫓아다닙니다. 그냥 두어도 괜찮을까요?

엄마 아빠와 함께 '관찰'하는 시기입니다

이 시기는 엄마 아빠와 함께 있고 싶어 하는 욕구가 아직 강한 시기입니다. 그런 아이의 마음을 헤아리면, 엄마 뒤만 졸졸 쫓는 것도 극히 자연스러운 현상이라고 할 수 있겠지요. 같은 연령대의 아이들에 대해 관심과 흥미를 가지고, 같은 것을 하고 싶어 할 수는 있어요. 하지만 함께 어울려 노는 단계는 아닙니다. 즉 엄마 옆에 달라붙은 채로 멀찍이 서서 구경하는 것이 일반적인 행동 패턴에 더 가깝습니다.

그러므로 "친구들한테 가서 함께 놀고 오렴" 하고 아이를 억지로 다른 아이들 사이로 내몰지는 마세요. 아직은 '엄마와 함께' 다른 아이들을 관찰하는 체험을 잔뜩 해야 합니다. 그 체험이 아이의 세상을 넓혀 주고, 다른 아이들과 어울릴 수 있게 합니다.

지금은 아이의 곁에서 아이의 마음이 보다 넓은 세상을 원하게 될 시기가 오는 것을 함께 기다려 주세요.

Q 아이의 자기주장, 어떻게 헤쳐 나가야 할까?

요즘 무엇이든 "내가 할래!"가 많아졌습니다. 한다고 하면 시켜 주는 편인데, 하다가 실패하면 곧잘 짜증을 내곤 해요. 어떻게 대처해야 하죠?

엄마는 서포터 역할을 하며 아이를 이해해 주세요

자아가 자라나고 자기를 주장하고 싶어 하는 시기입니다. 뭐든지 내가 다 하고 싶은데 손끝이 무뎌서 다 해내지 못하고, 또 해내지 못한 스스로에게 짜증을 내는 것도 자연스러운 성장의 과정입니다. 아이의 그런 조바심을 이해하고 받아들여 주세요.

"양말이 잘 안 들어가니? 이렇게 열심히 신는데 안 들어가다니, 이 양말이 나쁘네. 양말, 똑바로 안 할래?" 이런 식으로 아이가 양말을 잘 신지 못하는 것을 양말 탓으로 돌리고 양말을 혼내 주는 것이, 이런 경우 아이에게 보여야 할 모습입니다.

그리고 엄마는 아이의 서포터가 되어서 "못하겠으면 엄마가 해 줄게"가 아닌 "못하는 부분은 엄마가 도와줄게"하며, 아이의 의욕을 북돋아 주세요.

Q 양손을 모두 쓰는데 혼란스럽지 않을까요?

평상시에는 주로 왼손을 쓰는데, 포크나 숟가락은 오른손을 썼다가 왼손을 썼다가 자유자재로 번갈아가며 씁니다. 아이가 쓰기 편한 쪽 손을 쓰게 하는데, 양손을 다 쓰면 혼란스럽지 않을까요?

양손
잡이

양손을 모두 쓸 수 있도록 연출해 보세요

사람이 어느 쪽 손을 주로 쓰는지는 유전적 요소로 정해진다고 합니다. 하지만 유전의 형식 등 자세한 내용은 아직 밝혀지지 않았습니다. 일본인의 경우 왼손잡이는 전체 인구의 약 8퍼센트 정도로 알려져 있으며, 성별은 남자가 더 많습니다.

질문의 아이는 왼손잡이의 가능성이 높아 보이는데, 이 시기부터 오른손도 함께 쓰게 하면 양손을 같은 수준으로 자유롭게 쓸 수 있게 됩니다.

다만 "숟가락은 이쪽(오른손)으로 잡아"와 같이 강제적인 지시는 하지 마세요. 숟가락과 포크를 슬며시 오른쪽에 놓는 등 자연스럽게 오른손을 쓸 수 있게 연출하는 것이 중요합니다. 강제로 시키지 않는다면 아이도 혼란스럽게 느끼지는 않겠지요.

요즘은 가위나 칼도 왼손잡이용 상품이 많이 나왔어요. 왼손잡이가 되어도 크게 불편한 점은 많지 않습니다.

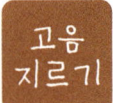

Q **바깥에서 소리 지르기, 어쩌면 좋아요**

슈퍼마켓 등에 장을 보러 가면 가게가 쩌렁쩌렁 울릴 만큼 큰 소리로 "아악~" 하고 소리를 지릅니다. 아이가 자랄수록 목소리도 커져서 어쩌면 좋을지 모르겠어요.

 발산할 곳이 있다면

어른들도 가끔 크게 소리를 지르고 싶을 때가 있지요. 마음껏 소리를 내지르는 것은 사실 굉장히 기분 좋은 일입니다. 답답함을 발산하기에도 좋고, 큰소리가 나는 것은 건강하다는 증거이기도 합니다. 나쁘다고 말리지만 말고, 소리를 지르기에 알맞은 장소에서 함께 "아악~" 하고 소리를 지르는 것은 어떨까요. 공원이나 아파트 옥상 등에서라면 민폐가 되지 않으니까요.

미리 큰소리를 지르게 하면 소리를 지르면 안 되는 곳에서는 하지 않게 됩니다. 이 시기에는 어른이 하는 말의 의미도 알아들으니, "슈퍼마켓에서 소리를 지르면 다른 손님들이 깜짝 놀라잖아. 그러니까 그러지 말자" 등 말로 잘 타일러 주세요.

Q 귀 청소를 너무 싫어해요

귀 입구만 닦아 주려고 해도 자기 귀에 닿는 것이 싫은지 귀 청소를 못하게 해요. 잘 때도 귀에 손이 닿으면 바로 일어납니다.

귀청소

아직까지는 싫어하면 하지 않아야

귀 청소는 면봉으로 귀 입구만 닦아내거나, 그것도 싫어한다면 목욕 후에 물기를 잘 닦아내는 것만으로도 충분합니다.

귀를 너무 가려워한다면 습진일 가능성도 있으니 이비인후과를 찾아 진찰을 받는 것이 좋습니다. 이비인후과에서는 진찰은 물론, 귀 청소도 받을 수 있습니다.

좀 더 자라서 무엇이든지 모방하는 시기가 되면 엄마 아빠가 귀 청소하는 모습을 보고 "나도 할래!" 하고 스스로 나서게 됩니다. 그때까지는 싫어한다면 당분간 하지 않겠다는 자세를 가져 보세요.

싫다는 아이를 붙잡고 억지로 귀 청소를 하면 그것이 아이에게 불쾌한 경험이 되어 더더욱 귀 청소를 싫어하게 됩니다.

Q 밖에서 놀고 와도 밤중에 보채네요

낮에 밖에서 마음껏 뛰어놀게 해 주는데도 밤중에 자주 일어나 보챕니다. 또 일어날 때 기분이 안 좋은 상태에서 울면서 일어날 때가 많아요. 방법이 없을까요?

보채기

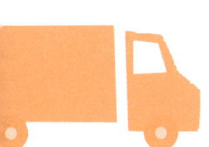

잠들기 좋은 환경을 만들어 주세요

밤중에 보채는 것은 아직 수면의 진행이 미숙해서가 아닐까요. 원활한 아침 기상은 호르몬과 관계가 있습니다. 심야에 분비되는 호르몬이 새벽의 호르몬 분비를 촉진시키고, 그 결과 체온이 상승해 기분 좋게 눈을 뜨게 하는 메커니즘이 있다고 합니다. 일어날 때 컨디션이 좋지 않고 울며 일어나는 것은 이 부분이 제대로 이루어지지 않았기 때문으로 보입니다.

생리 기능의 발달에는 개인차가 있으므로 아이에게 꼭 맞는 페이스가 갖춰지면 밤중에도 깨지 않고 푹 잘 수 있게 될 겁니다.

지금은 밤에 잘 자기 위한 환경을 조성해 주세요. 낮에는 실컷 밖에서 뛰어놀게 해 주고, 저녁 식사가 끝난 뒤에는 가능한 한 조용히 지내게 해야 합니다. 취침 전에 떠들거나 몸을 격하게 움직이면 흥분이 남아 잠들기 힘들어요. 텔레비전 소리나 조명도 줄이고 잠들기 좋은 분위기를 연출해 주세요.

간식

Q 간식 주기, 어떻게 해야 할까요?

큰아이와 같은 간식을 먹고 싶어 할 때가 있습니다. 염분, 당분, 기름 등의 함유량을 생각하면 걱정부터 앞섭니다. 되도록이면 직접 만들어서 주려고 하는데 좋은 방법이 있을까요?

직접 만든 간식은 아주 좋습니다! 맛은 '엷게' 만드세요

형과 누나가 다 먹는 간식을 왜 나만 주지 않을까, 막내가 슬슬 의문을 품기 시작할 월령이 되었네요.

아이가 먹고 싶다는데 안 줄 수도 없지요. 무심결에 큰아이들이 먹는 간식을 줄 수도 있겠지만, 아직 아이가 어리니 되도록이면 여러 가지 맛이 뒤섞인 간식은 피하고 엷은 맛의 간식을 주도록 하세요. 엄마가 직접 만들어 염분, 당분, 유분을 조절한 가정식 간식은 아주 좋습니다. 다섯 번 중 두 번꼴이어도 상관없으니 아이들에게 꼭 직접 만든 간식을 주세요.

또 큰아이들과 '협력' 하는 것도 좋겠습니다. "○○는 아직 어리니까 이 간식은 먹을 수가 없어. 어떻게 할까?" 하고 아이들과 이야기해 보세요. 그러면 "그래도 그냥 먹을래", "○○가 안 보는 데서 먹을게" 등 여러 가지 의견이 나올 수 있습니다.

언제가 됐든 여러 가지 맛이 뒤섞인 간식은 '일상적으로' 먹지 않는 것이 좋습니다.

Q 씹는 힘을 길러 주려면 어떻게 해야 할까요?

거의 모든 음식을 먹을 수 있게 되었는데, 아직 씹는 횟수가 적어 딱딱한 음식은 씹지 않고 삼킵니다. 씹는 힘을 길러 주려면 부드러운 이유식 단계로 돌아가서 다시 시작해야 할까요?

안 씹고 삼키기

즐거운 오물오물 시범으로 씹는 힘을 길러 주세요

어금니가 모두 자라는 것은 세 살경이며, 어금니가 자라기 전에는 어른과 같은 수준으로 씹지 못합니다. 지금은 잇몸으로 씹는 단계이므로 삶은 야채나 즙이 많은 고기 완자, 생선 조림, 부드러운 생선 구이 등은 먹을 수 있지만, 딱딱한 재료는 씹지 못하고 그대로 삼킵니다.

부드러운 이유식 단계로 돌아갈 필요는 없지만, 어른과 함께 먹는 반찬 중 딱딱한 것, 맛이 진한 것은 아이의 식탁에서 치워 주세요.

씹는 힘을 기르려면 함께 즐겁게 식사를 하면서 어른이 "꼭꼭 씹으

니까 더 맛있다"라는 말과 함께 오물오물 열심히 씹는 모습을 보여
주세요.

또 "꼭꼭 씹어"처럼 명령에 가까운 지시는 아이에게서 먹는 즐거움
을 빼앗아가니 피하세요.

단유

Q 편안해하는 모습을 보면 단유를 시작할 수가 없어요

밤에는 젖을 먹지 않으면 자지 않습니다. 아이가 울어도 단
유를 시작할 때는 마음을 다잡아야 한다는 것을 알고 있어요. 하지만
아이가 젖을 물고 편안하게 잠든 모습을 보고 있으면, 단유를 시작하
기가 쉽지 않아요. 아이가 모유를 먹는 동안은 저도 모유를 주며 살
이 빠지고 있으니 모유를 먹이는 것이 딱히 싫지는 않은 상황입니다.

엄마와 아이가 행복하다면 서두르지 않아도 괜찮아요

아이가 행복한 표정으로 안정감을 느끼며 자는 모습을 보고
있자면, 엄마의 마음도 온화해져 아이를 향한 사랑이 한층 더 커지지
요. 엄마 스스로 모유를 계속 먹이는 것에 별다른 저항이 없다면, 마
음을 다잡으면서까지 단유를 결심할 필요는 없습니다. 지금은 엄마
와 아이 모두 행복하니, 그 행복을 소중히 하세요.

물론 아이가 더 자란 뒤에도 엄마 젖을 떼지 못해 고민을 하게 될 상
황이 올 수도 있겠지만, 그때 일은 그때 생각하는 것이 좋겠죠.

먼 미래의 일을 이것저것 상상하며 미리부터 고민하는 것은 '느긋한
육아' 생활에 방해가 될 뿐입니다.

Q 이가 자라는 것이 늦은 편입니다

현재 위아래 각각 네 개씩 유치가 났는데, 그다음 치아가 나올 생각을 안 합니다. 다른 또래 아이들은 어금니까지 다 났다고 하던데, 이 월령은 유치가 총 몇 개나 나야 정상인가요?

이가 자라는데도 개인차가 크답니다

위아래 각각 네 개씩 이가 났다면, 순조롭게 잘 나고 있는 것 같습니다. 벌써 어금니까지 자란 또래 아이들과 비교하면 조금 늦어지는 것 같아 불안하게 느껴질 수도 있겠지만, 사실 그리 늦은 편도 아니니 걱정 마세요.

원래 이가 자라는 데는 개인차가 큰 법입니다. 치아 하나마다 오랜 시간을 들여 자라는 경우가 있는가 하면, 몇 개씩 연달아 자라는 경우도 있습니다. 첫 이가 나는 시간이 좀 늦어질 뿐, 한번 이가 나기 시작하면 눈 깜짝할 사이에 나머지 이가 다 자라는 경우도 드물지 않습니다.

한 살 반이 넘도록 이가 거의 자라지 않은 아이도 있을 만큼 이가 자라는 것도 개성적입니다. 그러니 너무 걱정하지 마세요.

Q 동생을 임신 중인데, 첫째의 응석을 받아 줄 방법은?

이제 곧 둘째가 태어납니다. 그 때문인지 굉장히 응석을 부리고, 마음에 들지 않으면 소리를 빽 지르기도 합니다. 배가 남산만 해서 잘 안아 주지도 못하는데, 아이의 응석을 받아 줄 다른 방법은 없을까요?

먼저 다가가 스킨십을 해 보세요

자아가 싹트기 시작했지만, 한편으로는 아직도 엄마 아빠를 향한 의존성이 높은 것이 바로 이 시기 아이들입니다. 엄마 뱃속에 아기가 있으면, 무의식적으로 아이를 '오빠(언니)' 취급하기 쉽죠. 가능하면 그런 취급은 피해 주세요.

스킨십도 아이가 원할 때만 해 주지 말고, 먼저 다가가서 스킨십의 횟수를 늘리는 것이 중요합니다. 배가 커서 아이를 안아 올리기 힘들다면, 뺨을 맞대고 비비거나 꼭 안아 주는 등 엄마가 먼저 나서서 적극적으로 아이와의 시간을 갖도록 하세요.

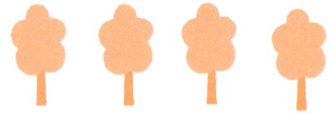

CHAPTER 2

생후 16개월~18개월 아기의 성장 발달

걸음마에 익숙해져 엄마 아빠와 함께 하는 외출이 즐거워요!

걸음마가 점점 반듯해집니다

➡ 혼자 걷기가 시작된 아이들은 점점 발걸음이 반듯해집니다. 처음에는 양손을 위로 올려 균형을 잡으며 걸었지만, 이제는 양손을 올리지 않아도 똑바로 잘 걸을 수 있어요.

그러나 계단 등 높이차가 있는 곳에서는 아직 자연스럽게 올라가고 내려오는 일이 쉽지만은 않습니다. 계단에서 굴러 떨어지는 등의 사고가 일어나지 않도록 신경써 주세요.

치아가 여덟 개에서 열두 개 정도 나요

➡ 이가 자라는 데는 개인차가 크지만, 보통 이 시기에는 적게는 모두 여덟 개, 많게는 모두 열두 개의 이가 잇몸에 자리 잡습니다.

처음으로 어금니가 자라기 시작하는 아이도 있지만, 어금니가 자랐다고 모든 음식물을 완전히 씹어 으깰 수 있는 것은 아닙니다. 어금니가 모두 자라나 제대로 꼭꼭 씹을 수 있을 때까지는 부드러운 음식을 준비해 주세요.

다른 아이들을 의식하기 시작합니다

➡ 같은 또래의 아이나 자기보다 좀 더 큰아이에게 관심을 보이기 시작하는 것이 바로 이 시기입니다. 어린이집이나 육아 모임, 놀이방 등에서 집단생활을 경험하는 기회가 늘어나고, 또 그런 곳들에서 많은 것을 배우게 됩니다.

다른 아이의 흉내를 내면서 놀이가 확장되고, 장난감을 뺏고 빼앗기면서 정신적인 면도 성장합니다. 다른 아이가 갖고 있는 장난감을 갖고 싶어 하는 것은 자신의 욕구를 자각하는 것이죠. 서로 욕구를 자각하며 저항하며 울고 울리는 등 이러한 행동을 반복하면서 상대방의 존재를 깨닫고 또 상대방을 실감하며 느낄 수 있습니다.

한 살 반 정기 검진에서는 심리와 신체 발달 상태를 점검

➡ 한 살 반 정기 검진은 반드시 받도록 하세요. 이번 정기 검진은 아이가 혼자 걸을 수 있는지, 커뮤니케이션이 가능한지 등 심신 양면의 발달을 점검하는 것이 주목적입니다. 놀이 방법과 놀이에 집중하는 정도 등을 두루 살펴 신경과 운동의 발달 상황을 알아봅니다. 또 치과 검진에서 치아가 자라고 있는 상태와 충치의 유무 등을 살펴 봅니다. 양치 지도도 함께 이루어집니다.

발달의 속도는 개인차가 큰 것이므로 발달이 늦어지는지를 판단하는 것은 그리 간단한 것이 아닙니다. 의사가 "경과를 조금 지켜봅시다"라는 말을 해도 너무 걱정하지 말고, 아이의 발육 및 발달 상황을 지켜봐 주세요.

Q **발꿈치를 들고 걷는 것은 어떤 문제가 있는 걸까?**

요즘은 못하는 게 없습니다. 제자리에서 빙그르르 돌기도 하고, 점프를 하는 모습을 보여 주기도 하고. 그런데 발꿈치를 들고 발 끝으로 서거나 걷는 것은 왜 하나요? 발에 무슨 문제가 있는 것은 아닐지 걱정이 됩니다.

발끝으로 걷는 것을 즐기는 중이네요

아이는 걷기 시작하면서도 아직 스스로 걷는 것이 불안합니다. 더 잘 걷게 되기 전까지는 걸음걸이 또한 아주 개성적입니다. 균형을 잡기 위한 자신만의 방법을 모색하고 있는 것이지요.

단 한 가지, 모든 아이들의 공통점은 처음 걸을 때부터 지면에 발바닥을 꼭 붙이고 걷는다는 것입니다. 만약 질문처럼 발에 무언가 문제가 있다면 이렇게 발바닥을 붙이고 걸을 수는 없습니다. 하지만 벌써 제자리에서 돌거나 점프를 할 수 있게 되었다니, 일단 별 문제는 없어 보입니다.

걷기 시작하면서 제 의지대로 몸을 마음껏 움직일 수 있게 되면 아이 나름대로 다양한 것들을 즐기게 됩니다. 질문의 아이도 혹시 놀이 삼아 발끝으로 걷는 것은 아닐까요?

발끝으로 서면 좀 더 높은 곳이 보이는 것을 즐기는 것일지도 모르겠네요.

Q 대천문이 닫히지 않았다는 진단을 받았습니다

한 살 반 정기 검진에서 아직 대천문이 닫히지 않았으니 추이를 지켜보라는 말을 들었습니다. 주의할 점이 있나요?

대천문

닫히는 시기와 방법은 천차만별입니다

이마의 한가운데부터 쭉 올라가 정수리를 만져 보면 말랑말랑한 부분이 있습니다. 이것이 '대천문' 입니다. 전두부의 뼈와 후두부의 뼈로 둘러싸인 부분으로, 완성된 뼈로 덮여 있지 않아 조금 안으로 패인 듯이 들어가 있습니다.

일반적으로는 대천문이 닫히는 것은 한 살 반부터 두 살 사이로 알려져 있습니다만, 닫히는 시기에는 개인차가 있습니다. 닫히는 방식도 일정하지 않고 조금 안쪽으로 움푹 패인 상태에서 닫히는 경우도 있습니다.

실제로 진찰해 본 것이 아니므로 질문의 '닫히지 않았다' 는 진단이 어떤 것인지를 판단하기는 힘들어요. 하지만 이 시기에는 대천문이 말랑말랑 부드러운 상태이기 어렵습니다. 아마도 조금 안으로 패인 상태에서 닫힌 것이 아닌가 싶습니다.

만져 봐서 단단한 상태라면 다소 안으로 패였어도 상관없지만, 단단함이 느껴지지 않고 '부드럽다면' 소아과를 찾아 확인해 보는 것이 좋겠습니다.

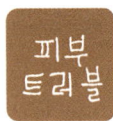
**피부
트러블**

Q **아이의 피부가 너무 거칠어 걱정이에요**

옆구리 쪽 피부가 너무 까칠까칠합니다. 지방이 뭉친 모양도 여기저기 보이는데 치료를 받아야 할까요?

일반적인 피부 관리를 해 주세요

피부에 일어나는 트러블은 대부분 가려움을 동반합니다. 보통은 트러블이 어떤 원인 때문에 일어난 것인지를 진찰해서 치료하게 되는데, 위 질문의 경우는 아이가 가려워하는지의 여부가 확실하지 않네요. 실제로 보지 않으면 정확하지 않지만, 만약 아이가 가려움을 호소하지 않는다면 치료할 필요는 없는 것 같습니다. 이 월령 아이들의 피부는 아직 미성숙한 단계여서 지금 걱정되는 부분이 성장과 함께 나아지는 경우도 많습니다.

땀샘이 막히거나 피지선의 분비가 많으면 지방이 뭉친 모양처럼 보이는 상태가 되기도 합니다. 그러니 여름철에는 땀을 흘리거나 더러워지면 바로바로 샤워를 시켜 주세요.땀과 때를 흘려보내는 등 일반적인 피부 관리를 해 주며 잠시 경과를 지켜보는 것이 좋겠습니다.

**대변
고민**

Q **변이 너무 단단해서 아이가 울어요**

수분 섭취가 적은지 대변이 염소 똥처럼 많고 동글동글합니다. 매일 한 번씩은 변을 보는데, 변이 단단해서 응가를 하면서도 아픈지 아이가 울 때도 있어요.

뱃속을 다스리는데 식품을 활용하세요

어른과 비슷한 음식을 먹기 시작하면서 수분 섭취가 줄어들면 덩달아 대변이 단단해지는 경향이 있습니다. 수분은 의식적으로 섭취시켜 주세요. 억지로 먹일 수는 없으니 식사 메뉴에 대변을 부드럽게 만들어 주는 식품을 넣어 보세요.

비피더스균이 함유된 요구르트나 유산균 음료는 뱃속 상태를 정리하는데 효과적이고, 사과나 오렌지 등 과일 주스도 장을 움직여 딱딱한 변을 부드럽게 만들어 줍니다.

또 가장 중요한 것은 균형 잡힌 식사입니다. 단 이 시기는 아이가 먹지 않는 음식도 많으니, 앞에서 예로 들었던 장에 좋은 식품들을 식사와 함께 정기적으로 먹여 보세요. 단단한 변에 의한 통증은 빨리 해소시켜 주세요.

Q 엄마에게 의지하는 아이, 동생이 태어나면 갖게 해야 할 마음가짐은?

형제 관계

아이가 밖에서 노는 것을 아주 좋아하고 건강합니다. 하지만 낯가림이 조금 심해서 평소 엄마 옆에 찰싹 붙어 있는 편이에요. 곧 동생이 태어날 예정인데, 동생과 잘 지내게 하려면 어떻게 해야 할까요?

큰아이 중심으로 시간을 보내세요

동생이 태어났다고 갑자기 아이에게 '오빠 혹은 언니' 역할을 맡기고 의젓함을 요구하지 마세요. 이 월령대 아이에게는 다소 무리한 요구입니다. 아이들을 큰 애, 작은 애로 구분 짓지 말고 동등하게 대해 주세요.

신생아들은 하루 대부분을 자면서 보냅니다. 그러니 동생이 태어나도 큰아이를 중심으로 시간을 보내는 것이 그다지 어렵지는 않을 거예요. 아이가 엄마에게 의존하는 마음도 충분히 받아 주고, 응석부리고 싶어 하는 마음도 인정하고 충족시켜 주세요. 아이는 엄마가 자기 마음에 열심히 답해 주는 것을 느끼면 더 많은 신뢰감과 안정감을 찾을 수 있게 됩니다.

엄마가 동생을 돌보는 동안 불만 없이 기다리게 하려면, 이 신뢰감과 안정감이 필요합니다. 엄마를 향한 애정에 대해 충분한 답을 받지 못하면, 엄마와 동생 사이를 질투하거나 동생을 괴롭히기도 하니 주의하세요.

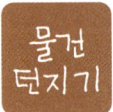

Q 마음에 안 들면 자기 머리를 쥐어박습니다

잘못해서 혼이 나면 그것이 마음에 들지 않는지 자기 머리를 손으로 쥐어박거나 벽에 부딪쳐요. 발육 과정 중에 어딘가 문제가 있었던 게 아닌지 걱정이 됩니다.

😊 흥분했을 때의 감정 표현입니다. 앞으로 조절할 수 있어요

월령이 높아지고 조금씩 혼자 할 수 있는 일이 많아지면, 아이에게는 자아가 싹트기 시작합니다. 그러나 아이가 혼자 할 수 있는 일은 극히 적은 편이어서 무언가가 자기 마음대로 되지 않으면 곧 짜증을 냅니다. 말하자면 짜증은 아이가 흥분을 표현하는 도구인 셈입니다. 장난감을 던지며 짜증을 발산하는 아이도 있고, 자기 머리를 퍽퍽 쥐어박는 아이도 있습니다. 아이는 그렇게 모든 것이 자기 마음대로 되는 것은 아니라는 사실을 배우며 하루하루 성장합니다.

기본적으로 아이들은 자기 몸을 못 견딜 만큼 아프게 하지 않아요. 점차 감정을 잘 조절할 수 있게 되면, 그런 행동도 점점 사라집니다.

Q 아무 데나 던지는 버릇, 주의를 줘도 계속 반복해요

음식이나 장난감이나 뭐든 맘에 안 들면 아무 데나 휙 던집

니다. 그러면 안 된다고 부드러운 말투로 타일러도 아직 알아듣지 못하고 계속 던져요.

🙂 반복은 당연해요. 끈기 있게 안 된다고 알려주세요

이 시기는 자기주장이 강해져서 응석이나 자기중심적 성향이 도드라지게 나타납니다. 마음에 들지 않는 물건을 아무데나 휙휙 던지는 것도 바로 전형적인 현상 중 하나입니다. 이것은 발달 단계의 자연스러운 흐름이므로 말로 잘 타일러도 몇 번씩 반복하는 것은 어쩔 수 없다는 것을 명심하세요.

대처법은 온화한 말투로 아이를 잘 타일러서 하지 못하게 하는 것밖에 없습니다. 단 소소한 연출을 더할 수도 있겠지요. 예를 들어 장난감 자동차를 아무 데나 휙 던진다면 "던지지 말고 살짝 내려놔야 붕붕이가 좋아하지", 또는 토끼 인형을 휙 던지면 "아야야, 토순이가 너무 아파서 울겠다" 같은 말로 장난감과 인형 등의 마음을 대변해 아이에게 들려 주세요. 음식을 던졌을 때는 "맛있게 먹어 주면 좋은데"라고 말해 주세요. 대화를 통해 사물을 아끼고 소중히 여기는 마음을 기를 수 있습니다.

Q 주말에 외출도 제대로 못하고……. 스킨십 부족일까요?

일을 하느라 매일매일 정신없이 바빠서, 주말이 되면 아이와 산책을 나갈 기운도 없습니다. 그래서 아이에게 텔레비전이나 DVD를 많이 보여 줍니다. 스킨십은 되도록 많이 하려는 편이고요.

함께 시간 보내기

299

잠깐 동안의 외출이라도 괜찮습니다. 의식적으로 함께 시
간을 보내세요

걷기도 잘 하고 활동 범위도 부쩍 넓어지는 시기에 밖에 나가 노는
것은 상상력을 넓히고 다양한 것들을 인식할 수 있다는 면에서 아주
중요합니다.

그러나 일 때문에 바쁜 엄마는 주말이 되면 지치겠지요. 아이를 데리
고 산책을 나갈 기운과 체력이 달리는 것도 이해합니다.

그렇다면 주말에는 엄마와 아빠가 교대로 아이를 돌보는 것이 어떨
까요. 집 근처를 잠깐 산책하고 함께 뭘 사러 가는 정도라도 좋습니
다. 아이에게 엄마 아빠와의 외출은 특별한 것입니다. 잠깐이거나 멀
리까지 나가지 않더라도 아이는 들뜨게 마련이지요.

외출이 불가능하다면 함께 식사 준비를 하거나, 같이 앉아 빨래를 개
기도 하고, 목욕탕에서 함께 목욕을 하며 노는 것도 좋습니다. 되도
록 텔레비전이나 DVD는 켜지 말고 엄마 아빠와 함께 하는 시간을
늘려 주세요.

Q 슬슬 젖병을 그만 쓰게 하고 싶은데요

낮에는 빨대 컵이나 컵으로 분유를 먹는데, 아침에 일어났을
때나 저녁에 자기 전에는 젖꼭지를 빨고 싶어 해요. 이제 젖병은 그
만 쓰게 하고 싶은데, 좋은 방법이 없을까요?

젖병 외의 도구를 쓰면서 재미를 느끼게 해 주세요.

젖병을 쓰려는 것은 쓰고 싶을 때 엄마가 꺼내 준다는 느낌
때문일지도 모릅니다. 자연스럽게 쓰고 싶지 않아 할 때까지 기다리
는 것도 방법이지만, 그만 쓰게 하고 싶다면 아이가 원해도 절대 젖

병을 꺼내 주지 마세요.

또 낮 동안 빨대나 컵으로 마시면 칭찬을 많이 해 주세요. "정말 잘 마셨구나! 엄마 깜짝 놀랐네", "쭉쭉, 재밌네", "엄마도 같이 마실까?" 이런 식으로 말을 하면서 빨대나 컵을 쓰는 것이 즐겁다는 느낌을 키워 주세요. 엄마의 칭찬을 들으면서 마시는 즐거움은 젖병에 대한 미련을 끊을 수 있게 해 줄 겁니다.

Q 맡기기만 하면 병이 옮아옵니다. 이래도 되나 걱정이에요.

아이를 놀이방에 잠시 맡기면 꼭 병이 하나씩 옮아서 옵니다. 아이를 위해서도 그렇고 저를 위해서도 놀이방을 이용하고 싶은데, 아이의 건강 때문에 무서워서 보낼 수가 없어요. 신경 쓰지 않고 보내도 되는 걸까요?

 병이 옮는 걸 무서워하지 말고, 밖에서 시간을 보내는 경험을 시켜 주세요

이 월령의 아이들은 병에 걸리면서 몸을 튼튼하게 만들어갑니다. 몸속에 병에 대항하는 항체를 가지고 있지 않은 이상, 세 살까지는 감기도 잘 걸리고 열도 자주 납니다.

더구나 집단생활을 하면 병이 옮아오는 일이 더욱 많을 겁니다. 그러나 그것도 성장과정에서 꼭 필요한 자극의 일부입니다. 예방해도 걸릴 때는 걸리는 거라고 생각하는 것이 어떨까요.

너무 건강만 염려하다 보면 아이가 더 자라도 집단생활을 경험할 수 없을 겁니다. 아이가 여러모로 경험을 하는 것은 지극히 중요한 일이에요. 병을 너무 무서워하지 말고 자주 바깥으로 데리고 나가 주세요.

아이
맡기기

301

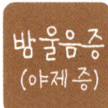

밤울음증
(야제증)

Q 잠에서 덜 깨서 졸린 채로 힘들어합니다

요즘 자꾸 밤에 울어요. 매일 그러는 건 아닌데, 잠에서 덜 깨서 웅얼거리면서 힘들어합니다. 하지만 조금 안아 주면 다시 잠이 들어요.

아이를 안심시키는 동작을 해 주세요

이 시기에 밤이면 우는 것은 보통 아기들이 밤에 우는 것과는 다릅니다. 자아가 생성되기 시작하면서 자기주장을 하려는 시기이므로, 생각한 대로 안 되면 곧잘 울음을 터트리지요. 밤에 문득 잠을 깼는데 자기 마음대로 움직이지 못해서 울 수도 있습니다.

또한 낮 동안 활발하게 움직이던 때의 흥분된 기분이 자는 동안 다시 느껴져 놀라서 울 수도 있고요.

아기 때 밤에 울면 아무리 손을 써도 잘 달래기 힘들지만, 이 시기에는 잠깐 안아 주거나 말을 걸면, 울음을 그치고 곧 다시 잠이 들 겁니다. 아이를 안심시켜 주는 것이 중요해요. "놀랐구나, 괜찮아." 하는 식으로 말을 걸며 안아 주면 오랫동안 계속 울지는 않을 겁니다.

생활리듬

Q 아빠랑 저녁 먹고 놀다 보면 늦게 잠들어요

아빠가 없으면 잘 먹질 않아서 저녁 먹는 시간이 항상 늦어요. 아빠랑 놀고 나면 흥분이 되는지 잠드는 데도 오래 걸리고요. 그리고는 다음날 아침에 꼭 늦게 일어납니다. 생활 리듬을 개선시키고 싶어요.

아버지와 함께 하는 시간을 아침과 휴일에 확실히 가지게 하세요

302

늦게 자고 늦게 일어나기 쉬워지는 시기이기는 하지만, 생활 리듬을 지키는 것은 중요합니다. 생활 리듬이 깨지면 의욕과 정서 발달에 영향을 끼칩니다. 일찍 자고 일찍 일어나는 습관을 몸에 배도록 하려면, 아침에 일정한 시간대에 깨우는 것부터 시작하세요. 방에 빛이 들게 하고, 말을 걸고, 생활 속 소리를 들려 주는 등 아침이라는 자극을 주어 일어나기 쉬운 분위기를 연출합시다.

그리고 오전에 노는 시간을 많이 갖고, 낮잠은 일찍 재우세요. 너무 오래 자는 것 같으면 "시장에 갈까?" 하는 식으로 깨우는 방법도 좋습니다.

낮 동안 활동을 많이 하면 배가 고프니 저녁을 먹는 시간도 당겨지고 그만큼 자는 시간도 빨라지는 법입니다. 아빠가 집에 오는 시간에 아이가 먼저 자고 있다면 문제는 해결되지요.

아버지와 함께 하는 시간은 아침이나 휴일에 충분히 가질 수 있습니다. 같이 아침을 먹고 출근하는 아빠를 배웅하는 것도 훌륭한 부자간 커뮤니케이션이지요.

Q 먹다가 질리면 음식을 쥐고 으스러뜨려요

놀면서 먹기

포크를 써서 혼자 먹을 수 있게 되었는데, 먹다가 질리면 음식을 손에 쥐고 으스러뜨립니다. "안돼"라고 하면 오히려 더 장난을 쳐요. 이럴 때는 아무 말 없이 그냥 아이를 지켜보는 것이 좋을까요?

놀기 시작하면 음식은 치우세요

이제 막 포크를 써서 먹기 시작했다면, 아직 능숙하게 포크질을 하지는 못하겠군요. 그럴 때 혹시 엄마가 아이에게 포크를 쓸 때는 이렇게 쓰라고 지시를 하거나 못하는 것을 하라고 재촉하지는 않았는지 생각해 보세요.

그런 참견은 아이가 조바심을 갖게 해서, 결국 포크를 내려놓고 손으로 음식을 먹게 하죠. "안돼!"라는 말을 들으면 자기 마음을 알아주지 않는다는 생각에 더욱 심한 장난을 치고요.

음식을 가지고 노는 것은 바람직하지 못한 행동이므로 그 점은 확실히 아이에게 일러 주는 것이 좋습니다. 밥상에서 놀기 시작하면 "그럼 이제 밥은 다 먹은 거지?" 하고 음식을 모두 치우세요.

단 열심히 먹으려다가 무심결에 손을 사용해 먹는 경우에는 나무라지 말고 조용히 지켜봐 주세요.

편식

Q 편식이 심해 목이 마르면 이온 음료만 마셔요

여태껏 음식을 가리지 않고 잘 먹어왔는데, 요즘 편식이 심해져 고민입니다. 면 종류를 잘 먹고 수분 섭취도 잘 하는 편인데, 단유한 후부터는 끓인 물이나 녹차 등은 전혀 입에도 대지 않고 이온 음료만 마십니다. 보리차도 마시지 않아요.

이온 음료의 양을 서서히 줄이세요

이 시기에는 주로 식감 때문에 편식을 많이 합니다. 퍼석퍼석한 식감을 많이 싫어하지요. 잘 먹지 않는 음식도 먹기 좋은 식감으로 만들어 주면 의외로 곧잘 먹어요.

문제는 이온 음료네요. 기본적으로 당분을 포함한 각종 영양소는 식사를 통해 균형 있게 섭취해야 합니다. 당분 함유가 특히 높은 음료는 식사와는 별개로 생각할 필요가 있지요. 또 아이는 단맛을 좋아해서, 한번 이온 음료의 단맛에 익숙해지면 물이나 다른 차는 잘 안 마시게 된다는 것을 기억해야 합니다.

한번에 끊는 것은 쉽지 않은 일이니, 이온 음료를 서서히 줄이세요. 먹고 싶다고 울어도 꾹 참고 내버려두세요. 정말 목이 마르다면 이온 음료가 아닌 다른 것들도 잘 마시니, 너무 걱정하지 마세요.

Q **엄마가 양치 마무리해 주는 걸 너무 싫어해요**

아침저녁으로 양치 습관을 키워 주려고 스스로 닦게 한 뒤에 엄마가 입속 마무리를 해 주는데, 너무너무 심하게 발버둥치며 싫어합니다. 할 수 없이 양팔과 양다리, 머리를 다 붙잡고 입속 마무리를 해 주는데, 이러다가 양치를 싫어하게 될까 걱정이에요.

억지로 하지 말고 도와주는 자세로

충치가 안 생기게 하고 싶은 엄마의 절실한 마음은 알겠습니다. 하지만 질문에서 설명한 상황을 상상해 보니 아이가 양치를 싫어하게 되는 것은 정말 시간문제로 보입니다.

지금은 아이의 자아가 싹트며 "싫어", "안돼", "내가 (할래)" 하며 강하게 주장하는 시기입니다. 그러니 강제적인 양치 마무리는 오히려 역효과를 부릅니다.

아이가 혼자서 양치할 때 즐겁게 닦는다면, 그 모습을 지켜보며 응원해 주는 것이 가장 좋은 대책이 될 수 있겠습니다. 아이에게 직접 이를 닦게 하고, "혼자서도 잘 닦을 수 있지?", "윗니는 구석구석 깨끗하게 닦았어? 그럼 이번엔 아랫니도 닦자" 등 곁에서 말로 양치를 도와주세요.

충치를 예방하려면 단 것을 많이 먹이지 말고 식후에 물이나 차 등을 마시게 하는 것도 좋습니다.

치아 관리

Q 주말에만 배변 훈련을 시켜도 될까요?

맞벌이 부부이다 보니 배변 훈련을 시킬 시간이 없습니다. 평일은 불가능하지만, 주말만이라도 훈련을 시켜야 할지 고민이에요. 아이가 잘 때는 깨워서 배변 훈련을 시키기가 좀 미안해요.

변기에 관심을 보일 때 시작하면 됩니다

배변 훈련은 서두를 필요도 조바심 낼 필요도 없습니다. 부부가 맞벌이 생활을 한다면, 아마 아이는 어린이집에 다니고 있을 것 같은데요. 어린이집에서는 아이보다 나이가 많은 아이들이 수시로 화장실을 쓰는 모습을 가까이서 볼 수 있으니, 아이도 곧 자연스레 기저귀를 뗄 수 있지 않을까요.

집에서의 훈련은 어린이집 선생님이 "어린이집에서 화장실에 관심을 보였다" 등의 정보를 주면 그때부터 시작하면 됩니다.

애초부터 너무 과도하게 기대하기보다, 아이가 변기에 앉아 누면 운이 좋았다고 생각하는 정도로 시작해 보세요. 아이가 변기에 누었을 때는 "와아, 눴구나, 장하다!" 같은 칭찬을 하는 것도 좋아요.

하지만 아이가 잘 때 깨워서 배변 훈련을 시키는 것은 미안하니까 종이 기저귀를 채워 잠을 방해하지 않도록 하세요. 이 시기는 변기를 쓰는 것보다 잠을 잘 자는 것이 더 중요한 시기이니까요.

Q 변을 보고도 알려 주지 않는 날이 있는 건 왜죠?

요즘 배변 훈련을 하고 있어요. 얼마 전부터 쉬나 응가를 하면 와서 알려 주기 시작했는데, 어떤 날은 꼬박 꼬박 잘 알려 주면서 어떤 날은 전혀 알려 주지 않기도 합니다. 왜 그럴까요?

아직 마음대로 변을 볼 수 있는 것이 아니니 연연하지 않는 자세를 보이세요

화장실 변기를 한번 썼다고 그 이후에도 계속해서 변기를 쓸 수 있는 것은 아닙니다. 화장실 변기를 쓴 날은 우연히 소변이 많이 차 있었 든가 하는 조건이 맞았던 것뿐, 의식적으로 변을 보려고 해서 볼 수 있었던 것은 아닙니다. 기저귀를 완전히 벗으려면, 소변이 약간만 차 있어도 마음대로 내보낼 수 있을 정도가 되어야 합니다.

그때까지는 종종 다른 데 정신을 팔거나 긴장하면 변이 잘 안 나오기 도 합니다.

변기 사용도 다른 것처럼 차근차근 잘하게 됩니다. 어제는 잘했는데 오늘은 왜 못했냐는 식으로 초조하게 생각할 것 없습니다. 잘 누면 함께 기뻐하고 칭찬해 주고, 지금은 안 나와도 너무 연연하지 않는 자세를 아이에게 보여 주세요.

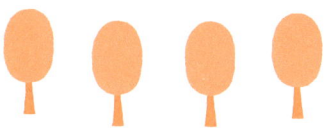

CHAPTER 3
생후 19개월~21개월 아기의 성장 발달

"싫어", "안돼"가 많아지고 기분도 잘 풀지 않아
엄마 아빠를 곤란하게 만드는 시기에요.

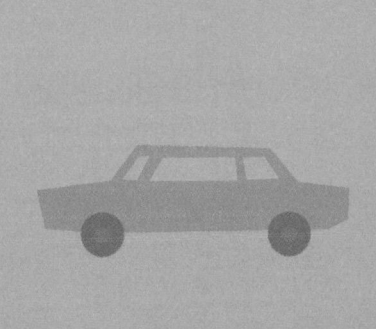

걷는 기능이 거의 완성됩니다

➡ 이 시기에는 대부분의 아이들이 똑바로 걸을 수 있게 됩니다. 걸음이 점차 빨라져도 쉽게 넘어지지 않고 달리는 아이들도 하나둘 나타나기 시작합니다.

혼자 걸을 수 있게 되면 눈 깜짝할 새에 행동 범위가 넓어집니다. 게다가 이 시기는 움직이려는 욕구가 강한 때에요. 외출하면 꼭 아이의 손을 잡고 다니는 등 안전 확보에도 유념해 주세요.

자아가 싹트기 시작해요

➡ 자아가 싹트면 어떤 말에도 "싫어", "안돼"로 대답하는 아이. 엄마 아빠의 생각대로 전혀 따라주지 않습니다. 그러나 이것은 아이가 온몸과 마음으로 느끼는 것을 있는 힘껏 표현하려고 하기 때문에 나타나는 행동입니다. 자아를 키우는 것은 무척 중요한 일이므로, 그 모습을 지켜보고 "싫어", "안돼"에도 적절히 대응해 주세요.

예를 들어 아이가 던진 물건이 큰 소리를 냈을 때 그 소리에 아이가 놀란다면 "깜짝 놀랐지~" 하고 말을 걸어 주세요. 아이가 직접 자기 행동을 선택하게 하고, 그것이 어떤 결과를 불러오는지를 스스로 실감하는 것이 중요합니다.

물이나 음료수를 컵으로 마시기 시작합니다

➡ 이제 이유식도 끝낼 시기가 찾아오고, 물이나 음료도 젖병이 아닌 컵으로 마실 수 있습니다. 이유식을 마치고 컵을 쓰는 데도 아이에 따라 빠른 아이가 있고 느린 아이도 있습니다. 중간에 포기하지 말고 끈기 있게 연습을 시키는 것이 좋습니다.

단 억지로 시키는 것은 금물입니다. 식사의 즐거움을 우선해서 연습

시켜야 합니다.

배변 훈련 전에 이미지 트레이닝을

➡ 이제 슬슬 배변 훈련도 시작해야겠지요. 기저귀를 떼기 위한 준비로써 방광이 소변으로 가득 차면 뇌에 그 신호를 보내는 메커니즘이 확립되었는지가 중요합니다. 이것은 개인차가 있으므로 우선은 이미지 훈련부터 시작합니다.

변기 물을 내리는 것을 보여 주거나 화장실 휴지도 돌돌 말아 보게 하고, 변기에도 앉히는 등 화장실에서 하는 일련의 동작들을 체험시켜 주고, 머릿속에 '화장실은 이런 거구나' 하는 이미지를 만들어 주세요. 그리고 기저귀가 젖기 전에 "화장실에서 뭐 볼까?" 하고 화장실에 데려가세요. 단 아이가 실패해도 야단을 치거나 짜증을 내는 것은 금물입니다. 아직은 화장실에 익숙해지는 것이 우선입니다.

생후 19개월~21개월 아기의 성장 발달 Q&A

Q **걸음마가 늦어지면 이후 발달에도 영향이?**

처음 걷기 시작한 것이 한 살 4개월 때였습니다. 월령 평균에 비해서도 큰아이와 비교해도 운동 능력이 많이 둔한 것 같아요. 이후 발달에도 영향이 있을까요?

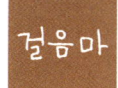
걸음마

아이들은 모두 서로 다른 발달 속도로 성장합니다

큰아이와 비교해서 늦다고 걱정하시는군요. 아이의 성장은 교과서대로 이루어지는 것이 아닙니다. 생후 10개월에 걸음마를 시작하는 아이가 있으면 한 살 반을 넘어서부터 걷기 시작하는 아이도 있지요. 한 살 4개월에 걷기 시작했다고 꼭 늦은 것은 아닙니다. 모든 아이들은 서로 다른 속도로 성장합니다.

아직 끝이 보이지 않는 자녀 양육 과정에서 무심코 '혹시 남들보다 떨어지는 것 아닐까?', '왜 이렇게 늦지, 괜찮을까?' 같은 생각을 하기 쉽습니다. 그 마음은 이해 못할 것이 아니지만, 그런 '부정적인 육아'는 그만두세요. '이렇게 많이 컸네', '할 수 있는 게 또 하나 늘었어' 하고 '긍정적인 생각'을 가져야 합니다.

말

Q 그림책을 읽어 주어도 관심을 보이지 않아요

아이에게 그림책을 읽어 주어도 전혀 관심을 보이지 않습니다. 말을 이해하거나 사물의 이름을 익히는 것이 늦어지지 않을까 걱정이 됩니다.

말을 이해하는 데는 영향이 없습니다

그림책을 좋아하는 아이가 있으면 관심을 갖지 않는 아이도 있게 마련입니다. 그림책에 관심이 없는 것이 말의 이해나 사물의 이름을 익히는 것에 영향을 끼치지 않습니다.

또 자동차나 벌레 등 아이가 좋아하는 것이 그려진 그림책을 보면 갑자기 관심을 갖기도 합니다. 아이가 좋아하는 그림책을 찾아볼 수 있도록 재미있고 예쁜 그림책을 몇 권 마련해두면 어떨까요.

미각

Q 지금 월령 아이의 미각은 어른과 같은 수준인가요?

레몬이나 매실초를 입에 대면 "시어"라고 하는데, 이 월령이 되면 미각이 어른과 거의 비슷하게 발달하나요?

미각은 경험을 쌓아가며 완성됩니다

아이의 오감은 시각을 제외하고는 비교적 이른 시기부터 발달합니다. 막 태어난 신생아는 냄새를 맡아 엄마의 젖을 찾아가고, 자기를 부르는 소리에도 비교적 일찍 반응을 시작합니다. 양수 속에서부터 이미 맛을 느낀다는 연구 결과도 있습니다.

오감은 태어났을 때부터 완성된 것이 아닙니다. 자라는 환경 속에서 '경험'을 쌓고 조금씩 완성되는 것입니다. 즉 태어난 다음부터 쌓는 경험이 무척 중요하다는 뜻입니다.

그러므로 오감이 모두 완성되기 전까지는 되도록 자극이 적은 것이 좋겠지요. 갑자기 커다란 자극을 받으면 그보다 작은 자극에는 둔감해집니다.

그중에서도 미각은 다양한 자극에 노출되어 있지요. 아이가 일찍부터 인공적인 맛에 길들여지지 않도록 유념해 주세요.

Q 심하게 기침을 할 때가 있는데 잘 가라앉지 않아 걱정이에요

건강한 아이인데, 알레르기 체질이라서 그런지 가끔 기침을 심하게 할 때가 있습니다. 감기에 걸려도 기침이 심하고 잘 가라앉지 않습니다.

기침

기관지 염증이 원인, 반드시 천식으로 악화되지는 않습니다

감기에 걸렸을 때 천식과 비슷한 증상이 나타나는 것은 기관지가 염증을 일으켜 좁아졌기 때문입니다. 목에서 쌕쌕거리는 천명이 들리는 것이 바로 '천식성 기관지염'의 특징입니다. 단 천식성 기관지염이 꼭 '기관지 천식'으로 발전하는 것은 아닙니다.

기관지 천식은 갑자기 발작이 일어납니다. 감기와는 상관없이 천식 발작이 일어나기도 한다면, 소아과를 찾아 정확한 진단을 받아보는 것이 좋습니다. 그러나 목에서 쌕쌕거리는 소리가 단지 감기에 동반되는 증상 같다면, 현 단계에서는 크게 걱정할 필요가 없습니다.

Q 감기 예방을 위해 가글을 시키고 싶어요

외출했다 돌아오면 가글을 시키고 싶은데, 아직 그 의미나 방법을 이해하지 못하는 것 같아요. 감기 예방을 위해서 가글을 시킬 좋은 방법이 없을까요? 가글은 언제쯤부터 잘할 수 있을까요?

감기 예방

가글은 물론, '부글부글' 수준의 물 양치도 이 월령에는 아직 무리입니다. 세 살쯤 되면 겨우 목젖을 떨면서 물 양치를 할 수 있게 되지만, 그 월령에서도 아마 양칫물의 반은 삼키는 수준일 겁니다.

그러니 지금은 외출했다 돌아오면 바로 손을 씻기고, 사람이 너무 많은 곳에는 되도록 가지 않는 것이 좋습니다. 또 실내 환기와 난방, 가습을 적절히 조절하고, 밤에 잘 때 춥지 않도록 걷어찬 이불을 부지런히 다시 덮어 주거나 배를 감싸주는 등 그 외의 예방법을 실천하는 것이 좋습니다.

그리고 가장 좋은 예방책은 엄마 아빠가 밖에서 감기의 원인을 가지고 들어오지 않는 것입니다. 집에 돌아오면 가글과 손 씻기를 철저히 해서 가족 모두가 감기 예방에 힘쓰세요.

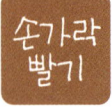

자기 전 손가락 빨기, 치아에 끼칠 영향이 걱정돼요

Q 손가락을 빨다가 엄지손가락에 굳은살이 생겼습니다. 얼마 전 치과 검진에서는 계속 손가락 빠는 버릇을 고치지 못하면 부정교합이 된다고 주의도 들었습니다. 낮에 손가락을 빠는 버릇을 많이 고쳤는데, 밤에는 여전히 손가락을 빨지 않으면 잠을 못 자요.

손가락 빨기는 아이가 잠들기 위해 필요한 의식과 같은 것입니다. '안심감'을 느끼기 위해 무의식적으로 하는 행동이므로 억지로 그만두게 하기란 쉽지 않습니다.

그렇다고 손가락 빨기가 영원히 계속되는 것도 아닙니다. 낮 동안 노는 데 열중하며 손가락을 빨지 않고, 이제 밤에만 손가락을 빤다면 이것도 아직은 괜찮지 않을까요?

아직 손가락 빨기와 부정교합의 인과관계는 확실히 증명되지 않았습니다. 그러니 아직은 아이에게 손가락 빨기가 '필요한 것'이라고 여기고 너그럽게 지켜봐 주세요.

Q 일부러 장난을 걸어오는데, 함께 놀자는 걸까요?

요즘 장난을 자주 치는데, 야단을 쳐도 웃으면서 더 장난을 칠 뿐입니다. 엄마가 장단을 맞춰 주기를 바라면서 일부러 장난을 걸어오는 걸까요? 어떻게 대응해야 할까요?

장난 치기

장난을 치는 것은 자기의 표현

엄마와 시간을 보내다가 장난을 치는 것은 자기를 표현하고 있는 것입니다. '자립으로 향하는 걸음'이라고 할 수 있겠지요.

그것을 지탱해 주는 것은 안심감입니다. 아이에게 엄마는 안심하고 대할 수 있는 존재이기 때문에 즐겁게 장난을 치는(자유롭게 자기를 표현하는) 것이 가능한 것입니다. 하지만 하면 안 될 장난들도 있으니 적절히 강약을 조절해 줄 필요가 있겠지요.

평소에도 자주 함께 하는 놀이를 통해 아이의 안심감을 충족시켜 주세요. 그러면 장난 도중에 엄마가 "그건 하지 마", "그만 하렴" 같은 설명이 아이의 마음에 쏙 들어가게 됩니다.

Q 밖에서 놀다 보면 집에 들어가기 싫어해요

밖에서 노는 걸 굉장히 좋아해서 매일 오전과 오후에 데리고 나와 놀게 하는데, 한번 나오면 어지간해서는 집에 들어가기 싫어합니다. 밖에서 몇 시간이나 놀게 해야 적당할까요?

밖에서 놀기

미리 말해서 놀이를 잘 마무리하도록

아이를 맘껏 놀게 해 주는 것은 바람직한 일입니다. 단 아이가 너무 지치면 안 되니 적당한 선에서 마무리를 할 수 있게 도와주세요.

집에 가는 것을 '예고' 하는 것도 좋은 방법입니다. "슬슬 배가 고프네", "오늘은 뭐 먹을까?" 처럼 슬쩍 집에 갈 분위기를 풍기면서 "그래도 아직 10분 더 놀 수 있어" 하고 미리 말해 주세요. "10분 있다 집에 간다"와 차이가 크죠? 이런 말투의 차이가 아이들이 놀이에 미련을 남기지 않게 하는 방법입니다.

집에서 무언가가 아이를 기다리도록 준비해두는 것도 좋은 방법입니다. 외출할 때 아이가 좋아하는 인형이나 장난감을 현관 앞에 두고 "곰돌아, 놀고 올 테니까 기다려" 하고 인사를 건네세요. 밖에서 놀이를 마무리할 때도 "곰돌이 지금 뭐할까?" 하고 '기다리는 사람' 이 있다는 것을 환기시켜 주면 "이제 집에 갈래" 하고 아이가 따라나설 거예요.

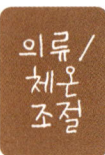

Q 양말을 싫어해서 몸이 차가워지지 않을까 걱정입니다

양말 신는 것을 싫어해서 신겨 놓으면 금세 벗습니다. 추운 계절에 몸이 차가워지지 않을까 걱정이에요.

튼튼하고 활발하다는 증거, 보온은 다른 방법으로

요즘은 난방시설이 잘 갖추어져 있으니 실내에서 양말을 신지 않아도 별 문제는 없습니다. 아이들은 움직이기에 쉽고, 감촉도 더 좋은 맨발을 선호합니다. 아무래도 신경이 쓰인다면 발목까지 오는 바지를 입히거나 바닥에 전기장판을 깔아 바닥이 차가워지지 않도록 하는 것도 좋습니다.

어른이 추위를 느낄 때도 아이의 감각은 어른과 조금 다릅니다. 잠시 놀고 있는 아이를 관찰해 보세요. 여기저기 뛰어다니고 팔짝대며 뛰어오르고, 몸을 한껏 쓰며 놀지요? 당연히 체온이 올라갑니다.

그 열을 발산하는 것이 손바닥이나 발바닥인데, 발바닥을 덮는 양말을 아이가 답답하게 느낄 만하지요. 양말을 신지 않는 것은 튼튼하고 건강하다는 증거입니다.

Q 엄마를 돕고 싶어 할 때는 어디까지 돕게 하는 것이 좋을까?

엄마 아빠 돕기

엄마가 하는 일들을 이거저거 돕고 싶어 하는데, 어디까지 돕게 하는 것이 좋을지 가끔 고민이 됩니다. 도울 거리를 주지 않으면 울음을 터트려요.

하고 싶어 하는 마음을 이해하고 도전시켜 주세요

'돕기' 라고 하면 어른들은 '상대에게 도움되는 일' 이라는 이미지를 떠올리지만, 아이들에게 돕기는 동경하는 엄마나 아빠를 흉내 내고 싶은 것에 지나지 않습니다. 이런 이미지의 차이를 우선 알아두세요.

그리고 그런 아이의 마음을 이해해서 엄마 아빠에게 '별 도움이 안 되는 일' 이나 '오히려 방해가 되는 일' 에도 도전시켜 주세요. 도전과 실패라는 경험을 통해 아이는 여러 가지 것들을 배우고 익힙니다.

위험한 것은 금지시켜야겠지만, 그냥 "안돼"라고 하지 말고 이유를 설명해 주는 것이 중요해요. "더 크면 도와주렴" 등 기대를 하게 만드는 말을 덧붙이는 것도 좋겠지요.

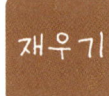
재우기

Q 이불 속에 들어가도 좀처럼 잠이 들지 않아요

식후에 잠이 오면 자겠다고 이불 속에 들어가 눕는데, 금세 일어나서 다시 놀기 시작합니다. 조금 놀고는 또 하품을 하다가 다시 일어나 놀기를 30분 이상 반복하면서 좀처럼 잠이 들지 않아요.

잠이 들기 전 짧은 시간 동안은 함께 놀아 주세요

이불을 덮고 자리에 누워도 잠이 들기 전까지 30분에서 한 시간 정도 노는 일은 이 월령 아이들에게는 흔한 일입니다. 그러니 잠이 들기 전 30분에서 한 시간 동안은 아이의 놀이에 함께 참여해 보세요. 이제 더 자라면 활동량이 늘고 체력 소모가 많아져 피곤을 느끼면 거의 곧바로 잠이 들게 됩니다.

아이가 잘 잠들 수 있게 하려면, 생활 속에서 피곤할 때 눕고, 누워서 몸에 힘을 빼면 기분이 좋다는 것을 가르쳐 주는 것이 중요합니다. 놀고 난 뒤에 함께 뒹굴 거리며 "피곤하지, 누워 봐. 누우면 편해", "몸에서 긴장을 풀고 힘을 빼면 기분이 좋단다" 같은 말을 걸며 피곤함과 몸에서 힘을 뺀 감각을 알려 주세요.

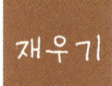
재우기

Q 낮잠을 재우려 해도 싫다고 반항해요

오전에 공원 등에서 실컷 놀게 한 뒤에는 휴식이 필요할 것 같아 꼭 낮잠을 재웁니다. 그런데 요즘 유독 "낮잠 자기 싫어!"라며 보채기 시작해요.

잠을 자지 않아도 휴식 시간을 갖게 하세요

이 월령 아이들은 벌써 밤에 푹 자는 법을 익혔습니다. 아이들은 아침에 일어나자마자 활동을 시작합니다. 실컷 놀고도 부족해서 계속 더 놀고만 싶고, 호기심을 자극하는 것이 있으면 조금 졸려도 "더!" 보고 느끼고 싶어 합니다.

하지만 아직은 종일 놀 수 있는 체력이 아닙니다. 아이 스스로도 더 놀고 싶은 마음을 몸이 따라 주지 않는다는 것을 느끼고 있어요. 그러니 어른이 먼저 나서서 '휴식 시간'을 마련해 주세요.

방을 조금 어둑하게 만들어 아이와 함께 뒹굴며 휴식을 취하세요. 낮잠을 자지 않아도 조용히 몸을 쉬게 하는 시간이 있다면 충분합니다.

Q 잘 때나 식사를 할 때 아직 젖이 계속 필요해요

단유를 하지 않아 아직도 밤에 자다 깨서 젖을 찾는 일이 있습니다. 잠들기 전후 등에 시간이 남으면 금세 젖을 찾고, 젖을 먼저 먹지 않으면 밥도 먹지 않아요. 아이가 필요 없다고 할 때까지 젖을 계속 줄 생각도 없지만, 그럴 체력도 없습니다.

단유를 할 준비가 되었네요. 과감히 시도해 보세요

스스로 먹는 것이 즐거워지고 엄마 젖보다 더 맛있는 것도 있다는 것을 알아가는 시기입니다. 행동도 엄마에게 조금 떨어져서 스스로 알아가는 것을 좋아하게 됩니다. 엄마에게 안겨 젖을 먹을 때의 일체감이 가장 중요한 단계에서 한발 더 나아가 성장할 단계를 밟는 시기라고 해도 좋겠지요.

그러므로 아이는 이미 단유할 '준비'가 되었다고 볼 수 있습니다. 엄마도 슬슬 단유를 생각하고 있었다면 과감히 시도해 보세요. 젖을 찾으며 울어도 끄떡하지 않겠다는 각오로 대처하면, 생각보다 수월하게 단유할 수 있습니다. 엄마가 결단을 내려 주기만을 기다리는 아이도 적지 않습니다.

또 아이가 울다 그치면 "맘껏 우니까 개운하지?" 하고 토닥여 주세요. 한두 번 실패해도 끊기 있게 타이밍을 노려 다시 시도하세요.

식사 자립

Q 항상 엄마가 먹여 줘야 해요

비교적 골고루 잘 먹는 아이인데 스스로 먹으려고 하지 않고 항상 "엄마" 하고 엄마가 먹여 주기를 바랍니다. 아이가 배고파 할 때는 어쩔 수 없이 입에 떠먹여 주곤 해요.

아이에게 맡겨 보세요

부모에게 응석을 부리는 것은 나쁜 것이 아닙니다. 응석을 통해 아이는 사랑받고 있다는 것을 실감하고, 그것을 통해 자립심을 기르게 됩니다. "엄마~" 하며 응석을 부리는 것이 식사 때만 국한된 것이라면, 응석을 부리면 엄마가 금세 먹여 준다는 것을 알기 때문에 더욱 응석을 부리는 것일 수도 있습니다. 사랑스러운 '지능범'인 셈이지요. 그러나 생활 전반에서 지나치게 의존적인 모습을 보인다면, 아이가 스스로 하게끔 슬쩍 상황을 연출해 보세요.

예를 들어 한 접시에 여러 가지 요리를 담아 주지 말고, 요리들을 서로 다른 큰 그릇에 담아 "자, 먹고 싶은 것부터 먹어 볼까? 엄마는 이 데친 야채부터 먹어야지"와 같은 말을 걸면, 아이는 "그럼 난 이거" 하며 자립심을 보이게 됩니다.

유합치

Q 앞니가 유합치입니다. 충치가 걱정돼요

한 살 반 검진에서 '왼쪽에 있는 앞니 두 개가 붙어서 나고 있다'라는 말을 들었습니다. 영구치는 똑바로 자란다고 하지만, 유치 단계에서 충치가 생기지 않을까 걱정이 됩니다.

영구치가 새로 나는 시기에 치과 상담을

붙어서 자라나는 치아를 '유합치'라고 합니다. 유합치는 치아가 자라날 때 잘 분리되지 못하고 붙어서 나는 것으로, 위 질문의 경우처럼 유치일 때 앞니에 많이 발생합니다. 영구치가 새로 자라날 때는 대부분 유합치가 나지 않습니다. 하지만 유합치는 영구치가 자라기 위해 유치가 빠질 시기에 다소 늦게 빠지는 경향이 있습니다. 그러니 유치가 빠질 시기가 가까워지면 치과에 가서 전문의와 상담하는 것이 좋겠습니다.

또 유합치의 경우 유합 형태에 따라서 달라지겠지만, 기본적으로 치아가 울퉁불퉁한 만큼 충치가 생길 가능성도 높아집니다. 이 시기 아이들은 양치를 좋아하지 않으니 치아 관리에 특히 더 주의해 주세요. 단 음식은 피하고 식사 후에는 물이나 보리차 등을 먹이는 등 충치 예방책을 강구하면서 적어도 하루에 한 번 이상 어른 손으로 아이의 치아를 닦아 주세요.

Q 치열이 좋지 않은데 영구치에도 영향이 있을까요?

치열이 조금 안 좋은 편이어서 걱정이 됩니다. 손가락은 빨지 않고요. 지금 치열이 나중에 영구치가 날 때도 영향을 끼칠까요?

치열

턱의 발달을 위해서 단단한 것을 자주 씹는 습관을

젖니는 언젠가 영구치로 바뀝니다. 왜 그런 단계를 거쳐야만 하는지는 수수께끼지만, 유치가 먼저 자라 영구치가 들어설 자리를 확보하고, 그 토대를 기반으로 턱의 크기에 맞추어 영구치가 자라납니다. 즉 현재 유치의 치열이 그대로 영구치의 치열로 이어지는 것은 아니고, 턱의 크기가 치열을 결정하는 큰 요소가 됩니다.

영구치가 자라기 시작하는 것은 빠를 경우 4~5살부터이고, 초등학교에 입학하면 대부분의 아이들에게 영구치가 자랍니다. 중요한 것은 이때까지 미리 턱을 단련시켜두는 것입니다.

요즘 턱이 작은 아이들이 늘고 있습니다. 부드러운 것만 먹는 식습관이 작은 턱을 부르므로, 턱의 발달을 위해서는 씹는 맛이 있는 단단한 음식을 여러 번 '씹는' 습관이 중요합니다. 치열은 식습관과 관계가 있다는 사실도 한번쯤 생각해 볼 필요가 있겠지요.

치과 검진도 시작되었을 월령이므로 검진 때 여러 가지 상담을 해 보세요.

배변 훈련

Q 아기 변기에 앉지만, 대변은 기저귀에 봅니다

변이 나오면 엄마에게 와서 알려 주게 되었습니다. 아기 변기에 앉히면 순순히 앉는데, 금세 일어나 "기저귀 할래" 하고 스스로 기저귀를 입으러 갑니다. 기저귀를 입으면 금세 "응가 했어" 하고 알려 주네요. 아기 변기에 앉아 그대로 변을 보게 하려면 어떻게 해야 할까요?

커다란 발전으로 여기세요. 긴장감을 주면 안돼요

대변은 변의를 느낀 순간부터 실제로 나올 때까지 어느 정도 시간차가 있으며, 아이도 대변이 나오는 느낌을 압니다. 어느 날부터 아이가 "응가 했어"라고 엄마에게 알려 주면, 엄마는 아기 변기를 쓸 날도 멀지 않았구나 하는 기대를 갖지요.

하지만 그때부터 자신의 의지로 대변을 눌 수 있게 되기까지는 좀 더 시간이 걸립니다. 응가한 것을 알려 주는 것만으로도 커다란 발전이니, 배변 훈련을 진행시킬 계획을 세우기보다는 먼저 아이에게 "알려 줘서 고마워"라고 말해 주세요.

어서 아기 변기에서 변을 누었으면 하는 마음에, 억지로 아기 변기에 앉혀 부담을 주는 것도 금물입니다. 그런 부담을 느끼면 아이는 변기에 앉아 있을 때 긴장을 풀지 못해 변의가 있어도 자연스럽게 눌 수 없게 됩니다. 아이가 스스로 아기 변기에 앉아 변을 볼 수 있을 때까지 느긋하게 기다려 주세요.

Q 마음껏 놀게 하고 싶지만 걸핏하면 "안돼"가 나와요

아이 마음대로 놀게 하고 싶은데, 그래도 되도록이면 아이가 위험하지 않게 하려니 툭하면 "안돼" 하고 아이를 울립니다. 야단을 칠 때 주의해야 할 점이 있다면요?

야단치는 법

"안돼"가 아닌 구체적인 표현으로 설명해 주세요

아이가 마음껏 놀 수 있는 환경, 장소를 만들어 주는 것이 중요합니다. 위험한 것은 아이 손이 닿지 않는 곳에 두어 위험도를 줄여 주세요.

그리고 "안돼"라는 말은 되도록 쓰지 않도록 합니다. 대신 아이가 알아듣기 쉬운 구체적인 표현으로 상황을 설명해 주세요. 끝이 뾰족한 물건을 손에 쥐고 있다면, "이렇게 뾰족하잖아, 여기에 찔리면 큰일나" 같은 말로 설명해 주거나, 어른이 실제로 뾰족한 끝에 손을 대고 "아야! 너무 아파" 하고 위험하다는 증거를 아이에게 보여 주는 것이 좋겠지요.

마음껏 놀게 하면서도 위험에 대해서는 의연하게 "~(이유 설명)하니까 가지고 놀 수 없단다" 하고 잘라 말하세요.

CHAPTER 4
생후 22개월~24개월 아기의 성장 발달

블록을 쌓아올리거나 글씨를 날려 쓰는 등
손이 발달하니 놀이의 세계도 넓어져요.

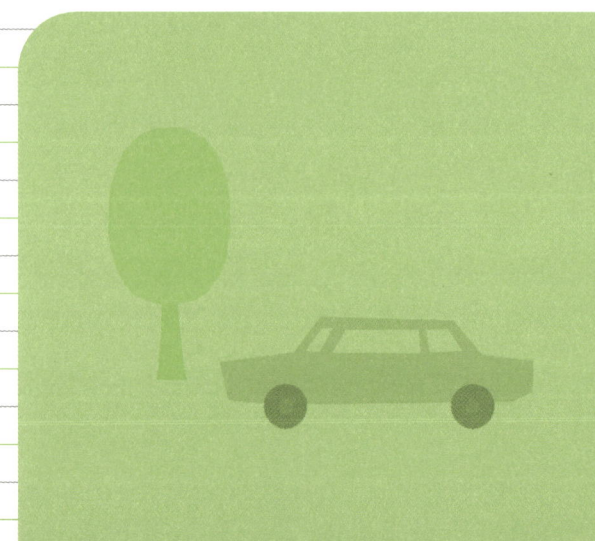

손과 손가락의 기능이 거의 완성됩니다

➜ 밥을 먹을 때 숟가락을 잘 쓰고, 크레파스로 갈겨쓰기를 하는 등 무디던 손끝도 능숙히 쓸 수 있게 됩니다. 힘 조절도 할 수 있게 되어 블록이 무너지지 않게 쌓아올리기도 할 수 있습니다.

또 팔 전체에 힘이 붙기 시작해 무거운 것을 들 수 있고, 철봉에 매달려 자기 체중을 지탱할 수도 있게 됩니다.

즉 생활에 필요한 일을 거의 할 수 있을 만큼 발달된 셈입니다.

대화 비슷한 것을 조금씩 할 수 있습니다

➜ 말할 수 있는 단어의 수가 조금씩 또 꾸준히 늘어나는 시기입니다. 대화 비슷한 것도 할 수 있게 됩니다.

만약 아직 말을 많이 하지 않더라도 자기 이름을 부르면 알아듣고, "저거 가져다 줘"라는 말을 듣고 가져올 정도라면 말을 이해한다는 뜻이니 아무런 문제가 없습니다.

따라 하기 좋아하는 시기를 이용해 양치 습관을 길러 주세요

➜ 이 시기의 아이는 엄마 아빠 흉내 내기를 좋아합니다. 그 점을 이용해 아이에게 필요한 생활 습관을 길러 주도록 합니다.

가장 대표적인 것이 '양치 습관 기르기' 입니다. 엄마 아빠가 즐겁게 이를 닦는 모습과 양치를 마친 뒤 기분 좋게 "아이 상쾌해라" 하고 말하는 모습을 본다면, 아마 아이도 곧 "나도 할래!" 하면서 따라 하려 들 것입니다.

엄마나 아빠가 직접 이를 닦아 주는 것은 싫어할 테니, 유아 전용 칫솔을 주어 아이가 스스로 닦게 합니다. 다 닦고 나면 엄마나 아빠가 아이가 싫어하지 않을 정도로 살짝만 마무리를 해 주세요.

쉬한 감각을 알 수 있게 됩니다

→ 아이가 소변을 완전히 조절할 수 있으려면 시간이 조금 더 걸립니다. 쉬를 하면 가만히 있지 못하거나 순간 움직임이 멈추거나 커튼 뒤로 가서 숨는 등 쉬한 것을 엄마가 잘 알아챌 수 있게 행동하는 아이들도 있습니다. 이렇게 아이가 쉬한 감각을 알 수 있게 되면, 화장실로 데려가 배변 훈련을 시작해 보세요. 단 아직 변기를 쓰지 못하는 것이 더 당연한 일이니 배변 훈련을 억지로 시키거나 조바심을 내는 모습을 보이는 것은 금물입니다.

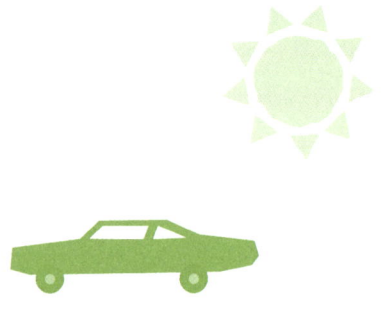

Q **키와 몸무게가 잘 늘지 않아요. 원래 작은 체형인 걸까요?**

가끔 밥을 잘 안 먹기도 하지만, 매일 목표 식사량은 채우고 있습니다. 그런데 키와 몸무게가 별로 늘지 않아 이 또래 평균치보다 몸집이 작은 편입니다. 원래 체형이 작은 아이인 걸까요? 건강하고 감기도 잘 걸리지 않는 편인데요.

아이의 체형

 커서도 지금처럼 작으라는 법은 없습니다. 세끼를 잘 챙겨 먹게 해 주세요

이 월령에서 작은 몸집이 커서도 남들보다 작은 체형일 것이라고 단정 지어 말할 수는 없습니다. 이 아이는 아마 많이 먹어도 먹은 것 이상으로 운동하고 소화하고 있는 것이 아닐까 싶네요. 목표 식사량을 매일 다 채워 먹는다면, 당장은 키와 몸무게가 크게 늘지 않아도 정상입니다.

이 월령 아이들이 다소 변덕스러운 식사 습관을 가지는 것도 그리 드문 일은 아닙니다. 배가 고프지 않으면, 굳이 식사시간에 밥을 먹지 않기도 하지요. 다만 아이가 밥을 적게 먹는다고 영양을 보충시킬 겸 간식으로 단 음식을 주면 점점 더 식사량이 줄어들게 되니 주의하세

요. 아이에게 세끼 식사를 꼬박 챙겨 먹는 습관을 길러 줄 수 있도록 유의하세요.

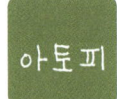

아토피

Q **아토피 피부염은 세 살이 넘으면 나아지나요?**
생후 4개월부터 아토피 피부염을 앓고 있습니다. 세 살쯤에는 좋아질 거라고 하던데 정말 나아질까요?

피부가 성숙해질 때까지 조금 더 기다리세요
아이가 생후 4개월 때 아토피 피부염이라는 진단을 받았다고 하셨는데, 사실 이렇게 어린 월령에 발생한 피부염이 정확히 아토피에 의한 것인지를 확인하는 것은 쉬운 일이 아닙니다. 현재 아이의 피부 상태가 어떤지를 실제로 보지 않으면 정확히 알 수 없지만, 일반적으로 피부가 성숙해지는 세 살 무렵에는 피부염이 개선될 가능성이 있습니다.

원래 아기의 피부는 얇은 편이어서 뽀송뽀송하고 매끄럽기보다는 건조한 피부가 되기 쉽습니다. 피부를 보호하는 피지를 분비하는 피지선의 성숙도 이제부터 시작되므로, 아직 건조한 피부를 긁어 염증이 나는 경우는 흔합니다. 일단 염증이 일어나면 나을 때까지 시간이 걸리고, 소아과에서는 그런 과정을 아토피로 착각해 진단을 잘못 내리는 경우도 종종 있습니다.

아이는 아직 성숙 과정에 있습니다. 멀리 내다보고 상태를 지켜봐 주세요.

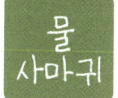

❓ 물사마귀 치료에 효과적인 방법은?

아이에게 물사마귀가 생겨 소아과에서 물사마귀를 짜는 치료를 받았습니다. 그런데 그 부위에 다시 물사마귀가 생겨서 피부과를 찾았더니 무작정 짜면 사마귀가 번질 수 있다고 해서 약을 발라 치료하기로 했습니다. 그런데 약을 바르는 것만으로는 잘 낫지 않아요. 물사마귀를 짜는 것과 약을 바르는 것, 어떤 치료법이 더 효과적인가요?

물 사마귀

😊 항체가 생기면 자연 치유됩니다

물사마귀(전염성 연속종, Molluscum contagiosum)는 바이러스에 감염되어 발생하는 피부 질환입니다. 피부와 피부가 맞닿거나 함께 쓰는 수건 등을 통해 전염됩니다.

바이러스에 대한 항체가 생기면 대부분이 자연히 완치되지만, 항체가 생길 때까지는 다소 시간이 걸립니다. 개인적으로 반년 정도 계속 물사마귀가 재발하는 경우도 본 적이 있습니다.

물사마귀를 직접 핀셋으로 짜는 것이 일반적인 치료법이지만, 통증이 있고 흉터가 생길 가능성도 있으므로 요즘에는 항체가 생기기를 기다리는 방법도 사용됩니다.

어쨌든 물사마귀는 집에서 짜지 말고 가족들과 수건도 따로 쓰는 등 일상적으로 할 수 있는 예방법을 먼저 실행해 보세요.

❓ 발진 때문에 가려워 잠을 못 자기도 해요

손에 발진이 생겨서 계속 가려워하며 잠을 잘 못잡니다. 소아과에서는 졸리면 체온이 높아져 가려워지는 것이니 약은 필요가 없다고 하는데 아이가 너무 힘들어 보여요. 얼마 전 은행 열매를 만

발진

졌는데, 그래서 발진이 생긴 것일까요?

항히스타민제로 치료, 피부를 식혀 주는 것도 효과적

가려움에 의한 불쾌감은 고통스럽지요. 가려움 때문에 잘 못 자는 것도 무리는 아닙니다. 확실히 체온이 높아지면 피부가 가렵고, 졸리면 체온이 높아지므로 그것이 잘 때 가려움이 특히 심한 원인일 수 있습니다. 지적하신 것처럼 은행 열매를 만지고 발진이 생기기도 하며, 그 경우는 항히스타민제로 치료를 해야 합니다.

또 발진이 난 부분을 차갑게 식혀 주면 가려움이 멎기도 하므로 그 부위를 식혀 주세요.

옛날에는 옻나무 등 발진의 원인이 되는 것들이 생활 주변에 많이 있었지만, 요즘은 옛날만큼 주변에 발진의 원인이 되는 것들이 많지 않습니다.

다만 요즘은 모래밭의 모래를 만지고 발진이 생기는 경우도 간혹 발생합니다. 모래를 소독했던 소독제에 옮아 발진이 생기는 것이지요.

코칭 소

Q **콧물 닦아내는 걸 싫어해요**
환절기 때마다 콧물이 많이 나는데 엄마가 닦아 주는 걸 싫어합니다. 어떻게 하죠?

콧물의 원인을 제거하려면 소아과를 찾아 주세요

콧물은 콧속 점막에 어떤 자극이 가해지면 나는 것으로, 주로 감기 바이러스나 먼지 또는 기온 저하가 자극의 원인입니다. 공기가 직접 드나드는 코는 이러한 자극에 가장 먼저 반응하기 때문에 다른 부위에 비해 증세가 길어지는 경향이 있습니다. 또 무리하게 코를 풀다 보면 그것이 또 새로운 자극이 되기도 합니다.

콧물이 많이 나온다면, 콧물의 원인이 되는 자극을 우선 제거해야 합니다. 증상이 나타나면 신속히 소아과를 찾아 진찰을 받아 보세요.

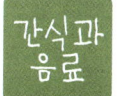
간식과 음료

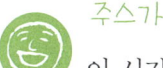 **하루에도 몇 번씩 주스를 마시려고 해요**

아이가 사과 주스를 너무 좋아해서 하루에도 몇 번씩 "주쮸" 하고 찾습니다. 주지 않으면 바닥에 쓰러져 울고 불며 떼를 써대는 통에 안 줄 수가 없습니다.

주스가 없는 상황을 만들어 보세요

이 시기 아이들은 미각이 발달하기 시작해서 자기가 좋아하는 맛이 생기게 됩니다. 한번 사과 주스를 먹고 맛있다고 느끼면 끝없이 원하게 되는 것도 자연스러운 현상입니다.

하지만 그렇다고 아이가 원할 때마다 원하는 것만 주면 맛의 다양성을 학습할 기회가 적어지고, 섭취하는 영양의 균형에도 문제가 생기게 되겠지요.

통상적으로 시판되는 주스는 당분 함량이 높고 칼로리 역시 높습니다. 과즙을 30퍼센트 넣은 주스에는 주스 100밀리리터 당 10.4그램의 당분이 함유되어 있다고 합니다.

당분이 많은 음료는 갈증 해소에도 별 효과가 없고 너무 많이 마시면 식사에도 지장을 주게 됩니다.

아이의 "주쮸" 공세를 이겨내려면 가끔 '의식적'으로 주스를 사는 것을 잊어 보면 어떨까요? "어머, 어떡하지? 오늘은 주쮸를 못 사왔네" 하고요. 아무리 좋아하는 것이라도 당장 없으면 포기할 수밖에 없겠지요.

Q **마음대로 되지 않으면 아무데서나 큰 소리로 울어요**

자기 마음대로 되지 않는 것이 있으면 어디서나 상관없이 몸을 뒤로 젖히고 큰 소리로 울어댑니다. 아이가 좀 더 말을 잘 들었으면 좋겠어요.

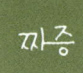 아이의 심정을 알아듣기 쉬운 말로

자아가 발달하기 시작하며 "싫어", "안돼", "내가 (할래)"가 한창 극성일 시기입니다. 이 시기는 마음이나 정서를 표현하는 것이 아주 중요한데, 몸을 뒤로 젖혀 큰 소리로 우는 것도 그런 표현 중 하나입니다. 그런 행동을 억지로 막으면 아이가 표현할 기회를 빼앗는 것과 마찬가지입니다.

가장 좋은 대응법은 아이의 마음을 이해하기 쉬운 말로 바꾸어 아이에게 되돌려 주는 것입니다. "~못해서 화가 났구나", "~하고 싶었는데 슬펐구나" 같이 아이에게 말로 들려 주세요.

그리고 공감을 표시하며, 동시에 마음대로 하면 안 되는 이유를 알아 듣기 쉽게 설명합니다. "여기서는 위험하니까 그렇게 하면 안돼", "조용히 해야 하는 곳이니까 참자" 엄마의 이런 침착한 대응으로 아이는 스스로 자기 기분을 자제하는 법을 배우게 됩니다.

Q **잘 때 소맷자락을 찾는 습관을 그만두게 하려면?**

잘 때 손가락을 빨면서 엄마의 옷소매에 손과 발을 넣습니다. 안 그러면 마음이 놓이질 않는지 한밤중에도 엄마의 소맷자락을 찾느라 몇 번씩 엄마를 깨웁니다. 이제 그만하게 하고 싶은데 좋은 방법이 있다면 알려 주세요.

잠이 들기 위해 생긴 한때의 버릇이니 아이의 시선을 살짝 돌려 보세요

손가락을 빨면서 소맷자락에 손이나 발을 넣는 것은 스스로를 안심시키기 위한 행동입니다. 소매 외에도 잠옷 바지의 고무줄 부분에 손을 넣는 아이들도 많이 있어요. 바지 고무줄 부분에 주머니를 달아 손을 넣게 하는 것도 좋은 아이디어입니다.

또는 아이가 좋아하는 인형에 셔츠를 입히고, 그 셔츠의 소매에 손을 넣게 유도하는 등 아이의 시선을 엄마 소매에서 다른 소매로 돌리면, 당분간은 엄마 소매를 '해방' 시켜 줄지도 모릅니다.

어쨌든 이것은 한때 스쳐 지나가는 버릇에 불과합니다. 좀 더 자라서 활동 범위가 넓어지고 운동량이 늘어나면, 그 피로감 덕분에 자기 전에 엄마 소매를 찾을 틈도 없이 누우면 바로 잠이 드니까요.

Q 어두운 곳에서 자는 것을 싫어해요

재우기

밤에 잠들 때 방이 어두우면 화를 내며 밝은 곳에서 자고 싶어 합니다. 밤중에 눈을 떴을 때도 어두운 것을 싫어하고 밝은 방에서 안아 주어야 잠이 듭니다. '밤=어둡다=잔다' 라는 것을 알게 해 주고 싶어요.

너무 어둡게 하지 말고 안심시켜 주세요

어두운 것을 싫어하는 것은 불안이나 공포의 경험이 어둠과 연결되었기 때문이 아닐까요. 그러니 억지로 어두운 방에서 아이를 재우면 점점 더 어두운 곳에서 잠들지 못하게 됩니다.

잠들기 전까지는 방을 밝게 해두고, 아이가 잠들었을 때 불을 꺼 주는 것이 좋습니다. 밤중에 눈을 뜬다면, 스탠드를 켜서 방을 조금 환

하게 밝히고 "괜찮아, 엄마 여기 있어"라고 말을 걸어 안심시켜 주세요. 손을 잡거나 등을 어루만져 주는 것도 좋습니다.

그러면 아이도 "어두워도 엄마가 있으니까 괜찮구나"라는 것을 이해하게 됩니다. 어두워도 안심해도 된다는 것을 알면, 얼마 안 가 불을 켤 필요가 없어지게 될 거에요.

Q 편식 습관이 있어 적게 먹는 아이, 어떻게 하면 더 먹을까요?

먹는 양이 불규칙해서 평균적으로는 밥그릇의 4분의 1 정도밖에 먹지 않을 만큼 적게 먹습니다. 단백질은 콩 제품을 제외하면 고기, 생선, 달걀에는 눈도 돌리지 않아요. 어떻게 하면 편식 습관을 없애고 먹는 양을 늘릴 수 있을까요?

편식, 소식으로 단정 짓기 전에 식탁에 앉는 습관을 길러 주세요

이 시기는 편식이나 먹는 양이 불규칙한 것이 모두 당연한 일이므로 억지로 먹이려고 들면 역효과가 발생합니다. '식사는 즐거운 것'이라고 느껴야만 자라면서 많이 먹고 또 무엇이든 잘 먹는 것으로 연결되기 때문이지요.

지금 단계에서 편식 습관과 식사량이 적다고 단정 짓지 말고, 밥을 먹든 안 먹든 매일 식사 시간에 식탁 앞에 앉아 있는 습관을 기르게 해 주세요.

또 운동량이 더 늘어나면 몸이 에너지를 필요로 하므로 자연히 식사량도 늘고 무엇이든 잘 먹게 됩니다. 당분간은 상태를 지켜보세요.

Q **한밤중 수유가 빈번합니다. 이대로 괜찮을까요?**

한밤중에 꽤 잦은 빈도로 젖을 찾습니다. 곧바로 물리는데 충치가 생기지는 않을까 걱정이 돼요. 이대로 자연스럽게 젖을 먹지 않을 때까지 기다려야 할까요?

지금이 젖을 끊을 찬스일 수도 있어요

잠이 얕아졌을 때 젖을 찾는다면, 영양적으로 젖을 필요로 하는 것이 아니라 그냥 습관이 된 것이겠지요. 이 시기에 젖을 끊을 것인지 아이가 젖을 찾지 않게 되기를 기다릴 것인지는 엄마의 선택 여부에 따라서 결정됩니다. 단 아이가 젖을 찾지 않을 때까지 기다리겠다면, 언제부터 젖을 찾지 않을지에 대한 기약이 없다는 것을 알아두세요.

아이의 충치가 염려되거나 엄마가 수면을 취할 수 없다면, 지금이 젖을 끊을 찬스일 수도 있겠습니다. 월령적으로 이 시기를 놓치면 필연적으로 아이가 젖을 찾지 않을 때까지 기다릴 수밖에 없습니다.

이제 아이에게는 엄마 젖을 빠는 것 말고도 즐거운 놀이가 잔뜩 있으니 젖을 끊는 것이 그렇게 어렵지만은 않을 겁니다.

Q **배변 상황을 알려 주면 훈련을 시작?**

요즘은 소변과 대변을 보면 엄마에게 와서 알려 줍니다. 슬슬 배변 훈련을 시작해야 할까요?

서두르지 말고 반복해서 가르쳐주세요

"(쉬나 응가 하면) 엄마한테 알려줘"라는 말에 아이가 응한다면, 이제 배변 훈련을 시작하세요. 그러나 너무 서두르면 안 됩니다.

'나온 것을 알려 주는 것'과 '나오기 전에 알려 주는 것'에는 큰 차이가 있기 때문입니다.

배변 훈련에서는 '나올 것 같아→변기에 앉아 보니→나왔다!' 하는 경과를 아이 스스로가 체감하는 것이 중요합니다. 아침에 일어나면 "화장실에 가 볼까?", 밥을 먹고 나면 "응가 해 볼까?" 등 배설할 때가 오기 전에 의식적으로 질문을 던져 화장실에 데려가기를 반복하는 것이 배변 훈련입니다.

엄마가 물어볼 때는 딱히 가고 싶지 않지만, 좀 지난 다음에 화장실에 가고 싶어질 수도 있어요. 그러니 혹시 아이가 말을 못 꺼내고 실수를 하더라도 "엄마한테 알려 줘야지, 왜 그랬어!"가 아닌 "다음에는 엄마한테 알려 줘" 하고 인내심 있게 '화장실 초대'를 반복해 주세요.

친구 관계

Q **"빌려 줄게", "빌려 줘"를 못해요**

평소에는 관심 없어 하던 자기 장난감이라도 남이 건드리면 바로 뺏으러 가서 친구를 밀기도 합니다. 다른 친구와 접하는 일이 적어서인지 "빌려 줄게", "빌려 줘"를 잘 못해요.

아이와 상대방 친구의 기분을 대변해 주세요

아직은 자기중심으로 생각하고 행동하는 시기이므로 친구 입장에서 생각하지 못하는 것이 어찌 보면 당연합니다. "빌려 줄게", "빌려 줘"가 가능해지려면, 우선 아이가 상대방의 마음을 이해하고, 장난감이 원래 누구 것인지도 알고 있어야 합니다. 그래야만 내 장난감이지만 내가 쓰고 있지 않으니까 친구가 써도 괜찮다는 마음도 갖을 수 있지요.

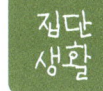

이 단계에서는 어른이 말로 아이나 상대방의 기분을 대변해 주는 것이 중요합니다. "이건 ○○이 자동차야. 근데 □□도 이거 가지고 놀고 싶대. 빌려 줄까? □□가 좋아할 텐데", "□□이 버스랑 ○○이 버스랑 서로 바꿔서 같이 경주할까?"와 같은 식으로요.

Q 혼자 노는 횟수가 많은 아이, 집단생활을 시작하는 게 좋을까요?

집단
생활

공원에서 놀게 해도 또래 아이들과 어울리지 못하고 혼자 놀아요. 그 동안도 엄마 아빠를 향해 손을 뻗치고 응석을 부리는 일이 많았는데, 일찍부터 집단생활을 시키는 편이 좋을까요?

엄마를 의지하는 시기, 의식적으로 떼어놓을 필요는 없습니다

이 시기 아이들은 같은 또래 아이들에게 관심을 보이기 시작하지만, 아직 함께 어울려 놀기는 어려워합니다. 특히 요즘처럼 형제들끼리 어울려 본 경험이 없는 외동아이들이 많은 시기에는 더더욱 낯선 친구들끼리 어울리기가 쉽지 않습니다.

손을 뻗어 응석을 부리는 것은 엄마 아빠를 의지하고 있기 때문인데, 성장 단계를 고려해도 부모에게 응석을 부리는 것은 자연스러운 일입니다. 의식적으로 엄마 아빠가 선을 그어 아이를 떼어놓고 집단생활을 시킬 필요는 없어요.

이 시기는 함께 있는 엄마 아빠에게 기대어 다양한 환경과 다양한 부모 자식과의 관계를 관찰하고 접해 보는 것이 중요합니다. 그 경험 속에서 스스로에 대한 자신감도 생기고, 조금 더 자라 자신감이 붙으면 집단 놀이에도 자연스레 합류할 수 있습니다.

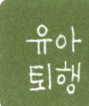유아
퇴행

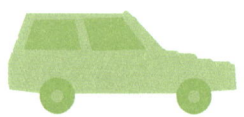

Q 엄마의 임신에 응석쟁이로 돌변. 어떻게 대하는 것이 좋을까?

아이의 동생을 임신했습니다. 그런데 아이가 요즘 들어 부쩍 응석을 부리고, 자꾸만 배를 밟거나 안기려고 합니다. 지금은 되도록 이면 달래 주려고 하지만, 동생이 태어난 후에는 어떻게 대해야 할까요?

포옹 외에도 엄마와 함께 많은 시간을

아이는 임신한 엄마가 전과는 다르다는 것을 민감하게 알아차립니다. 안아달라고 떼를 쓰는 것은 "이제 전처럼 많이 안아 주지 않는 걸까"라는 느낌이 들기 때문입니다. 이제 엄마가 먼저 아이에게 다가가 주세요. 아이가 안아달라고 조르기 전에 먼저 손을 잡아 주거나 볼을 만져 주고, 소파에서 함께 뒹굴 거리며 느긋하게 시간을 보내는 등 아이를 안아 주는 것 외에 다른 방법들을 강구하며 함께 많은 시간을 보내 주세요. 엄마와 함께 만족스러울 만큼 시간을 보내고 나면 안아달라고 보채는 횟수도 줄고, "미안, 지금은 안아 줄 수가 없어"라는 말에도 수긍하게 됩니다.

동생이 새로 태어난 뒤에는 아이를 동생의 '오빠'나 '언니'(형, 누나)라는 호칭 대신 의식적으로 아이의 이름을 부르도록 노력하세요. 동생을 돌볼 때도 아이와 대화를 나누며 돌보는 것이 좋겠지요.

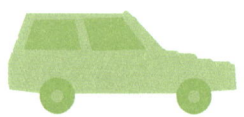

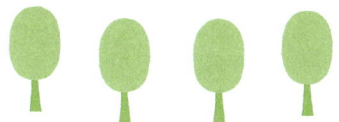

24~36 month

?

두 살에서
세 살까지의
고민 해결

PART 4

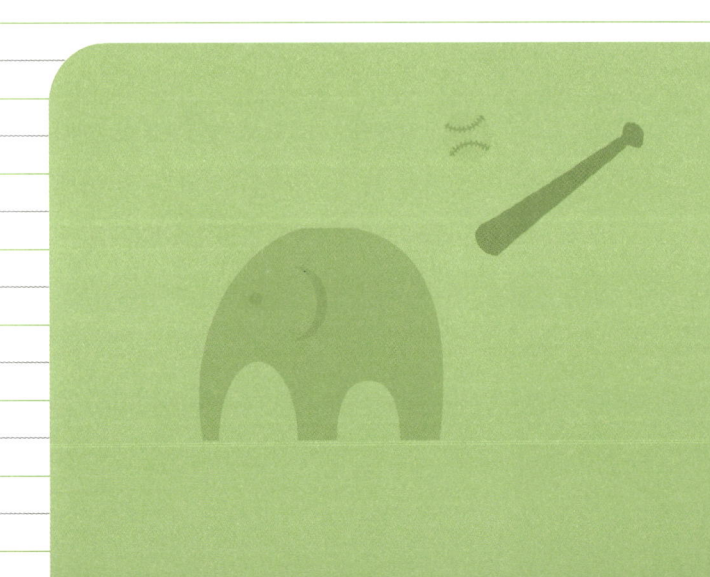

CHAPTER 1
두 살 전반대 아이의
성장 발달

자기주장을 꺾지 않아 시시때때로 엄마 아빠를 당혹스럽게 만듭니다.

두 살에서 두 살 반 사이, 유치의 개수는 열여섯 개 전후

➥ 개인차가 있지만 두 살에서 두 살 반 사이에는 대개 열여섯 개 전후의 유치가 자라 잇몸에 자리를 잡습니다. 치아 개수가 늘어나면서 자극이 강하거나 소화가 힘들어 위에 부담이 되는 음식을 제외하고는 어른들이 먹는 음식과 거의 비슷하게 먹을 수 있게 됩니다.

한 살 반부터 두 살 전반까지 아이들은 변덕이 심해 끼니마다 식사량이 달라지거나 눈에 띄게 편식을 하기도 합니다. 자기주장이 확실해지면서 싫어하는 음식은 고집을 부리며 먹지 않으려 들기도 합니다. 조리방법을 바꿔가며 꾸준히 식탁에 올려 편식하지 않는 습관을 키울 수 있도록 도와주세요.

젓가락질은 더 나중에, 숟가락 사용법을 먼저 가르치세요

➥ 이제 숟가락을 '핑거 그립(움켜쥐기)'에서 '펜 그립(연필 잡듯 쥐기)'으로 바꿔 쓰면서, 손목을 이용해 음식을 뜨고 또 입까지 무사히 가져가 먹는 단계로 들어서게 됩니다.

아직 숟가락을 잘 쓰지 못하는 아이라면, 숟가락에 익숙해질 때까지 더 자주 쓰게 해 주세요. 혼자서도 잘 먹을 수 있게, 또 더 맛있게, 아이 입에 맞는 한입의 양을 배우기 위해서 등등 숟가락은 여러모로 식사법을 배우기에 유용한 학습 도구입니다.

엄마 아빠가 젓가락을 쓰는 것을 보고 아이도 쓰고 싶어 한다면, 숟가락과 함께 젓가락을 식탁에 놓아 주는 것도 좋습니다. 다만 젓가락을 쓸 수 있게 되는 것은 훨씬 나중입니다.

자기주장이 강해집니다

➡ 자아가 싹트기 시작하는 동시에 자기주장이 아주 강해집니다. 마음대로 따라 주지 않는 상황에 안달하거나 마구 짜증을 내기도 하는데, 이럴 때 엄마 아빠의 대응이 무척 중요합니다.

어른 힘을 빌리지 않고 뭐든 혼자 해 보려 하지만 실패. 그럴 때는 옆에서 "조금만 더, 조금만 더" 하며 격려해 주고, 아이가 눈치를 못 챌 정도로만 살짝 도와주세요. 그리고 성공하면 "잘했어요" 하고 칭찬해 줍니다. 긍정하고 인정해 주는 모습을 보이면 아이의 조바심도 금세 사그라집니다.

어른이나 텔레비전에서 본 것을 곧잘 따라합니다

➡ 엄마 아빠의 행동이나 텔레비전에서 본 것을 곧잘 따라합니다. 엄마 아빠와 함께 노래에 맞춰 하는 '율동'도 마냥 즐거워합니다.

할 수 있는 말의 개수와 종류도 점점 늘어 "멍멍이, 왔어"처럼 두 개의 단어로 의미가 전달되는 문장을 구사할 수 있습니다.

두 살 전반대 아이의
성장 발달 Q&A

Q **걷기 시작한 지 1년이 지나도록 넘어지고 넘어지고**

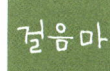

걸음마를 시작한 지 벌써 1년이 넘었는데, 아직도 걷다가 혼자 발이 꼬이거나 넘어지는 일이 많아요. 다리 힘이 약한 건가요?

다리 힘은 시간과 경험에 비례해 키워지는 것

아직은 다리 힘이 약합니다. 왜냐하면 걸음마를 시작한 지 아직 1년밖에 안됐으니까요. 걷는 데 필요한 근육은 걸으면서 키워집니다. 활발하고 잘 돌아다니는 아이라도 걷기 시작한 지 아직 1년밖에 안 되었다면 상황은 비슷합니다.

호기심이 왕성한 아이는 목표를 정하면 앞만 보고 달립니다. 마음은 목표물을 금방이라도 손에 넣을 수 있을 것만 같은데, 다리는 아직 그 마음처럼 따라주지 못하지요. 그래서 넘어지거나 발이 꼬이는 일이 발생하게 됩니다. 그러나 그런 경험도 아주 중요한 것입니다. 이렇게 걸었더니 잘 걸었다, 이렇게 걸었더니 넘어지더라 하는 경험들이 쌓이면서 어떻게 걷는 것이 안전한지를 아이 스스로 자연스럽게 학습합니다. 자주 밖에 데려가 놀게 해 주세요. 다리는 뛰어 놀면서 강해집니다.

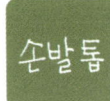
손발톱

Q **엄마 아빠 둘 다 내성 손발톱이라면 아이도 내성 손발톱?**

얼마 전 아이의 새끼발톱이 빠졌습니다. 발톱이 새로 나는 것을 보고 있자니 문득 아이의 손발톱이 내성 손발톱이 아닐지 걱정이 됩니다. 엄마 아빠가 모두 내성 손발톱이거든요.

다 자라 단단해지기 전까지 부지런히 잘라 주세요

아이들의 얇고 부드러우며 움푹 파인 형태의 '스푼형 손톱 (Spoon Nail)'은 어른들의 손발톱에 비해 쉽게 벗겨지는 편입니다. 손발톱은 커가면서 더 단단해지고 모양도 제대로 갖추게 됩니다. 내성 손발톱이 될지 벌써부터 너무 걱정할 필요는 없습니다.

손발톱은 너무 길어지지 않도록 부지런히 잘라 주고, 각이 생겨 날카로워지지 않도록 신경 써 주세요.

눈의
이상

눈동자 흰자위의 검은 점은 앞으로 어떤 영향을 끼치나요?

태어났을 때부터 왼쪽 눈 흰자위에 검은 점이 있습니다. 더 커지지도 않고 검진에서 주의를 받은 적은 없지만, 앞으로 나쁜 영향이 나타나지는 않을지 궁금해요.

시력에 영향을 끼치지는 않습니다. 걱정 마세요

질문하신 검은 점은 결막 모반이 아닐까 싶습니다. 결막 모반이란 색소를 지닌 세포가 눈의 흰자 부분에 섞여 나타난 것으로 피부의 '점'과 같은 것입니다.

이 검은 점은 시력에 영향을 끼치지도 않으며, 시야에서 사물을 가리는 등의 증세 또한 나타나지 않으므로 걱정하지 마세요. 또 장래에도 검은 점이 더 커지거나 개수가 늘지 않습니다.

검진에서 아무런 주의를 주지 않은 것은 검은 점이 병이 아니기 때문입니다. 흔한 증상이니 너무 걱정하지 않아도 됩니다.

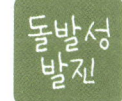

Q 돌발성 발진에 걸리지 않는 아이도 있나요?

돌발성 발진은 모든 아이들이 한 번씩 걸린다고 들었는데, 우리 아이는 아직 걸리지 않았어요. 걸리지 않는 아이도 있나요?

☺ 감염되어도 증상이 나타나지 않는 경우가 있습니다

아기의 첫 열은 돌발성 발진에 의한 경우가 많고, 또 대부분의 아기들이 돌발성 발진에 걸리는 것으로 알려져 있습니다. 걸리지 않았다고 생각되는 것은 증상이 나타나지 않았기 때문일 수도 있습니다. '불현성 감염'이라고 해서 바이러스에 감염되어도 눈에 띄는 증상이 나타나지 않는 경우가 있습니다.

돌발성 발진의 경우에도 열은 나지만 발진이 나지 않거나 또는 부모가 대수롭지 않게 넘어갈 만큼 가벼운 증상만이 나타날 수도 있습니다. 또 발진을 땀띠로 착각하는 경우도 있어요. 질문의 경우는 아마 이전에 걸렸어도 돌발성 발진으로 생각하지 못했을 가능성이 높아 보입니다.

몸에는 면역 작용이 갖추어져 있어서 이것이 바이러스나 세균과 싸웁니다. 그러므로 감염되었다고 무조건 발병으로 이어지는 것은 아닙니다. 걸리지 않는 것을 걱정하기보다는 이제부터 아이가 다른 병에 걸리지 않도록 철저하게 건강을 관리해 주세요.

Q 아이가 코를 골아 걱정이에요

유모차나 유아용 카시트에서 자면서 코를 골 때가 있습니다.

코골이

집에 돌아와 이불에 눕히면 코를 골지 않아요. 주의할 사항에는 어떤 것이 있나요?

바듯하게 눕혀서 재우세요

보통은 편도가 비대해지면 코골이로 이어지는 경우가 많습니다. 그러나 이 연령대에 편도의 비대로 인한 코골이는 극히 드문 일입니다. 우선 아이가 유모차나 유아용 카시트에서 잘 때만 코를 골고 이불에서 잘 때는 골지 않는다면, '자는 자세'에 문제가 있는 것이 아닌지 확인해 보세요.

앉아서 자면 아무래도 목이 앞으로 고꾸라지거나 옆으로 꺾이지요. 그러면 기도가 압박되면서 코를 골게 됩니다.

되도록 아이를 반듯하게 눕혀서 재우고, 그래도 계속 코를 곤다면 소아과 의사에게 정확한 상담을 받는 것이 좋겠습니다.

잠투정

Q 졸릴 때 이상한 행동을 하는 아이, 신경에 문제가?

아기 때부터 졸음이 오면 온몸을 휘청거리고 행동이 엉망이 됩니다. 휘청거리다가 혹시 가구에 부딪히지는 않을지 지켜볼 때마다 조마조마합니다. 또 신경에 병이 있는 것은 아닐지 걱정됩니다. 시간이 지나면 괜찮아질까요?

잠드는 과정에 익숙하지 않아 잠투정을 부리는 것입니다

어른들은 잠이 오면 '이제 자야지' 생각하고 몸과 마음의 준비를 마친 후에 잠이 들지만, 아이들은 잠이 올 때 아직 어른들처럼 익숙하게 대처하지 못합니다. 아이가 휘청거리는 등 정신이 없어 보이는 것이 바로 그 때문인데, 이것은 흔히 말하는 '잠투정' 중의 하나입니다. 시간이 좀 더 지나면 낮 시간 동안 아이의 행동 범위가 넓어지고 활동량이 늘어남에 따라 잠이 오면 투정을 부릴 새도 없이 바로 잠이 듭니다. 지금은 바로 그 한 단계 전 과정에 와 있는 것이라고 생각하세요.

만약 신경에 문제가 있다면, 잠들기 전뿐만 아니라 평소에도 여러 가지 이상 증세가 나타납니다. 잠투정 외에 다른 증세가 없다면 걱정하지 마세요.

휘청거리다가 혹시 가구에 머리를 박지 않을까 걱정이 된다면, 아이가 부딪쳐도 아프지 않도록 가구 앞에 쿠션을 대는 등의 조치를 취해 주세요.

Q 어린이집에서 질병에 감염되지 않으려면 어떻게?

이제 곧 어린이집에 보내려고 합니다. 다른 엄마들 말이 입학 후 반년 정도는 곧잘 병에 옮아온다고 하던데, 좋은 예방 대책이 없을까요?

질병
예방

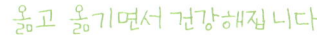

옮고 옮기면서 건강해집니다

집단생활이 시작되면 바이러스가 '옮고 옮겨지는' 상황은 막을 수가 없습니다. 우리 아이도 질병에 옮을 수 있다는 각오는 항상 해야 합니다.

다만 바이러스가 옮는 것을 나쁘게만 생각할 필요는 없습니다. 아이의 성장에서 각종 질병과 싸워가며 면역력을 높이는 것은 매우 중요한 일입니다. 우리가 자주 듣는 소리 중에 '어릴 때는 감기를 달고 살더니 크니까 이렇게 건강해졌다' 라는 이야기가 있지 않습니까? 아이가 병에 걸리면 면역력이 생깁니다. 어릴 때 면역력을 높여야 커서도 튼튼할 수 있다는 것을 잊지 말고 담담하게 받아들이세요.

물론 예방 또한 중요합니다. 어린이집에서 돌아오면 손부터 씻게 하고 아직 양치를 못하더라도 "입속 헹구자" 하고 말해 주세요. 외출 후 손 씻기와 양치가 습관이 되게 하는 거죠.

또 어린이집에서 '감기가 유행 중'이라는 연락이 오면, 배를 따뜻하게 하고 충분한 수면을 취하게 해 주세요.

젓가락

Q 젓가락을 언제쯤 잘 쓰게 되나요?
젓가락에 관심은 많은데 아직 잘 쓰지 못합니다. 포크를 줘도 쓰지 않고 젓가락만 꼭 쥔 채로 손에서 놓지 않아요.

젓가락의 대용은 포크가 아닌 숟가락

어른들을 흉내 내고 싶어 하는 것은 이 시기 아이들의 특징입니다. 젓가락에 관심을 갖는 것도 자연스러운 일이지요. 다만 젓가락은 펜 그립(연필 잡듯 쥐기)으로 쥐어야 하고, 양쪽을 서로 다르게 움직이지 못하면 능숙하게 사용하기가 힘듭니다. 손과 손가락의 기능 발달에는 개인차가 있는데, 서투르게나마 젓가락을 쓸 수 있게 되는 것은 세 살 이후부터입니다.

젓가락을 사용하기 전까지는 생활 속에서 손과 손가락, 손목을 많이 쓰게 해 주세요. 크레파스나 매직펜으로 그림이나 글씨를 쓰게 하는 등 의식적으로 많은 기회를 만들어 주세요.

포크는 음식을 찍어서 먹는 것이므로 집어서 먹는 젓가락과는 전혀 다르지요. 식사 시간에 젓가락을 잘 쓰지 못하면, 손에 익은 숟가락을 쓸 수 있도록 항상 젓가락과 숟가락을 함께 준비해 주세요.

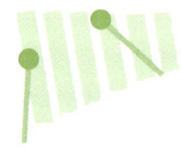

Q 항상 좋아하는 것만 먹고, 좋아하는 것만 가지고 놀아요

아이가 여러 가지 면에서 늘 한 가지만 고집하는 것이 고민입니다. 슈퍼에 가도 항상 똑같은 과자, 집에서 놀 때도 항상 정해진 장난감, 음식도 좋아하는 것이 있으면 다른 건 거들떠도 안 보고 좋아하는 것만 먹어요.

아이의 취향을 인정하고 부모가 즐기는 모습을 보여 주세요

자아가 발달하며 취향이 뚜렷해지면 좋아하는 것을 고집하는 것도 자연스러운 일입니다. 결코 걱정할 만한 일이 아니에요.

우선 아이의 고집을 인정해 주세요. 좋아하는 과자라면 "많이 좋아하네, 맛있나 보구나", 좋아하는 장난감이라면 "색이 예쁘고 너무 재밌지?" 등 자신이 좋아하는 것을 부모에게 인정받으면 아이도 만족합니다. 여기까지가 다른 것에 눈을 돌리게 하기 위한 첫 번째 단계입니다.

두 번째 단계는 아이가 다양하게 선택할 수 있는 환경을 만들어 주고, 부모가 그 다양성 때문에 즐거워하는 모습을 보여 주는 것입니다. 다양한 음식을 조금씩 집어 맛있게 먹고, 여러 가지 장난감을 가지고 즐겁게 노는 모습을 아이에게 보여 주세요. 아이가 부모에게 취향을 인정받고 충분히 만족스러운 기분이라면, 분명 부모가 하는 것에도 관심을 가지고 흉내를 내고 싶어 할 것입니다. 이 두 단계 작전은 효과 만점이에요.

Q 친구들과 어울리지 않는 것은 성격 탓?

아이가 조금 부산스러운 편이라서 그림책을 읽어 주면 옆에서 얌전히 앉아 듣지 않고 딴청을 피우거나 혼자 다른 곳에 가서 다른 일을 합니다. 단체 율동 등 다른 아이들과 어울려 함께 하는 놀이도 마찬가지로 잘 하지 않고, 혼자 다른 곳에서 다른 것을 합니다. 이게 과연 이 아이의 성격인 걸까요?

염려스러운 성격이 알고 보면 멋진 개성일 수도

아이를 곰곰이 관찰해 보면 색다른 모습이 보일 때가 있습니다. 부산스럽다는 말은 호기심이 왕성하다는 뜻이 되기도 하고, 다른 아이들과 어울려 놀지 못하는 것은 그만큼 다른 것에 정신이 팔려 있다는 뜻이 되기도 하지요. 열린 마음으로 아이를 관찰하면, 걱정거리로만 여겼던 것들이 사실은 그 아이의 멋진 개성이었다는 점을 깨닫게 됩니다.

그림책을 읽어 주는 것도 마찬가지입니다. 분명히 아이가 좋아하는 다른 그림책이 있을 테니 "그림책을 싫어하는구나" 하고 지레 포기하지 말고, 아이가 좋아할 만한 그림책을 찾아 보려는 긍정적인 자세로 아이의 편에 서서 생각하세요.

생활리듬

Q 밖에서 실컷 놀면 낮잠이 길어져 취침 시간이 늦어집니다

아이가 집 밖에서 노는 것을 워낙 좋아해 실컷 놀게 하고 오후 4시에 낮잠을 재우면 한밤중에 일어납니다. 낮잠을 한 시간만 재우고 깨우면 내내 기분이 안 좋다가 밤에 어른들이 자는 시간에 함께 잠이 듭니다. 취침 시간을 지키려면 어떻게 조절해야 할까요?

아침 일찍 일어나 오전 중에 밖에서 놀게 하세요

오후 4시에 낮잠을 잔다면 밤에 일찍 자기 어렵죠. 일단 낮잠 시간부터 개선하세요. 아침에 일찍 일어나 오전 중에는 밖에서 실컷 놀게 하고, 낮에 일찍 마무리하고 들어와 낮잠을 자도록 분위기를 만들어 주세요.

어른이 먼저 나른한 모습을 보여 주면 아기도 함께 분위기에 취하고, 오전 중에 몸을 많이 움직였으니 달콤한 낮잠을 잘 수 있게 되겠지요. 낮잠은 오후 세 시 정도까지 자는 것이 적당합니다. 깨울 때는 억지로 깨우지 말고 "슬슬 일어날까?", "우리 아가랑 같이 장보러 가고 싶네" 같은 말을 흘리며 아이가 자연스럽게 일어날 수 있는 분위기를 만들어 주세요.

Q **툭하면 손으로 먹습니다. 숟가락을 쓰게 해야 할까요?**

숟가락과 포크를 잘 못 쓰고, 툭하면 손으로 음식을 집어 먹어요. 숟가락과 포크를 써야 한다고 강하게 가르쳐야 할까요?

지금은 훈련 시기, 여유를 가지고 지켜봐 주세요

숟가락과 포크를 능숙하게 쓰기란 어른이 생각하는 것보다 훨씬 어렵습니다. 음식물을 입으로 무사히 가져가려면 손가락과 손목, 팔꿈치 등 각 부분이 원활히 연동해야 하는데, 이것이 미숙한 아이에게는 아직 넘어야 할 장애물이 잔뜩 있는 셈이지요. 한발 한발 장애물을 넘는 모습을 차분하게 지켜봐 주세요.

그동안은 손으로 집어 먹어도 나무라지 말고, "맛있어?" 하며 맞장구쳐 주는 자세가 중요합니다. 아이가 먹는 즐거움과 먹고 싶어 하는 의욕을 잃어서는 안 되기 때문이죠.

또 한 끼 메뉴의 구성도 여러 가지로 시도해 보세요. 예를 들어 감자튀김이나 방울토마토처럼 손으로 먹기 쉬운 음식과 스튜나 요구르트같이 손으로는 먹기 힘든 음식을 메뉴에 적절히 조화시켜 주면 숟가락을 쓰려는 도전 정신이 더욱 높아질 수 있겠죠.

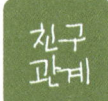

❓ 장난감을 빼앗겨도 아무 말도 안하는 아이

친구와 놀 때 항상 참기만 하는 것 같아 마음에 걸립니다. 가지고 놀던 장난감을 빼앗겨도 아무 말도 안 할 정도에요. 친구 장난감을 빌리고 싶어도 말도 못 꺼내고요. 이대로 놔두어도 괜찮을까요?

💬 기질도 행동도 다양한 아이들

부모 입장에서 보면 '참기만 하고', '하고 싶은 말도 못하는' 조금 안타까운 행동들이 알고 보면 타고난 기질을 반영한 자연스러운 행동일 때가 많습니다.

자기주장 방식이나 상황에 대처하는 방식은 아이들의 숫자만큼 존재한다고 보아도 될 만큼 각인각색입니다. 자신의 행동으로 인해 무언가 문제가 생길 것 같다고 느껴서 '참는 것'도 자기주장의 하나이고, 장난감을 빼앗겨도 개의치 않고 받아들이는 것도 그 아이의 기질에 맞는 대처 방식일 뿐이니 걱정할 필요는 없습니다.

엄마 아빠는 아이의 행동에 공감을 표시해 주세요. "빼앗겨서 기분은 안 좋지만 잠깐 빌려 주자" 같은 부모의 공감 메시지로 아이는 아주 많은 용기를 얻게 됩니다.

CHAPTER 2
두 살 후반대 아이의 성장 발달

이제 달리기와 점프도 잘할 수 있어요!
마음껏 밖에서 뛰어놀게 해 주세요.

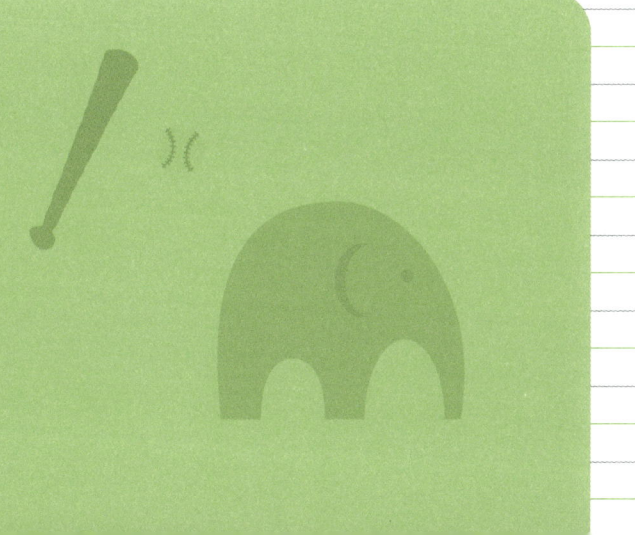

균형을 잡고 점프도 할 수 있습니다

➜ 혼자 걷기가 시작된 이후에도 다리의 기능은 점차적으로 발달해서 달리기나 뒤꿈치 들고 걷기, 난간 잡고 계단 오르기 등 몸에 균형을 잡아야 할 수 있는 운동들도 거뜬히 하게 됩니다.

또 이 시기에는 높이차가 있는 곳에서 점프를 하거나 넘어지지 않고 폴짝거리며 뛰어다닐 수도 있어요. 공원에 데려가는 등 가능한 한 자유롭게 몸을 움직이며 돌아다닐 수 있는 기회를 많이 만들어 주세요.

세 살 아이의 젖니는 모두 스무 개

➜ 세 살이 되기 전에 가장 안쪽 어금니가 자라나 이제 다 자란 유치는 모두 스무 개. 그러므로 이제 본격적인 치아 관리가 필요한 시기입니다.

이 시기는 아이의 자아가 싹트는 시기이므로 "이 닦아", "안 닦으면 안돼" 같은 말에는 아이가 반발하기 쉽습니다. "해 볼래?", "할까?", "어떻게 할까?"와 같이 아이에게 결정권을 주는 말투로 양치를 유도해야 아이가 양치질 자체에 거부감을 갖지 않게 됩니다.

생활 리듬을 재점검해 보세요

➜ 체력이 붙으면서 낮잠을 건너뛰는 아이들도 생깁니다. 또 부모와 함께 밤늦게까지 안 자고 깨어 있는 아이들도 많지요.

생활 리듬이 흐트러지기 쉬운 시기인 만큼 의식적으로 기상 및 취침 시간과 식사시간을 일정하게 유지해 주세요. 올바른 생활 리듬은 이제 곧 시작될 유치원 등의 집단생활에 원활하게 적응하기 위해 꼭 필요한 기초가 됩니다.

아이의 개성이 싹트는 시기, 즐겁게 지켜 보세요

➡ 아이의 발달은 그 아이에게 꼭 맞게 진행됩니다. 그러므로 '두 살이 되면 운동능력은 이만큼, 운동량은 이만큼이 필요하다' 라는 기준은 어디까지나 기준에 지나지 않습니다. 아이가 원하는 만큼 자유롭게 움직이게 하는 것이 그 아이에게 '적당' 한 셈입니다.

이 시기에는 지적인 면도 부쩍 발달하므로, 놀이 속에서도 아이의 개성이 나타나기 시작합니다. 친구와 함께 있을 때도 아이가 당하거나 당한 만큼 되돌려 주거나 혹은 계속 당하기만 하는 등 또래 간의 힘의 관계에서도 변화가 나타나기 시작하는데, 이것 역시 개성의 표출입니다.

아이가 위험한 상황에 빠지지 않도록 항상 눈을 떼지 말고, 동시에 이제 막 싹트기 시작하는 우리 아이의 개성을 즐겁게 지켜봐 주세요.

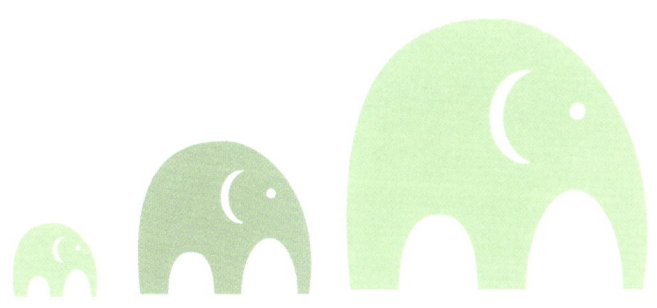

두 살 후반대 아이의
성장 발달 Q&A

습진

Q 환절기마다 습진이 생겨요. 피부가 성장하기를 기다릴 수밖에 없을까요?

환절기(특히 초봄에서 초여름까지)마다 팔꿈치에서 손목, 목 뒤에 습진이 생겨 진물이 납니다. 병원에서는 유아 습진이니 걱정 말라고 하는데, 지금은 그저 아이가 빨리 자라 피부가 튼튼해지기를 바랄 수밖에 없는 걸까요?

원인이 무엇인지를 정리해서 적절한 관리를

습진이 생기는 것에는 다양한 원인이 있습니다. 우선 그 원인이 무엇인지를 관찰해서 정리해 보세요.

환절기에는 추운 날도 있고 더운 날도 있지요. 특히 봄에서 여름으로 넘어가는 시기에는 기온이 일정치 않은 날이 많아 더운 날 두꺼운 옷을 입어 피부가 짓무를 수도 있겠고요. 보통 여름에 잘 생긴다고 생각하는 땀띠도 여름이 아닌 다른 계절에 생기기도 합니다.

또 피부에 무언가 닿아 염증이 일어나 습진이 생길 수도 있습니다. 이것은 '접촉성 피부염'이라고 하는데, 일반적으로 무언가에 '옮아서' 생기는 것입니다. 모래밭의 모래나 화학 직물 또는 금속 등에서 옮을 수 있습니다.

실제로 진찰을 해 보지 않아서 확실한 진단을 내릴 수가 없지만, 지금 한번 아이의 습진을 일으키는 원인을 찾아 정리해 보고, 그에 맞는 적절히 관리하는 것이 좋겠습니다.

Q 너무 많이 먹어 비만 체형이 되지 않을까 걱정이에요

비만

아이가 잘 먹어서 정말 대견하기는 한데, 자기가 좋아하는 음식은 어른이 먹을 만한 양도 혼자 다 먹습니다. 배는 볼록 튀어나왔고, 엉덩이에도 살이 꽤 많아요. 커서 비만이 될지는 세 살 전에 정해진다는 말을 들은 적이 있어 걱정입니다.

지금은 보통 유아 체형, 다양한 반찬을 조금씩

우리 아이가 혹시 비만이 아닐까 걱정하는 엄마들이 많이 있습니다. 아이의 배가 볼록한 것은 복근이 아직 충분히 발달하지 않아서입니다. 복근이 붙으면 배의 모양도 한층 탄탄하게 자리를 잡습니다. 엉덩이에 지방이 붙는 것 또한 발육 단계에서 자연스러운 현상입니다.

위 질문에 나열된 신체 조건들은 비만보다는 보통 유아 체형에 가까우니 너무 걱정하지 마세요. 또 아이가 비만으로 자랄지 여부가 세 살 전에 정해진다는 이야기도 근거 없습니다.

어른에 비할 만큼 왕성한 식욕보다는 아이에게 편식 습관이 있는지가 더 중요합니다. 편식은 장래 비만의 원인이 되기도 하지요. 아이가 좋아하는 것만 잔뜩 주지 말고, 여러 가지 음식을 조금씩 맛보게해 주세요. 반찬 가짓수가 늘어나면 섭취량이 많지 않아도 식사 내용에 쉽게 만족할 수 있습니다.

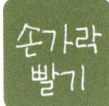

Q **졸릴 때마다 손가락을 빨아 앞니가 돌출되었어요**

이제 곧 세 살이 되는 아이인데, 잠이 올 때마다 손가락을 빱니다. 치과에서 아이의 앞니가 조금 돌출된 편이라는 말을 들었는데 손가락을 빠는 습관은 언제쯤 사라질까요?

곧 사라질 습관입니다. 아이 스스로 자각하게 해 주세요

두 살을 넘어서면 운동 기능과 지적 발달이 현저하게 진행되며 관심이 자신의 내부에서 외부로 향하게 됩니다. 보통 손가락을 빠는 습관도 이 시기부터 장난감을 빠는 것으로 바뀌기도 합니다.

또 유치원에 다니기 시작하면, 친구들과 접하면서 사회성이 발달합니다. 따라서 혼자 놀기의 한 종류인 손가락 빨기는 더는 하지 않게 되지요.

물론 아이의 성격이나 생활환경이 모두 영향을 끼칩니다. 손가락 빨기를 그만두는 시기에는 개인차가 있을 수 있으나 세 살을 목전에 두고 졸릴 때만 손가락을 빤다면, 이제 조만간 사라질 습관이 아닐까 싶네요.

세 살 반이 되어도 손가락을 빠는 습관이 계속 된다면, "이제 그만해야지" 등 아이가 스스로 자각해서 그만둘 수 있도록 옆에서 일러 주세요.

Q **혼자 놀 때 어떻게 말을 거는 것이 좋을까?**

아이가 혼자 놀 때 언제 말을 걸어야 할지 타이밍을 종잡을 수가 없습니다. 너무 말을 많이 걸면 놀이에 집중하지 못할 것 같아서 텔레비전을 볼 때조차 말을 걸어야 되는지 고민이 됩니다.

우선 양해를 구하고 말을 거세요

아이가 혼자 놀이에 집중하고 있을 때 말을 걸 타이밍은 눈이 마주치거나 아이가 얼굴을 들어 올렸을 때 등이 있습니다. 또 혼잣말을 하며 아이의 반응을 살피는 방법도 있겠지요. "밥 다 차렸는데", "슬슬 장보러 갈까" 등 엄마의 혼잣말을 듣고 아이가 먼저 "밥 먹을래!" 하고 주의를 기울여 대답하기도 합니다.

말을 꼭 걸어야 할 때는 어른들끼리의 룰을 그대로 적용해서 아이에게 양해를 구하고 말을 걸어 보세요. "미안하지만 잠깐 괜찮을까?", "들을 만해?", "잠깐만 얘기할 수 있을까?" 등 양해를 먼저 구하고 말을 거는 것이지요.

놀이 중에 말을 거는 것은 아이의 집중을 방해하는 것이므로 아이에 대한 배려를 잊지 마세요.

Q 아이를 어린이집에 보내면서 대화가 줄었어요

직장에 다시 나가면서 아이를 어린이집에 보내는데, 요즘 전과 비교해 부쩍 대화가 준 것 같아 걱정입니다. 아이를 데리러 가면 "오늘은 어린이집에서 뭐 했어?", "재미있었니?" 같은 질문을 되도록 많이 하고 있어요. 그 외에 더 많은 커뮤니케이션을 위해서는 무엇을 어떻게 해야 할까요?

어린이집

함께 행동하는 것도 대화의 한 종류입니다

아이와의 대화가 줄어 걱정이시군요. 엄마와 아이의 커뮤니케이션 방법은 대화에만 국한되는 것은 아니랍니다. 어린이집에 아이를 데리러 갔을 때 안아 주거나 집에 오는 길에 손을 잡고 함께 노래를 부르는 등의 스킨십도 효과적인 커뮤니케이션 방법이지요.

또 항상 무언가를 함께 하는 것도 좋은 방법입니다. 어린이집에서 집에 오는 길에 함께 장을 보면 아이에게도 봉지를 하나 들게 하고, 엄마가 저녁 식사를 준비할 때는 아이에게 수저를 놓게 하는 등 식사 준비를 돕게 하세요. 그렇게 함께 하는 시간이 전에 비해 줄어든 대화를 충분히 보강해 줍니다.

또 어린이집에 다니면서 선생님과 친구들과의 커뮤니케이션이 늘어 다행이라고 긍정적으로 받아들이세요.

Q 자기 마음대로 되지 않으면 친구를 때려요

장난감을 갖고 놀고 싶다며 친구를 때리고, 제 마음대로 되지 않으면 울며불며 소리를 지르는 통에 처치 곤란입니다. 아무리 때리면 안 된다고 말로 타일러도 그만두지 않아요.

평소대로 대하면서 아이가 감정을 조절할 수 있게 도와 주세요

아이 스스로 감정 조절을 할 수 있으려면 시간이 좀 더 걸리니 차분하게 대처하세요.

이 시기에도 "○○가 장난감을 갖고 놀고 싶었구나"와 같이 아이의 마음을 알아 주는 것이 중요합니다. 그리고 "○○가 때리면 △△가 아프지 않을까? 그러면 △△가 ○○한테 장난감 안 빌려 줄 텐데"처럼 아이가 알아듣기 쉽게 상황을 설명해 주세요. 만약 그래도 그만두지 않고 계속 때린다면, 일단 아이를 친구에게서 떼어 놓으세요.

감정을 잘 조절하는 아이들은 평소 부모가 잘 이해해 주고, 만족감을 느끼게 해 주는 환경에 있습니다. 정말 해서는 안 되는 일 외에는 되도록 아이가 자유롭게 뭐든 시도할 수 있게 해 주세요.

아이가 장난감 정리를 잘 하지 않아요

아이의 장난감 정리는 아이를 불러 함께 합니다. 그런데 자기 기분이 내키지 않으면 전혀 정리를 돕지 않아요. 아이가 스스로 정돈할 마음이 나도록 잘 타이르는 법과 정리 정돈이 쉬운 장난감 상자에 대해서 알려주세요.

어른이 먼저 정리 정돈의 즐거움을 보여 주세요

아이는 아직 정리 정돈의 의미를 잘 모릅니다. 그러니 우선 어른이 생활 속에서 정리 정돈을 꼼꼼히 하는 모습을 보여 주면서 아이에게 정리 정돈의 의미를 알려 주세요. 예를 들면 밥을 다 먹은 후에 치우는 모습이나 자고 일어난 다음 이불을 개는 모습 등을 일상적으로 보여 주고, "말끔한 테이블에서 먹으니까 기분 좋다" 같은 말로 정리 뒤에 맛볼 수 있는 개운함과 성취감을 함께 느낄 수 있게 해 주세요.

장난감의 정리 정돈도 마찬가지로 어른이 중심이 되고, 아이는 옆에서 돕게 하는 형태로 시작합니다. "곰돌이 옆에는 토순이를 앉혀 줄까?" 같은 말로 정리 정돈에도 놀이의 즐거움을 가미해 주면 아이도 금세 어른과 함께 정리 정돈을 하게 됩니다.

장난감 상자도 직접 종이 우유팩이나 페트병을 잘라서 벌집처럼 가로 세로로 세 개 정도씩 이어 붙여 보세요. 장난감 자동차나 작은 인형이 하나씩 들어가는 '방'이 아이의 정리 정돈을 놀이처럼 즐겁게 만들어 줍니다.

늦게 자면 성장에 악영향을 줄까?

밤 8시~9시쯤에 자야 성장 호르몬이 많이 나온다고 하던데,

그 시간에는 도통 자질 않네요. 성장에 영향이 있을까요?

 일찍 자고 일찍 일어나는 리듬이 중요

인간을 포함해 동물에게는 '서캐디안 리듬(Circadian Rhythm)' 이 있습니다. 이것은 아침에 날이 밝아지면 일어나고, 밤에 어두워지면 졸려지는 리듬을 뜻합니다.

사람의 몸은 이 리듬을 따르도록 만들어져 있습니다. 호르몬 분비 사이클도 그중 하나이며, 밤에 자는 동안 성장 호르몬이 분비된다는 것도 연구에 의해 밝혀진 사실입니다.

다만 호르몬 분비를 포함해 아이의 신체 환경은 아직 발달 과정에 있으므로 리듬에 맞춘 하루하루를 보내는 것이 매우 중요합니다. 밤에는 일찍 자고 아침에 날이 밝으면 일어나는 수면 리듬을 완성시키는 것이 바로 건강하게 성장하기 위해 갖추어야 할 기본 사항입니다.

그런 의미에서 적어도 밤 9시 전에는 잠자리에 드는 생활 패턴을 만들어가는 것이 매우 중요합니다.

식사
예절

 한입 먹으면 자리에서 일어나는 아이, 어떻게 교육을 시켜야 좋을까요?

한입 먹으면 자리에서 일어나고 가족들이 다 먹고 나면 식탁에 돌아와 입을 벌립니다. 이래서야 외식도 제대로 못 시키겠어요. "잘 먹겠습니다", "잘 먹었습니다" 같은 인사도 습관이 될 수 있게 가르치고 싶은데 어떻게 해야 할까요?

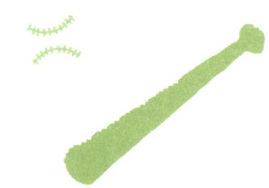

먹는 환경에 변화를 주어 집중할 수 있는 분위기를 만들어 주세요

이 시기에 식사를 능숙히 할 수 있으려면 한 살 경에 '손으로 먹기'가 충분했는지 생각해 보아야 합니다. 손으로 먹기를 통해 손과 입의 협조 동작을 익혀 한입의 적량을 이해한 아이들은 두 살 반 이후에 갑자기 식사를 능숙하게 할 수 있기도 합니다.

외식을 못할 것 같아 걱정이 된다면, 발상을 전환해서 도시락을 싸들고 친구 집에 놀러가거나 아동 센터의 도시락 코너에 가 보는 등 먹는 환경을 바꾸면 어떨까요? 평소와 다른 분위기 속에서 예상 외로 식사에 집중을 할 수 있게 될지도 모릅니다.

"잘 먹겠습니다", "잘 먹었습니다"라는 인사는 억지로 시킬 수 있는 것이 아닙니다. 중요한 것은 식사를 진심으로 즐겁게, 또 맛있게 하는 것입니다. 아이가 "진짜 맛있었어" 하고 진심으로 느낀다면, 어른이 "잘 먹었습니다"라고 인사할 때 신이 나서 같은 말을 따라할지도 모르지요.

Q **치아에 조금 착색됐어요**

한 살 반 정기 검진에서 치아 상태를 점검받은 이후 치과 검진을 받은 적이 없습니다. 달콤한 과자를 먹게 되니 충치가 걱정됩니다. 식후마다 꼬박꼬박 이를 닦게 하는데, 가끔 치아 표면에 착색이 눈에 띄어 신경이 쓰입니다.

치아 걱정

양치 습관을 들이는 것은 중요해요

단 음식을 먹으면 충치가 걱정되지요. 아직은 유치가 썩어도 영구치라는 두 번째 기회가 남아 있지만, '양치 습관'은 미리부터 확실히 들이는 것이 좋습니다.

아이도 이제 부모가 하는 말을 대부분 이해할 수 있게 되므로 양치의 중요성을 설명해 주는 것이 좋습니다.

치아 표면에 착색된 것이 가끔 눈에 띄는 정도라면 치아 자체가 변색이 된 것은 아닐 수도 있겠네요. 염려할 필요는 없지만, 정 신경이 쓰인다면 치과를 찾아 검진을 받는 것이 어떨까요.

수분
보충

Q **자기 전 수분 섭취는 배변 훈련에 영향을 끼칠까?**

더운 계절에는 밤에 일어나 물을 찾았습니다. 요즘도 밤에 목욕을 마치면 자기 전에 물을 조금 마시게 해요. 슬슬 배변 훈련을 시작하려는데, 자기 전에 물을 먹이는 것은 그만두어야 하나요?

수분 보충은 중요합니다. 훈련에도 영향을 끼치 않아요

이 시기 아이들은 목이 말라도 스스로 알아서 물을 찾아 마시지 못합니다. 그래서 우는 경우도 있으니 마시고 싶어 할 때 마시게 해 주세요.

목욕 후에는 땀과 신진 대사로 수분이 많이 빼앗긴 상태이므로 수분 보충이 중요합니다. 여름뿐만 아니라 겨울에는 난방의 영향으로 공기가 많이 건조하니 더욱더 아이의 수분 보충에 신경을 써 주어야 합니다.

배변 훈련을 생각하고 계시군요. 배변 훈련은 낮 동안 이루어지는 것이니 '밤에 마시는 물'은 배변 훈련과 직접적인 관계가 없습니다.

또 목이 마르면 금세 잠이 들지 못하거나 밤에 깨서 물을 찾게 될 수도 있어요. 아이가 자기 전에 목을 축여 푹 잘 수 있도록 해 주세요.

Q **화장실에서 누어야 하는 걸 알면서도 기저귀를 떼지 못해요**
이제 곧 세 살이 되는데 좀처럼 기저귀를 떼지 못합니다. 변
을 보면 "쉬했어" 하고 미안해하며 알려 주고, 스스로 갈아입으려고
합니다. "쉬는 어디에 하는 거야?" 하고 물어보면, "변기에서"라고
대답은 잘 하는데요.

실패를 전제하고 낮 동안은 팬티 한 장만 입혀 보세요
변기를 능숙히 쓰려면 긴장감을 버리고 자연스럽게 적응하
는 것이 중요합니다. 쉬는 변기에 해야 한다는 것을 아이가 이미 알
고 있으니, 계속해서 "쉬는 어디?" 하고 묻는 것은 아이를 강박하는
꼴이 되어 아이를 긴장시킵니다.

만약 두 번 중 한 번꼴로 변기에 눌 수 있게 된 아이라면, 낮에는 과
감히 기저귀 없이 지내게 하는 것도 한 가지 방법입니다. 물론 엄마
는 '실패를 당연하게' 여기는 자세를 갖추어야 합니다.

아이가 긴장을 풀고 편안하게 변기를 쓰게 하려면 타이밍이 중요합
니다. 식사 전이나 외출 전에 이런 말을 하며 화장실에 데려가 주세
요. "화장실 갈래?", "화장실 가둘까?"라고 부드럽게 권해 보세요.
명령조 말투는 절대 금물입니다.

CHAPTER 3
세 살 아이의
성장 발달

부쩍 자란 우리 아이,
이제 더는 '아기'가 아니에요. 더 튼튼해지렴!

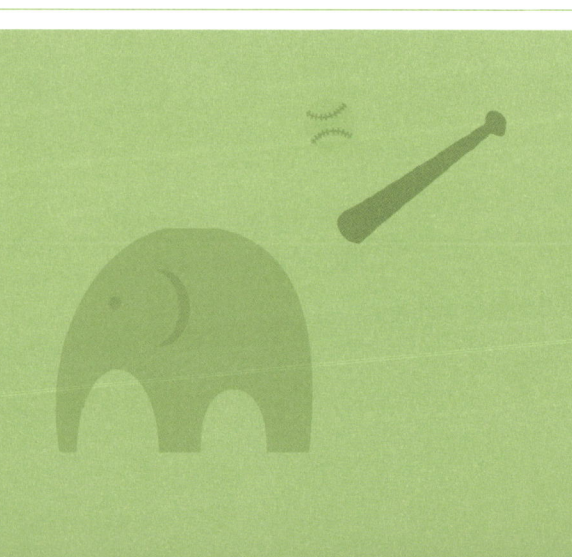

유아 체형이 되어 움직임이 부드러워집니다

➜ 운동량이 늘어난 덕분에 근육이 붙어서 체형이 영아 체형에서 유아 체형으로 변합니다. 또 균형 감각이 좋아지고, 전신의 움직임도 훨씬 부드러워집니다. 몸과 마음 모두 더는 '아기'가 아니에요.

일상적인 회화가 가능합니다

➜ 아직 발음이 어색할 때도 있지만, 일상적인 대화는 거의 성립됩니다. 또 틈만 나면 "왜?", "어떻게?" 하고 물어옵니다. 이것은 여러 가지 사물과 상황에 관심을 갖으면서 의아하게 생각했던 점들을 해결하고자 하는 욕구의 표현입니다. 귀찮아하지 말고 아이가 알아듣기 쉽게 답해 주세요.

엄마 아빠의 모습을 통해 배우는 가정교육

➜ 이제 슬슬 가정교육을 시작하려는 엄마 아빠가 많아지는 시기입니다. 가정교육은 부모가 아이에게 일방적으로 가르칠 수 있는 것이 아닙니다. 아이는 부모의 행동을 보고 따라하므로, 평소에 아이에게 어떻게 대하는지가 중요합니다. "잘 잤니", "다녀왔습니다"와 같은 말들을 아이에게 그때그때 빠뜨리지 말고 해 주세요.

정리 습관 들이기도 마찬가지로 어른이 정리 정돈하는 모습을 일상적으로 보여 주는 것이 효과적입니다. 기회가 있을 때마다 정리 정돈을 하면 깨끗해져서 기분이 좋아진다는 것을 아이가 실감하게 해 주세요.

기저귀를 갈고 두 시간 후가 화장실에 데려가기 좋은 타이밍

➡ 세 살이 되면 소변을 본 후 한 시간 반에서 두 시간이 지나 소변이 모였을 즈음 화장실에 데려가 주세요. 화장실 변기에 소변을 잘 보았다면 "눴다!" 하고 아이에게 말을 걸어 주세요. 변기에서 소변이 나오는 감각을 여러 번 경험하다 보면 머지않아 '못 참고 누는' 것이 아니라 의식적으로 '누는' 것이 가능해집니다.

기저귀에서 잘 벗어나지 못하는 아이들도 두 번 중 한 번꼴로 화장실에서 눌 수 있게 된다면, 과감히 기저귀를 벗기는 것도 방법 중 하나입니다. 물론 '실패해도 상관없다'는 자세로 천천히 진행시키는 게 필요합니다.

세 살 정기 검진은 반드시 받아야 합니다

➡ 자치 단체에서 실시하는 세 살 유아 정기 검진은 반드시 받도록 합니다. 이 정기 검진의 목적은 주로 시력 및 청력, 심리 검사, 언어 발달을 검사하는 것에 있습니다.

동시에 치과 검진도 실시하므로 유치가 난 상태를 검진받고, 올바른 치아 관리법을 배워 보세요.

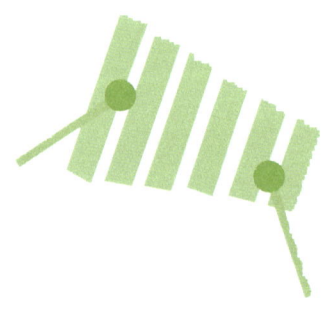

세 살 아이의
성장 발달 Q&A

Q **소변 검사 결과에 '잠혈 있음', 무엇이 문제인가요?**

세 살 정기 검진을 받았는데, 소변 검사 결과에 잠혈 반응이 있어 재검사를 권유받았습니다. 반년 전 어린이집에서 받은 검사에서는 '이상 없음'으로 나왔어요. 보건소의 담당 의사 선생님이 자주 있는 일이니 걱정하지 말라고 했지만, 무엇이 문제인가요?

신장이 미숙해 혈액이 나온 것일 수 있어요

낮 동안 몸을 움직인 뒤에 채취한 소변을 검사하면 '잠혈 있음' 결과가 나올 때가 있습니다. 이 나이대는 아직 신장의 '거름망' 역할이 완전히 발달하지 못해서, 보통은 소변에 섞여 나오지 않는 성분도 그대로 통과되어 나오기도 합니다.

반년 전 검사에서는 나오지 않았었다니 크게 걱정할 필요는 없어 보입니다. 하지만 그래도 신경이 많이 쓰인다면, 소변 속에 적혈구나 백혈구, 세균 등이 섞여 있는지를 현미경으로 자세히 살펴보는 '요침사(Urinary Sediments)'라는 검사가 있으니 소아과에서 검사를 해 보는 것도 좋겠지요. 검사에는 반드시 '아침에 처음 눈 오줌'으로 해야 합니다.

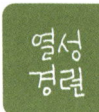

Q 경련 방지 약은 언제까지 써야 할까?

열성 경련을 일으킨 경험이 있어서 열이 섭씨 37.5도 이상 오를 때마다 경련 방지 좌약을 넣어 주고 있습니다. 열성 경련은 언제까지 예방해야 할까요?

세 살이 넘으면 발생률이 감소합니다

열성 경련은 급격한 고열의 수반 증상으로 나타납니다. 이것은 뇌가 미성숙한 상태에서 일어나는 것으로 알려져 있으며, 뇌가 성숙해감과 동시에 점점 일어나지 않게 됩니다.

한 번 경련을 일으킨 아이들 중 3분의 1이 두 번 이상 재발된다고 합니다. 하지만 그것이 언제까지 계속되는 것인지는 개인차가 있으므로 일정하지 않습니다.

다만 경련은 6세 미만에 대부분 마무리되며, 3세경부터는 경련이 일어나는 발생률이 감소한다고 알려져 있습니다.

세 살 무렵은 전과 비교해 감기에도 훨씬 적게 걸려 급격한 고열이 발생할 확률도 높지 않습니다. 경련 방지 좌약을 언제까지 써야 할지는 아기의 병력과 건강 상태를 가장 잘 아는 주치의와 상의하는 것이 좋습니다.

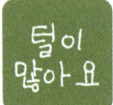

Q 아이 몸에 털이 많아 걱정이에요

아이 몸에 털이 너무 많아 걱정입니다. 심지어 등까지 털이 났어요. 밀어 주면 안 될까요?

털을 밀면 더 자극이 되기도 합니다. 당분간은 상황을 지켜 보세요

'털이 많다' 라는 말은 그 기준이 다양하지요. 예를 들어 엄마가 털이 별로 없는 편이라면, 솜털 정도로도 털이 무성하다고 느낄 수 있겠죠. 그러니 섣불리 아이의 털을 밀지는 마세요. 현재 상태가 클 때까지 쭉 이어진다는 법도 없을 뿐더러 털을 미는 것이 오히려 자극이 되어 온몸에 털이 부쩍 늘어날 수도 있습니다.

아이는 아직 세 살이에요, 털이 나는 것은 피부의 성숙과도 관계가 있으므로 자라면서 점점 변해갑니다. 성급하게 깎을 생각부터 하지 말고 조금 더 지켜봐 주세요.

Q 감기가 악화될까 봐 감기약을 먹이고 있습니다

감기에 종종 걸리는데 자주 증상이 악화되어서 요즘은 감기 초기 증상이 나타나면 곧장 시중 약국에서 파는 감기약을 사다 먹입니다. 약에 너무 의존하지 않는 것이 좋을까요?

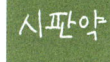

 약을 먹인다고 다 안심할 수 있는 것은 아닙니다

시판 감기약은 감기에 걸리지 않게 하는 예방약이 아닙니다. 많은 감기약들이 콧물을 멈추게 하거나 기침을 사그라지게 하는 등 감기로 나타난 증상을 완화시켜 주지만, 감기를 일으킨 바이러스 등의 직접적인 원인을 제거하는 작용은 하지 못합니다. 따라서 약을 먹인다고 다 안심할 수 있는 것은 아니라는 점을 알아두세요.

또 세 살까지는 면역력을 키우는 기간입니다. 이 기간 동안 시시때때로 감기에 걸리고 열이 나는데, 바꿔 말하면 그것이 곧 튼튼한 몸을 만들어가는 과정입니다.

이제 곧 "어머? 이번 환절기에는 감기에 안 걸렸네"라고 생각할 날이 올 겁니다.

냉증

Q 추위를 많이 타서 입술이 파래지기도 해요
찬바람이 불면 금세 입술이 파래질 정도로 추위를 많이 탑니다. 옷을 두껍게 입히는 것 외에 주의해야 할 점에는 무엇이 있을까요?

색이 변하는 부위를 우선 따뜻하게 해 주세요
입술이 보라색이 되는 것은 혈액 순환과 관계가 있습니다. 혈액이 피부 말단까지 구석구석 잘 돌지 않으면 입술이나 손발이 보라색으로 변하거나 차가워지기 쉽습니다.

위 질문의 경우는 차가워지거나 색이 변하는 '국소부위'를 우선 따뜻하게 해 주는 것이 중요합니다. 해당 부위를 감싸지 않으면, 아무리 두꺼운 옷을 입혀도 큰 효과를 기대하기 어렵습니다.

입술이 차가워지는 아이는 마스크를 씌워 따뜻하게 해 주고, 손발이 차다면 장갑과 두터운 양말을 신겨 주세요. 추운 계절에 밖에 나가면 귀가 새빨개지는 경우도 있는데, 이것 역시 혈액 순환과 관계가 있으므로 모자나 귀마개를 씌워 따뜻하게 해 주세요.

이러한 말단의 냉증은 좀 더 자라서 몸에 지방이 붙기 시작하면 서서히 해소되는 경향이 있습니다. 그때까지는 차가워진 부위를 손으로 가볍게 비벼 쓰다듬어 주세요. 엄마 아빠의 손으로 어루만져 주면 따뜻해지는 동시에 스킨십이 늘어 정서적으로도 안정됩니다.

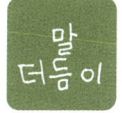

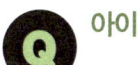 **아이의 말더듬이, 나을 수 있을까요?**

두 살 반 때부터 아이가 눈에 띄게 말을 더듬기 시작했어요. 심할 때와 별로 심하지 않을 때가 있는데, 마음속에 불안감이나 스트레스가 많은 걸까요? 또 저절로 나을 수 있을까요?

 스킨십을 늘리고 아이가 엄마 아빠를 의지할 수 있도록 해 주세요

이사를 가거나 동생이 새로 태어났을 때, 또는 어린이집에 다니기 시작하는 등 일상생활 속에서 전과는 확연히 다른 사건들을 경험하며 아이가 변하는 것은 흔한 일입니다. 새로운 세상에 내던져진 불안과 스트레스를 느끼는 것이겠지요.

화장실에 가는 횟수가 늘거나 갑자기 밤에 자다 깨서 울음을 터뜨리는 등 말을 더듬는 것도 이와 같은 종류의 현상입니다. 우선 아이의 행동이 변하기 시작한 시점에 생활 속에서 아이의 불안과 스트레스를 유발하는 것은 없었는지 돌이켜 보세요. 만약 있었다면 그것을 제거하거나 혹은 해소시켜 주어야 합니다.

또 엄마 아빠가 불안과 스트레스를 품고 있으면, 그것이 아이에게 전해져 정신적으로 불안정해지기도 합니다. 지금은 아이의 정신적인 면이 발달하기 시작하는 시기이므로 특히 더 영향을 받기 쉬울 수가 있습니다.

부모가 든든한 존재가 되어 아이를 더 많이 안아 주는 등 스킨십을 늘리면 자연스럽게 나아지지 않을까요. 또한 엄마 아빠가 아이의 말더듬이를 너무 신경 쓰다 보면, 아이도 자신이 더듬는 것을 한층 더 강하게 인식하게 된다는 사실도 잊지 마세요.

Q 사소한 일에도 울부짖는 아이, 어떻게 대해야 하나요?

아주 사소한 일에도 큰소리로 울부짖거나 난폭하게 행동하다가 공황 상태에 빠집니다. 그럴 때는 "엄마가 어떻게 해 줄까, 말로 해 보렴" 하며 달래지만, 차마 말로는 표현이 안 되는 모양입니다. 아이를 어떻게 대해야 할까요?

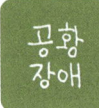
아이가 느끼는 것을 구체적인 말로 표현

정서가 발달하기 시작하면서, 아이의 마음속에서는 여러 가지 감정들이 소용돌이를 일으키기 시작합니다. 게다가 아직 말도 서투르니 그런 마음을 말로 쉽게 표현하지도 못하지요. 아이가 큰소리로 울부짖거나 난폭한 행동을 하다가 공황 상태에 빠지는 것에는 앞서 말한 것에 원인이 있다고 보입니다.

아이가 공황 상태에 빠졌을 때는 엄마 아빠가 아이의 기분을 짐작해 말을 걸어 주세요. "왜 그래?", "뭘 어떻게 해 줄까?"가 아닌 "더 놀고 싶었구나?", "힘들어서 더 못 걷겠어?"처럼 아이가 지금 이런 생각을 하겠구나 혹은 이런 말을 하고 싶겠구나 싶은 것을 구체적인 말로 아이에게 제시하고, 아이의 대답을 들어주세요.

나를 이해해 주려는 엄마 아빠가 말을 걸어 주면, 기분을 정리할 수 있게 되고 그것이 스스로 기분을 표현할 수 있게 됩니다.

Q 혼자 할 수 있으면서 해달라고 응석을 부립니다

아침에 일어나면 제 팔이나 다리에 매달리고, 떼어내면 뿔을 냅니다. 또 일어났을 때 옆에 제가 없으면 엉엉 웁니다. 일어난 뒤에는 화장실에 가거나 옷 갈아입는 것을 싫어하고, 혼자 할 수 있는 일도 "해 줘" 하고 응석부터 부립니다. 어떻게 대처해야 할까요?

응석을 부리는 원인을 찾아 보세요

엄마에게 부리는 응석은 엄마에게 의존하고 있다는 증거입니다. 세 살이 되면 자립심이 자라나기 시작하는데, 아기 때처럼 무조건적인 응석은 보통 이때 자취를 감추고 신뢰감을 표현하는 형태로 바뀌게 됩니다.

위 질문과 같은 경우는 아기 때 부리던 응석에 아직 미련이 남아 있는 것으로 보이는데, 그 원인은 생활 속에 있을 수도 있습니다. 예를 들어 친구들과 잘 어울려 놀지 못할 경우 전면적으로 엄마에게 응석을 부릴 수가 있습니다. 그런 면을 한번 체크해 보면 어떨까요.

또 엄마가 아기 같은 응석을 대수롭지 않게 용납하는 분위기가 있으면 무조건적인 응석이 계속 이어질 수도 있으니 이 점도 고려하세요. 이제는 무조건적인 응석을 받아 주지 않겠다는 태도로 아이를 대한다면, 응석은 점점 사라질 겁니다.

Q 끝없는 "왜?", 어떻게 대처해야 하나요?

모든 것에 "왜?", "어떻게?"라고 물어옵니다. 설명이 끝나기 무섭게 또 그 설명에 "왜?"라고 물어오는 통에 고생이 이만저만이 아니에요.

질문 공세

생각이 즐거워질 수 있는 답을 해 주세요

"왜?", "어떻게?" 하고 묻는 것은 아이가 무언가를 스스로 생각하려 하기 때문입니다. 하지만 어른이 설명을 해 주어도 그 설명이 너무 복잡해서 다 이해하지 못하고, 또 "왜?"라고 묻는 것이죠.

답이 막힐 때는 반대로 아이에게 물어 보면 좋습니다. 아이가 "눈은 왜 하얘?" 하고 묻는다면 "비가 얼어서 하얘지는 거야", "얼면 왜 하애져?", "왜 그럴 것 같니?", "그거야 눈이니까" 이렇게 말입니다. 아이의 답이 조리에 맞지 않거나 의미를 알 수 없어도, "어머, 그렇구나. 정말 그렇네, 이제 알겠다!" 하고 공감하는 말로 맞장구를 쳐주는 것이 중요합니다. 자신의 대답에 대한 엄마 아빠의 긍정에 아이는 "그치? 이제 알겠지?" 하며 자신감을 가지고 생각하는 것을 즐겁게 느끼게 된답니다.

씹지 않고 꿀꺽

Q 음식을 씹지 않고 삼키는 아이, 괜찮을까요?

밥을 먹을 때마다 고기나 채소를 제대로 씹지 않고 쭉쭉 빨다가 삼키려 듭니다. 삼키는 데 시간이 많이 드는 것은 물론이고요.

아직 꼭꼭 씹을 수 있는 조건이 갖추어지지 않았을지도

이제 어른과 같은 음식을 먹기도 하지만, 아직은 고기나 생야채 등 섬유질이 풍부한 음식은 잘 먹지 못할 수도 있습니다. 섬유질이 많은 음식은 꼭꼭 씹어 입속에서 잘게 으깨지 않으면 잘 삼키기도 힘들지요.

섬유질이 많은 음식을 꼭꼭 씹어 소화시키려면, 우선 어금니(제2 유구치)가 나야 합니다. 일반적으로는 두 살 반에서 세 살 사이에 어금니가 나지만, 개인차가 존재하므로 아직 어금니가 나지 않은 아이는 꼭꼭 씹지 않고 음식을 삼키려고 할 수 있습니다. 섬유질이 많은 음식을 먹을 수 있는 조건이 갖추어지지 않았으니, 어쩔 수 없이 잘 씹지 못한 상태에서 바로 삼키려고 하는 셈이죠.

아이에게 주는 음식의 조리법을 한번 바꾸어 보세요. 고기는 덩어리째 조리하지 말고 얇게 갈아서 조리하고, 채소는 작게 자른 뒤 부드럽게 익혀서 주세요.

먹는 기능의 발달에 맞추어 조리법을 바꾸는 것은 아이의 즐거운 식사를 도와줍니다. 음식을 쭉쭉 빨다가 삼키는 것은 "이건 아직 잘 못 먹겠어"라는 아이의 메시지라고 생각해 주세요.

Q 양치와 병행할 수 있는 충치 예방법은?

치아 관리

소아과 정기 검진에서 앞니에 초기 충치가 발견되어 치료를 받았습니다. 충치 예방을 위해 양치 외에도 액체 치약이나 바르는 불소를 써야 할까요?

가장 중요한 것은 아이가 양치를 좋아하게 하는 것

유치 단계에서는 영구치가 나기 전에 올바른 양치 방법을 가르쳐 주어 확실한 양치 습관을 들이는 것이 무엇보다 중요합니다. 어른이 이를 닦아 주는 것을 싫어해 이를 깨끗하게 닦지 못할 때도 있겠지만, 그렇다고 충치 예방을 위해 별도로 불소를 바르거나 액체 치약을 쓰게 할 것까지는 없습니다. 그보다는 아이가 양치를 좋아하게 되도록 도와주세요.

충치를 예방하려면 이를 깨끗이 닦는 것이 아주 중요하다는 사실을 아이에게 이해시켜 주세요. 양치가 즐거운 생활 습관으로 자리 잡게 하기 위해서는 생활 속에 여러 가지 장치를 마련해두는 것이 좋습니다. 양치를 유도하는 그림책이나 DVD를 보여 주는 것도 좋고, 가족들이 즐겁게 양치를 하는 모습을 보여 주는 것도 아이가 양치를 좋아하는 계기를 마련해 줄 수 있습니다.

기본적인 양치 외에 부가적인 충치 예방법을 고려하기보다는 우선 아이가 '자기 힘'으로 충치를 예방할 수 있게 해 주세요.

Q **아직도 기저귀를 쓰는 아이, 어떻게 하죠?**

3살 4개월인데, 아직도 기저귀를 쓰고 있습니다. 어린이집에 다니는 다른 아이들은 다 변기를 쓴다고 해요. 지금은 기저귀 타입 트레이닝 팬티를 입히고 있습니다. 어떻게 하면 기저귀 대신 변기를 쓰게 할 수 있나요?

변기 사용에 자신감을 갖게 도와주세요

화장실에 데려갔을 때 두 번 중 한 번꼴로 변기에 소변을 볼 수 있게 되면 과감히 기저귀를 떼고 면 팬티 한 장만 입혀 보세요.

만약 팬티에 싸더라도 "쉬했구나" 하고 당연하게 받아들이는 모습을 아기에게 보여 주세요. 부담을 주거나 재촉 혹은 면박을 주면 오히려 역효과만 불러옵니다.

변기를 쓰려면 아이가 긴장을 풀고 변을 변기에 '눌' 수 있어야 합니다. 자신 있게 '누는 것'이 가장 중요해요. 자신감을 갖기 전까지는 몇 번이고 실패할 수 있습니다. 하지만 아직은 실패가 더 당연한 것이니 성공과 실패에 연연하지 마세요.

아이가 자신감만 갖는다면, 변기는 금방 사용할 수 있어요.

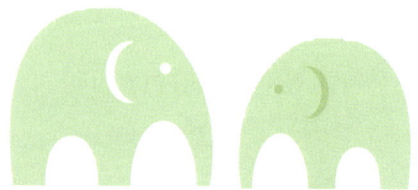

INDEX

질문의 키워드를 찾아 볼 수 있습니다. 월령이 다른 항목도 꼭 읽고 참고하세요.